LEÇONS

DE

PATHOLOGIE EXPÉRIMENTALE

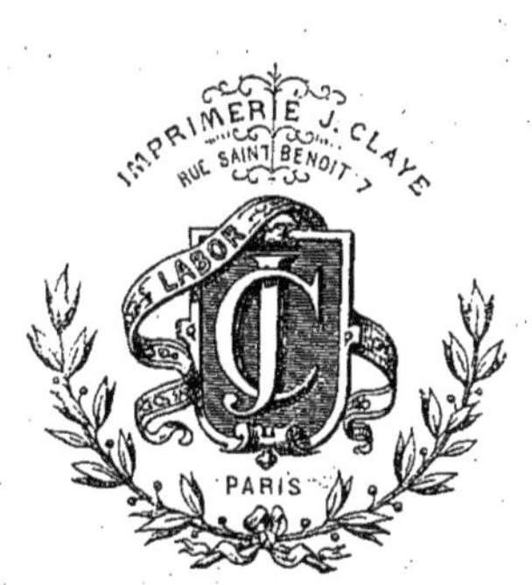
IMPRIMERIE J. CLAYE
RUE SAINT BENOIT 7
LABOR
PARIS

LEÇONS

DE

PATHOLOGIE EXPÉRIMENTALE

PAR

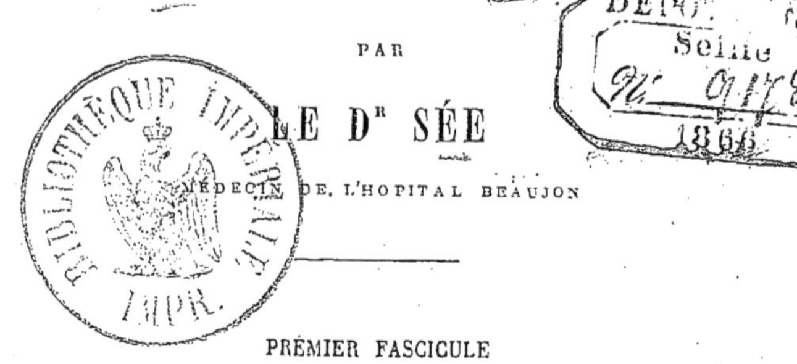

LE Dr SÉE

MÉDECIN DE L'HOPITAL BEAUJON

PRÉMIER FASCICULE

DU SANG ET DES ANÉMIES

LEÇONS RECUEILLIES

PAR LE Dr MAURICE RAYNAUD

AGRÉGÉ DE LA FACULTÉ

PARIS

P. ASSELIN, SUCCESSEUR DE BÉCHET JEUNE ET LABÉ

LIBRAIRE DE LA FACULTÉ DE MÉDECINE

Place de l'École-de-Médecine.

1866

PATHOLOGIE EXPÉRIMENTALE

GÉNÉRALITÉS

Depuis quelques années, un mouvement général qui se prononce de jour en jour davantage pousse de toutes parts les esprits dans les voies de l'expérimentation. Il n'en pouvait être autrement en présence des immenses progrès accomplis de nos jours par la physiologie. La médecine, que tant de liens rattachent à cette science voisine et initiale, ne pouvait ni ne devait rester indifférente. Comment n'eût-elle pas réclamé pour elle le bénéfice de toute découverte faite dans le domaine de la vie?

Quelle est la portée, quels sont les avantages de cette direction nouvelle imprimée aux études médicales? Quel fruit pouvons-nous retirer, nous médecins, de l'expérimentation physiologique? Telles sont les questions que je me propose d'étudier avec vous.

Je n'hésite pas à le déclarer tout d'abord : cette tendance, envisagée en elle-même, me paraît légitime et salutaire, et j'éprouve d'autant moins de scrupule à m'y associer, que la résistance pèche par ses arguments. Le progrès des sciences physiologiques est un fait qui frappe les yeux, et qu'il faut accepter. Reste à savoir si nous préférons le voir se faire sans nous et malgré nous, ou s'il ne vaut pas mieux, dans les limites du possible et du raisonnable, faire tourner à l'avantage de la clinique chacune des données nouvelles dont la science s'enrichit tous les jours. La réponse ne saurait être douteuse.

De l'uniformité des phénomènes physiologiques et morbides. — En fait, la vie est une, et la maladie n'ajoute rien à l'organisme. Si les causes susceptibles de troubler l'harmonie de la santé sont variables jusqu'à l'infini, le corps vivant, en définitive, réagit toujours avec les mêmes organes et en vertu des mêmes lois. Sans doute ce conflit entre l'économie animale et les causes morbifiques qui l'assaillent donne presque toujours des résultats multiples et complexes; mais c'est une raison de plus pour chercher à pénétrer par l'analyse dans l'infinie variété des phénomènes, afin de les ramener un à un sous une loi commune qui les commande et les dirige.

Au surplus, cette complexité n'est pas seulement le fait de la maladie; elle tient, et pour beaucoup, à la nature même de notre organisation. A mesure que l'on s'élève dans la série animale, on voit la simplicité des réactions organiques faire place à un ensemble phénoménal d'autant plus compliqué que la prépondérance du système nerveux s'accentue davantage dans les espèces supérieures. Cette prépondérance devient telle dans l'espèce humaine qu'elle se subordonne presque tous les actes morbides, et c'est ce qui vous rend compte de la multiplicité d'aspects sous laquelle se présente chez l'homme le moindre phénomène physiologique ou pathologique.

Pourtant, au fond, ces phénomènes ne sont pas d'ordre différent; cela est si vrai qu'il en est un grand nombre qui se présentent avec une complète identité de physionomie, soit que la nature nous en montre le développement spontané sous l'influence de la maladie, soit que nous les produisions artificiellement sur les animaux dans nos laboratoires. Ressemblance remarquable, qui n'implique nullement l'assimilation de la maladie considérée dans son essence, avec les procédés mécaniques ou chimiques dont dispose à son gré le physiologiste expérimentateur, mais qui prouve simplement que les modalités organiques ou fonctionnelles par lesquelles s'exprime la vie ne diffèrent pas, quelle que soit la cause, vitale ou physique, spontanée ou provoquée, qui en suscite l'apparition.

Il suit de là que c'est dans les symptômes, manifestation aveugle des souffrances de l'organisme, que cette similitude se trouvera aussi complète que possible. Les symptômes constituent, permettez-moi la comparaison, une sorte de clavier muet par lui-même, mais dont chaque touche rendra toujours le même son, quelle que soit la main qui le presse.

De même chaque organe, chaque tissu, chaque appareil réagira en toute rencontre selon les propriétés vitales dont il est originairement doué, et la mise en jeu de ces propriétés ne signifiera rien autre chose, sinon qu'une cause quelconque est intervenue, capable d'en réveiller l'activité; et si c'est une cause morbide, nous en reproduirons les effets, car il n'y a pas là une condition nouvelle surajoutée, il y a simplement un nouveau mode d'impression produite sur l'économie. Aussi tous les symptômes peuvent-ils être fidèlement imités par l'expérimentation.

Semeiologie expérimentale. — Considérés dans leur ensemble, ceux-ci peuvent être partagés en trois groupes : les symptômes nervo-dynamiques, les symptômes d'ordre chimique, et les symptômes d'ordre plastique, caractérisés par des phénomènes de formation ou de développement.

Les premiers, ceux que j'appelle symptômes nervo-dynamiques, sont évidemment les plus élevés dans la série ; ils dépendent presque exclusivement du système nerveux et musculaire. Ils supposent un certain développement de l'être organisé ; car on connaît quelques poisons qui ne paraissent agir sur l'œuf qu'à partir du moment où l'embryon est pourvu d'un système nerveux. Ces symptômes sont faciles à reproduire. C'est ainsi, par exemple, qu'en excitant légèrement sur un cheval le bout central du nerf vague préalablement coupé, ou le nerf laryngé supérieur, on produit le phénomène de la toux, tel absolument qu'il se produit en pathologie. C'est ainsi encore que tous les jours, dans les vivisections, nous provoquons les convulsions, les palpitations, les paralysies du sentiment et du mouvement, en coupant ou en excitant certaines portions du système nerveux central ou périphérique.

Les symptômes d'ordre chimique consistent dans des phénomènes de composition et de décomposition. Ceux-ci sont en général subordonnés à l'action souveraine et modératrice du système nerveux ; c'est dans les tissus qu'ils s'accomplissent; sous cette influence, les modifications du sang ne font que traduire ces intimes transformations de la substance vivante. Le sang n'est jamais malade primitivement; il ne fait que participer aux désordres de la nutrition, et de même il ne manifeste ses effets que par l'intermédiaire du système nerveux. Or, c'est précisément par l'intermédiaire du système nerveux que nous avons prise sur les symptômes chimiques; c'est ainsi le plus souvent que nous arrivons à les reproduire. Nous produisons à volonté par ce moyen, ou par des irritants ou par les modifications du régime, des dépôts d'acide urique et d'urates, des diarrhées dyssentériformes ou cholériformes, et toute cette série de modifications de la crase sanguine connue sous le nom d'anémies.

Les symptômes consistant en phénomènes de formation et de développement sont intimement liés aux propriétés inhérentes à la cellule vivante. Ces propriétés subsistent par elles-mêmes; elles sont indépendantes, dans une certaine mesure, de l'action du système nerveux, et des phénomènes chimiques qui s'accomplissent dans les tissus. Sans doute la cellule puise dans le sang les matériaux de son accroissement et de sa multiplication, mais elle les y puise par une action élective et toute spontanée, en vertu de sa vitalité propre. Ce qui le prouve, c'est d'une part, dans l'ordre physiologique, l'incessante reproduction des épithéliums; c'est l'accroissement et la réparation des fibres musculaires, etc.; et d'autre part, dans l'ordre pathologique, la formation des produits hétérologues. Quelques anomalies marquent cette analogie fondamentale qui relie entre elles les productions normales et morbides: anomalies de siége, de temps ou de forme. De là la division célèbre que Virchow a établie pour ces tissus, en tissus hétérotopiques, hétérochroniques et hétéromorphiques. Mais en réalité, et malgré ces déviations quelquefois prodigieuses du type primitif, on n'en est pas moins obligé de reconnaître, dans ses égarements les plus singuliers, cette même force plastique qui préside à l'entretien de tous nos organes, et qui en répare les pertes normales ou accidentelles. En réalité, cette force physiologique et la nature médicatrice sont complétement identiques. Ce sont deux aspects d'une seule et même puissance.

Affections expérimentales des tissus et des liquides. — Ainsi donc, nous avons reproduit tous ces symptômes; nous pouvons faire plus ; nous provoquons l'inflammation avec tous ses modes. En détruisant les ganglions du grand sympathique, nous déterminons des péricardites, des pleurésies. Et, chose remarquable, pour obtenir le passage de la simple hyperhémie à l'exsudation et à la production du pus, il nous suffit d'affaiblir l'animal en expérience. Mille moyens analogues nous permettent de susciter la fièvre à tous ses degrés. Nous amenons l'atrophie et la dégénérescence graisseuse des muscles en coupant les nerfs qui s'y distribuent.

Voilà pour les affections du solide; nous produisons de même celles qui sont caractérisées par des altérations des liquides. Ainsi en enlevant les reins nous déterminons une urémie artificielle tout à fait comparable à l'urémie pathologique, s'exprimant comme elle par des vomissements, par la diarrhée, par des convulsions.

Certaines maladies peuvent être produites artificiellement. — Mais parviendrons-nous à créer de toutes pièces des maladies ? Ceci devient plus délicat. Le symptôme, l'affection, l'altération du sang sont des faits *matériels*, palpables, qui émanent directement de la constitution des organes. Pour que ceux-ci répondent à nos excitations, il suffit qu'ils soient convenablement interrogés. La maladie, et j'entends par là l'impression morbifique première qui met en mouvement toute la série des phénomènes pathologiques, et du milieu de l'apparente mobilité de symptômes, dégage l'unité et la spécificité qui les fait converger vers un même but, la maladie, dis-je, est un fait d'un ordre plus relevé et, par conséquent, tout autrement difficile à reproduire. Et pourtant les résultats étonnants obtenus déjà dans cette voie nous commandent de ne pas désespérer d'y parvenir.

S'il est un ordre de maladies dans lesquelles l'unité de la cause affective s'affirme avec une suprême évidence, ce sont bien les maladies virulentes. Or, s'il est vrai que nous ne pouvons créer chez les animaux les virus propres à l'espèce humaine, nous trouvons néanmoins chez eux de nombreux points de comparaison et des analogies sérieuses. Ils nous fournissent d'abord des types physiologiques, exemple le venin de la vipère, si admirablement étudié par Fontana; pour le physiologiste, entre le venin et le virus, il n'y a qu'une différence de mots. Mais, d'ailleurs, nous possédons de véritables virus animaux. Non-seulement les animaux nous fournissent l'occasion précieuse d'étudier chez eux les effets de l'inoculation, d'expérimenter en un mot, et vous savez quels progrès a faits récemment, par ce moyen, l'histoire de la vaccine; mais nous pouvons même, dans certaines conditions données, sans inoculation, sans contagion, provoquer chez les animaux l'explosion de certains virus. C'est ainsi que la morve se développe par l'excès de fatigue chez les solipèdes qui ont été surmenés.

Le siége occupé dans l'économie par les virus indique la part que prend chaque organe à leur formation, et la singularité même de ces localisations prouve ce qu'il y a d'individuel et de véritablement spécifique dans l'activité de chaque élément histologique. Par exemple, le virus rabique a son siége exclusif dans la salive et dans la bave des animaux malades. De même que la ptyaline, que la pepsine ne sont pas préformées dans le sang, mais se constituent dans les glandes où elles prennent naissance, de même, dans les conditions nouvelles créées par la maladie, le virus existe si peu dans le sang, que ce liquide peut être inoculé impunément à d'autres animaux. La rage n'est donc pas une maladie du sang, comme on se plaît à le répéter. C'est, à la vérité, une maladie toxique, mais qui se concentre plus spécialement dans les organes glandulaires de la bouche. Le virus morveux existe dans le sang, dans les liquides purulents, dans les liquides exsudés, celui de l'hydrocèle par exemple. On n'en rencontre aucune trace dans les liquides de sécrétion ou d'excrétion, la salive, le suc gastrique, les urines, la bile. Et, chose bien curieuse, malgré cette circonscription si spéciale à certains tissus, à certains liquides, l'état général de l'animal retentit sur ses siéges d'élection du virus. Prenez un cheval atteint de morve chronique dont le jetage n'est point inoculable. Il vous suffira, pour rendre à ce liquide sa propriété redoutable, d'imposer à l'animal un exercice forcé. L'effet sera pour ainsi dire instantané, et vous le produirez à volonté.

Vous le voyez, messieurs, voilà un virus que nous avons la possibilité de produire ; une fois produit, nous le modifions, nous agissons sur lui comme nous agissons sur les conditions d'exercice d'un organisme normal. En d'autres termes, voilà une maladie véritable, artificielle, tout entière du ressort de l'expérimentation.

Les diathèses ne peuvent pas être imitées. — Il n'en est plus de même des diathèses. Nous ne possédons aucun moyen de produire cette profonde imprégnation de l'économie tout entière, dont les maladies diathésiques nous offrent le saisissant tableau; imprégnation telle, que la cause morbide semble désormais identifiée avec l'individu, l'accompagne jusqu'à la mort, et, bien plus, lui survit dans sa postérité. Les expériences ne peuvent rien produire de semblable. Nous arrivons bien à favoriser chez certains animaux la production des tubercules, mais rien ne prouve que nous ayons créé chez eux la diathèse tuberculeuse, ou plutôt tout prouve le contraire; placés dans des conditions hygiéniques que nous leur faisons aussi mauvaises que possible, ils dépérissent et se tuberculisent, ils portent avec eux la prédisposition; mais cela n'arrive pas à coup sûr. D'ailleurs, le propre de la diathèse, c'est précisément de se développer spontanément, indépendamment des circonstances extérieures, ou sous l'influence mystérieuse de l'hérédité.

Avantages de l'expérimentation physiologique pour l'étude de l'impressionnabilité. — Si l'expérimentation physiologique ne peut produire des diathèses, elle a cependant d'autres avantages, elles vous fournit le moyen d'étudier l'impressionnabilité si variable des animaux aux divers agents morbifiques, et d'en déterminer les conditions. Or ces conditions sont essentiellement du domaine de la physiologie. Quelquefois ce sont des conditions inhérentes à la race, et ceci n'est pas vrai seulement de l'homme; les animaux nous montrent par de fréquents exemples ce que l'inégal développement du système nerveux apporte de différence à la vivacité des impressions. Tandis que chez le chien de chasse les opérations sont excessivement douloureuses, le chien de berger paraît les supporter avec la plus grande facilité. Les mêmes différences se remarquent pour les chevaux de sang comparés aux animaux de même espèce, mais de race inférieure.

Quelquefois ce sont des circonstances individuelles, comme l'abstinence ou la digestion, qui décident du degré d'impressionnabilité. Un animal à jeun, pour ressentir les effets de certains poisons, exige une dose double de celle qu'il faudrait administrer au même animal en état de digestion. A quoi tient cette différence? Est-ce à l'absorption? Evidemment non ; car tout le monde sait qu'elle est plus active à jeun et devrait par conséquent agir dans un sens précisément inverse. Mais c'est que l'animal à jeun descend en quelque sorte d'un degré dans l'échelle physiologique, et présente à l'action toxique une susceptibilité notablement amoindrie.

D'autre part, les maladies créent à leur tour des conditions nouvelles dont il importe de tenir compte, et que la physiologie seule peut expliquer. Dans le choléra, par exemple, l'absorption est anéantie. Voilà un fait au premier abord bien insolite. Mais en prenant un point de comparaison dans l'état normal, nous allons nous en rendre compte.

Un organe qui sécrète ne peut pas absorber. Une glande salivaire à l'état de repos est susceptible d'absorption ; elle perd cette faculté dès qu'elle commence à sécréter. N'est-il pas naturel que l'énorme hypersécrétion qui a lieu dans le choléra amène avec elle la suspension de tout phénomène d'absorption? La même remarque peut être faite dans la fièvre typhoïde. On peut administrer aux malades des doses considérables d'alcool sans produire l'ivresse; c'est que l'intestin qui sécrète beaucoup n'absorbe pas cet alcool.

Mais dans l'un et l'autre cas, il y a une seconde raison que nous devons chercher dans le trouble de l'innervation. C'est ce trouble profond qui empêche l'absorption d'avoir lieu pendant le paroxysme de la fièvre intermittente; c'est lui encore qui suspend cette fonction dans le tétanos; et là est vraisemblablement la cause de l'insuccès du curare dans la plupart des cas où cet agent a été expérimenté. Dans les deux seuls cas où il a réussi, il y avait eu des preuves évidentes d'absorption. La tolérance, à laquelle on a fait jouer un si grand rôle dans la méthode rasorienne, tient sans doute à la différence d'action des médicaments suivant la dose à laquelle ils sont employés; mais il faut ajouter qu'elle se réduit bien souvent à un simple phénomène de non-absorption. Le médicament ne pénètre pas dans le torrent de la circulation; quoi d'étonnant s'il ne produit pas ses effets habituels?

Prédisposition locale et imminence morbide. — Ce n'est pas tout : l'expérimentation nous donne encore la clef de problèmes difficiles. Qu'est-ce que cette influence mystérieuse qui constitue la prédisposition locale? Pourquoi, une cause morbide étant donnée, est-ce tel organe qui va s'affecter et non pas tel autre? Écoutons la physiologie.

Voici un animal qui meurt d'inanition; à l'autopsie, on trouve tantôt une pneumonie, tantôt une pleurésie, tantôt une entérite. Évidemment cela ne s'est pas fait au hasard, il fallait qu'il y eût là une prédisposition; nous allons la créer en coupant le nerf grand sympathique, avant de soumettre l'animal à l'inanition. Le résultat immédiat sera une simple dilatation vasculaire. Tant que l'animal sera bien nourri, les choses en resteront là, mais sitôt qu'il sera mis à la diète, nous verrons éclater une violente inflammation dans le point ainsi constitué en état d'imminence morbide. Les résultats funestes de l'abstinence auront porté sur le *pars minoris resistentiæ*, ce que l'on pouvait prédire à l'avance. Ainsi la prédisposition, cet état intermédiaire qui n'est pas encore la maladie, mais qui n'est déjà plus la santé parfaite, gît dans une modification particulière du système nerveux, dont l'expérimentation nous rend compte jusqu'à un certain point.

Du reste, il ne faudrait pas envisager la prédisposition dans un sens trop général, car elle varie à l'égard des différentes circonstances provocatrices qui peuvent la mettre en jeu. Vous venez de voir l'animal affaibli ou inanitié (ce qui revient au même) plus difficile à empoisonner que dans l'état de plénitude et de force, mais cela n'est vrai que par rapport à certains poisons, dont le curare offre le type le plus complet. De même les individus affaiblis n'ont pas la même aptitude à contracter toutes les maladies. On peut à ce point de vue partager les agents morbides en deux groupes : les uns agissent à la manière des poisons névrosiques, et ont une influence d'autant plus marquée que le système nerveux est dans un état plus complet d'intégrité. Pour ceux-là donc, la véritable indication c'est d'affaiblir. Les autres, au contraire, se conduisent comme le virus, et pénètrent d'autant plus facilement dans l'économie, qu'ils la trouvent d'avance plus affaiblie. Si vous voulez empêcher le virus morveux d'être absorbé, fortifiez autant que possible. Il en est de même de toutes les maladies contagieuses et épidémiques. Les constitutions affaiblies leur offrent l'opportunité morbide la plus grande possible. Pour combattre ces maladies, ou mieux encore pour les prévenir, l'indication majeure sera de tonifier. C'est dans l'intelligence de ces conditions premières de la maladie, et dans le choix raisonné des moyens à leur opposer par avance, qu'éclatera le véritable tact médical éclairé par la physiologie.

Mécanisme des déterminations morbides; conditions de la généralisation des maladies. — Mais s'il est nécessaire de connaître le mécanisme des déterminations morbides, il est peut-être plus important encore d'apprécier sainement les conditions qui président à la généralisation des maladies. Or les causes pathogénique qui peuvent affecter l'être vivant n'ont que deux voies pour s'introduire au cœur de l'économie : ou bien elles y pénètrent par l'intermédiaire du système sanguin, ou bien elles s'attaquent directement au système nerveux. Étudions ces deux modes étiologiques.

Les substances toxiques ou contagieuses pénètrent d'ordinaire par voie centripète. Le système veineux leur sert de porte d'entrée. Plusieurs conditions pourront les arrêter au passage. Si la tension veineuse est suffisante, l'absorption pourra ne pas avoir lieu. Vous savez, en effet, que pour empêcher l'intoxication, il suffit de lier la veine correspondante au point d'application de la substance délétère.

Mais l'absorption veineuse est accomplie; cela ne suffit pas encore pour que l'empoisonnement ait lieu; il faut de plus que, rapporté au cœur par la circulation en retour, le poison pénètre dans le système artériel pour aller se mettre en rapport direct avec les éléments histologiques. Dans ce trajet, il doit traverser le poumon, et là il peut se faire une élimination plus ou moins complète, c'est ce qui arrive notamment pour l'acide prussique, pour l'hydrogène sulfuré.

Supposez au contraire que l'absorption ait eu lieu par le poumon; dès lors l'élimination est impossible, ou, du moins, si elle se fait par les urines, elle arrive trop tard, et l'effet pernicieux est déjà produit. La conséquence à tirer de là, c'est que l'absorption par la surface pulmonaire est incomparablement plus active et plus dangereuse que celle qui a lieu par la peau et les muqueuses. L'histoire des fièvres éruptives, celle de l'intoxication paludéenne nous offrent de ce grand fait une importante application.

Le second moyen de généralisation des impressions morbides, c'est le système nerveux sensitif. Sous ce rapport la démonstration physiologique ne laisse rien à désirer. Irritez un tissu mécaniquement, un phlegmon se déclare, voilà la lésion locale constituée. De là l'excitation gagne la moelle, puis se réfléchit sur le cœur et les nerfs vaso-moteurs, et la fièvre se déclare. Que les racines motrices soient intactes ou qu'elles soient coupées, peu importe; les phénomènes seront les mêmes. Mais les choses se passeront tout différemment si vous avez pris soin de couper les racines sensitives. Vous avez par là barré le chemin à la transmission des impressions de la périphérie au centre. Le phlegmon continuera à se développer, mais il restera à l'état d'acte local et isolé; il n'y aura pas de fièvre, il n'y aura pas de phénomènes généraux.

Ce que produit une irritation mécanique, certaines excitations médicamenteuses, toxiques ou simplement douloureuses le produisent également. Introduisez de la strychnine dans une artère et liez la veine correspondante. L'intoxication se généralise néanmoins, vous en concluez avec certitude que cet alcaloïde a agi sur le système nerveux périphérique et que de là l'impression a été transmise au centre par le nerf sensitif.

Qu'une maladie d'ensemble ait été produite par un moyen analogue, que, par exemple, vous vous trouviez en présence d'une fièvre produite par l'excès de douleur, voilà bien ce qu'on peut appeler une fièvre essentielle; elle restera telle tant qu'une circonstance spéciale n'appellera pas une détermination sur tel ou tel organe. Mais si l'animal qui a subi cette irritation a été mis en état de prédisposition locale par la section préalable du nerf vague, alors la maladie se jettera, comme on dit, sur le poumon. Tout à l'heure vous disiez fièvre essentielle; maintenant vous dites pneumonie. Et c'est dans ce cas que le plus grand nombre des médecins considèrent la lésion locale comme l'origine, comme la cause de la réaction fébrile générale. Pour être dans le vrai, il faut retourner la proposition. Le propre d'une maladie essentielle, ce n'est pas d'être sans lésions, c'est d'affecter primitivement et dynamiquement le système nerveux, de façon que les lésions, s'il s'en produit, ne soient que consécutives.

Qu'une fièvre intermittente s'accompagne ou non du gonflement de la rate, sera-t-elle pour cela différente d'elle-même? Faudra-t-il, dans le premier cas, la subordonner à la lésion splénique, dans le second, la considérer comme essentielle? Évidemment non. L'intoxication, générale d'abord, peut, en acquérant plus d'intensité, se localiser sur la glande vasculaire sanguine. Mais les choses ne changent pas de nature et ne doivent pas changer de nom.

Il me serait aisé de prolonger longtemps cette étude des applications incessantes de la physiologie à la médecine. Il est peut-être préférable de passer immédiatement de la théorie à l'application. Un exemple est souvent le plus éloquent des enseignements. Je le choisirai, si vous le voulez bien, dans l'histoire physiologique et pathologique des palpitations.

LEÇONS

DE

PATHOLOGIE EXPÉRIMENTALE

DU SANG ET DES ANÉMIES.

§ 1er. Analyse biologique du sang.

Le sang envisagé d'après sa destination physiologique peut être considéré comme un intermédiaire entre les tissus vivants et les milieux ambiants ; contenant en principe ou en nature les matériaux nutritifs de l'organisme, il sert en même temps de réceptacle à ses produits de décomposition. Dans ces échanges continuels, le rôle de l'organe ou de l'élément anatomique est essentiellement actif : tantôt il trouve dans le sang des principes préformés qu'il s'approprie par voie élective, pour les transformer en sécrétions glandulaires ; tantôt il n'y puise que les matières premières, qu'il élabore, modifie, de façon à créer une série de substances nouvelles dont le sang ne contient aucune trace ; c'est dans ce cas surtout que se manifeste cette activité propre qui, avec de simples corps albuminoïdes, parvient à faire la pepsine du suc gastrique, les acides de la bile, la ptyaline, la mucine, le sperme.

Le rôle du sang semble, au contraire, entièrement passif : il reçoit indifféremment et restitue de même les produits des métamorphoses digestives et nutritives, et cela le plus ordinairement sous la forme la plus simple ; mais cette passivité n'est pas propre à toutes les parties du sang.

Le sang se compose de deux parties essentielles, à savoir :

d'une part, les globules, qui semblent présenter une véritable autonomie; d'une autre part, le plasma, dont la composition varie, à l'entrée et au sortir des organes, selon le rôle physiologique de ceux-ci, leur état d'activité ou de repos et la part qu'ils prennent au mouvement trophique.

Toutefois, au milieu de cette instabilité qui porte, soit sur les proportions, soit sur la nature des principes du plasma, on peut toujours les grouper ainsi : une première série comprend les substances dites plastiques ou constitutives, entre autres la fibrine, qu'on a considérée longtemps comme le blastème de certains tissus, mais qui, en réalité, n'existe pas préformée dans le sang: elle ne se constitue qu'aux dépens d'une substance albuminoïde appelée *plasmine*, susceptible de se dédoubler et de changer de forme. Cette série est complétée par l'albumine du sérum ou sérine, qui est loin d'être absolument distincte de la plasmine. Le plasma renferme, en outre, des produits rétrogrades dérivant des albuminates. Une troisième série est formée par les matières graisseuses et saccharines; la dernière par les substances inorganiques, c'est-à-dire les gaz (oxygène, azote, acide carbonique), l'eau et les sels. Ce sont ces trois derniers groupes qui éprouvent les modifications les plus nombreuses, par suite des échanges avec les organes et surtout avec les globules du sang eux-mêmes.

En effet, les globules rouges et les leucocytes sont de véritables organes doués de vitalité; ils vivent dans le plasma comme les cellules connectives, nerveuses, musculaires, glandulaires vivent à ses dépens dans les parenchymes environnants. Le plasma est donc le fond commun de toutes les réserves nutritives et de tous les débris organiques, quelle que soit leur provenance; il ne jouit donc d'aucune indépendance. Au contraire, les globules possèdent, comme tous les éléments histologiques, une forme et une texture propres; ce sont eux qui président à la plupart des fonctions physiologiques.

VITALITÉ ET NATURE DES GLOBULES ROUGES.

Les globules rouges, sur lesquels porte surtout la dépréciation dans l'anémie, ont été assimilés en effet aux cellules vivantes. Le globule vit, fonctionne et meurt au milieu du plasma;

si des échanges incessants ont lieu entre ces deux parties, si elles présentent des rapports intimes, elles n'en jouissent pas moins de propriétés entièrement distinctes.

Les éléments du plasma peuvent passer dans les tissus, dans les sécrétions; quelquefois même le plasma tout entier, à l'exception de la fibrine, peut s'infiltrer dans les tissus; mais, à l'état physiologique, le globule ne traverse jamais les parois des capillaires. Lors de la transfusion du sang, l'injection du plasma sans les globules ne produit que des effets funestes (Bischof); la transfusion des globules sans la fibrine produit souvent une véritable résurrection (Cl. Bernard, Brown-Séquard); donc les globules sont indispensables aux fonctions des organes; ils constituent l'élément vital du sang au même titre que les cellules vivantes pour les tissus.

Toutefois les caractères cellulaires du globule sont mal définis chez l'homme et chez les animaux mammifères. Naguère encore, on y admettait : 1° une enveloppe fine et transparente; 2° un contenu visqueux et coloré; 3° un noyau. Par ces trois caractères, le globule rentrait entièrement dans la célèbre définition de Schwann, pour qui, comme on le sait, toute cellule devait comprendre ces trois éléments : une membrane d'enveloppe, un contenu et un noyau. Mais il est certain que ces caractères ont été donnés d'une façon beaucoup trop absolue dans la doctrine de Schwann. Pour ce qui est du noyau, s'il a existé dans la période embryonnaire du globule, chez l'animal adulte il a depuis longtemps disparu; il n'existe alors qu'une ombre semi-circulaire centrale formée par l'aplatissement du globule en forme de disque biconcave; voilà donc une cellule sans noyau.

Mais ce n'est pas tout : l'existence d'une membrane d'enveloppe vient d'être à son tour contestée par un éminent physiologiste, Max Schulze, non-seulement dans les globules sanguins, mais dans les corpuscules musculaires; ces derniers offriraient, eux aussi, des exemples de cellules sans enveloppe. Ce caractère n'est donc pas plus essentiel que le précédent. Le globule offre tout au plus, dans quelques circonstances, une certaine condensation de sa surface en une couche plus résistante, mais nullement distincte.

Reste donc le contenu. Considéré à tort comme une simple solution, composée de sels et de corpuscules albuminoïdes, le contenu forme, au contraire, l'élément primordial de la cellule, il est le siége véritable des manifestations vitales; c'est lui qui détermine l'accroissement, la division des cellules, et qui provoque dans certaines d'entre elles des apparences de mouvements dus à ses propriétés contractiles; c'est là ce que Schulze désigne sous le nom de *protoplasma*. Semblable à un mucus épais, visqueux, immiscible avec l'eau, cette substance, qui est ordinairement pourvue encore d'un noyau, suffit avec ce noyau pour constituer le degré inférieur des cellules.

Ainsi, la couche qui entoure les noyaux des fibres musculaires striées doit être considérée comme le protoplasma d'une cellule, bien que cette couche soit formée par une substance finement ponctuée et qu'aucune membrane ne la sépare de la substance musculaire contractile.

Le tissu connectif se développe de la même façon aux dépens du protoplasma; la substance intercellulaire de ce tissu ne résulte pas d'une division ou du bourgeonnement d'une autre cellule, mais elle est le produit d'une continuelle métamorphose du protoplasma des cellules en voie d'accroissement.

Ainsi les cellules les plus importantes sont sans membrane distincte chimiquement; elles ne consistent qu'en un amas de protoplasma avec un noyau; dès l'instant qu'une membrane distincte se montre, la cellule n'est plus susceptible de division; elle est désormais en voie rétrograde.

D'une autre part, si le noyau cesse d'être distinct, ainsi que cela a lieu dans les globules rouges du sang, ces cellules perdent également une des propriétés caractéristiques de la vie cellulaire, le pouvoir de se multiplier, et le protoplasma n'est plus alors qu'une substance soluble dans l'eau.

Cette doctrine, qui a eu un grand retentissement, a été adoptée par un grand nombre de physiologistes et tout d'abord par Brücke, mais avec cette importante modification, que le noyau lui-même n'est plus indispensable pour la constitution de la cellule et sa reproduction.

Les conclusions auxquelles est arrivé Brücke peuvent se formuler ainsi :

1° Les globules rouges ne possèdent aucune membrane d'enveloppe; si, par l'addition d'eau, ils perdent la forme discoïde pour prendre l'aspect sphéroïdal, cette transformation n'implique nullement la présence d'une membrane spéciale;

2° Le noyau lui-même ne constitue pas une condition d'existence de la cellule; le rôle du noyau est important sans doute lors de la division des cellules et des formations endogènes, mais son intervention peut être nulle, et la division provient alors du protoplasma, qui pénètre la masse nucléaire et la fragmente;

3° Le protoplasma jouit d'une propriété singulière qui en démontre toute l'importance, c'est-à-dire de la contractilité.

VITALITÉ DU PROTOPLASMA.

La contractilité se présente dans l'organisme sous trois formes: tout d'abord, dans la substance contractile des muscles striés, c'est-à-dire dans leur protoplasma sous la forme de contractilité musculaire. Il est une autre espèce de substance contractile qu'on ne trouve que dans les organismes inférieurs; les infusoires appelés amibes semblent composés entièrement de cette substance contractile qu'on appelle *sarcode,* et qui se coagule à 40 degrés; Kühne l'a retrouvée dans les cellules de la cornée de la grenouille et dans les cellules pigmentaires. Une troisième espèce de mouvements se passe dans les cils vibratiles qui couvrent la surface de la muqueuse respiratoire, des organes génitaux internes de la femme.

A ces trois espèces de contractions il faut ajouter les mouvements moléculaires qu'on observe dans le protoplasma d'une foule de cellules entièrement distinctes des fibro-cellules musculaires; ainsi Virchow a constaté ce fait sur les globules blancs, et Recklinghausen sur les globules purulents, muqueux, qui peuvent, même par des mouvements progressifs, gagner la surface des membranes.

Ce phénomène diffère entièrement des déplacements moléculaires des dépôts inorganiques, car il cesse par des influences qui compromettent la vie de ces cellules et disparaît constamment lorsqu'elles meurent. La contexture de ces cellules est précisément telle que, loin de former des vésicules circonscrites par une membrane et remplies de liquide, elles ne consistent qu'en une masse molle formée de corpuscules; au repos, ces molécules sont ordinairement accumulées autour du noyau et forment souvent des jetées qui s'irradient vers les bords; c'est ce qu'on observe dans les globules blancs.

Si on fait passer à travers ces cellules un courant d'induction, le mouvement moléculaire s'arrête et les cellules s'affaissent subitement en expulsant leur noyau; la contraction semble donc dépendre d'une manifestation vitale.

TEXTURE VÉRITABLE DU GLOBULE ROUGE.

Le globule rouge présente les plus grandes analogies avec les cellules à protoplasma contractile. Rollett vient de le prouver de la façon la plus ingénieuse, en agrégeant artificiellement les globules par une solution concentrée de gélatine; une lame de gélatine concrétée étant placée sous le microscope et pressée, les globules paraissent, les uns aplatis et étalés, les autres allongés en cylindres plus ou moins contournés; s'il reste de la gélatine liquide, ils y adhèrent souvent par un point, se distendent par le courant liquide et finissent par se déchirer; mais en aucun cas on ne voit s'échapper un contenu, ni une membrane s'affaisser. Donc le globule n'est pas une vésicule composée d'une membrane propre; il est exclusivement formé par une substance très-extensible, très-élastique, susceptible de revêtir les formes les plus diverses sous l'influence des forces extérieures, et de reprendre sa forme primitive dès qu'elles ont cessé d'agir.

Par la congélation du sang, les globules éprouvent, au moment de la fonte, des altérations identiques à celles qui résultent de la pression d'une concrétion gélatineuse; la plupart disparaissent, et l'hématine se dissout dans le sérum, qui devient transparent comme la laque; quelques-uns restent arrondis, mais la plupart se rapetissent, tout en restant nettement contournés et élastiques; jamais ils ne se déchirent, et finalement il n'en reste que le centre sillonné par des vacuoles.

L'électricité statique agit comme la congélation; les globules subissent la même altération et se détruisent, en même temps que des cristaux d'hématine se déposent dans le sang de certains animaux.

L'éther, enfin, produit un résultat analogue (Wittich) ; le sang devient clair, les globules deviennent plus petits et disparaissent sans s'ouvrir.

Au résumé, comme l'ont démontré Brücke, Rollett, et plus récemment Klebs et Alex. Schmidt, les globules rouges sont des corps contractiles dont la contractilité, qui peut durer quelques heures après la mort, dépend uniquement du protoplasma.

§ 2. Analyse chimique du sang.

PROPRIÉTÉS CHIMIQUES DES GLOBULES. — COMPARAISON AVEC LE PLASMA.

L'analyse chimique des globules pratiquée par Carl Schmidt a fait ressortir des données physiologiques imprévues : c'est la dissemblance profonde, et presque l'antagonisme qui sépare les globules du plasma, tant au point de vue des substances protéiques qu'à l'égard des matières salines et extractives dont ces deux parties du sang se composent.

Hémoglobine. — Les globules, qui nagent pour ainsi dire dans la fibrine du plasma, sont formés essentiellement par une substance spéciale, entièrement distincte de la fibrine, bien qu'appartenant également à la classe des substances protéiques. C'est la matière colorante, qui a été indiquée par Reichert et étudiée avec le plus grand soin par Funke sous le nom d'*hémato-cristalline.* Cette substance, que depuis on a nommée *hémoglobine,* à la fois albuminoïde et ferrugineuse, pourvu qu'on parvienne à la dégager de la couche superficielle du protoplasma, présente, contrairement à toutes les autres substances protéiques (Hope), la singulière faculté de cristalliser ; chez l'homme et la plupart des mammifères, on obtient, ainsi que l'a démontré Teichmann, des cristaux prismatiques d'une couleur rouge amarante ou rouge cinabre, selon qu'ils sont isolés ou groupés ; leur coloration a ceci de particulier, qu'elle est rouge ou bien verdâtre, selon qu'on les voit à la lumière directe ou à la lumière réfractée, et cette propriété, appelée dichroïsme, s'efface sous l'influence de l'oxygène et manque par conséquent dans le sang artériel (Brücke); elle présente encore certaines propriétés spéciales sous l'influence des gaz.

L'eau dissout facilement les cristaux du sang, et en sépare une substance amorphe également albuminoïde, qui est intimement mêlée avec l'hémato-cristalline, et présente la plus grande analogie avec la globuline. Cette combinaison intime de l'hémato-cristalline avec une sorte de globuline ou hémoglobine, comme l'appellent maintenant A. Schmidt, Rollett et Hoppe-Seyler, a été longtemps considérée sous le nom d'hématine comme un corps indécomposable, formant avec la prétendue enveloppe tout le globule sanguin.

Mais l'enveloppe est maintenant mise en doute, et l'hémato-cristalline peut s'obtenir entièrement séparée des autres parties constituantes du globule; par les décharges électriques, elle va se répandre en effet dans le plasma (Rollett); quel que soit du reste le procédé d'isolement, ses propriétés sont nettement définies; c'est un corps protéique, car l'alcool, la chaleur, coagulent les cristaux, et une chaleur de 170 degrés les réduit en cendres.

C'est ce corps protéique qui à lui seul contient tout le fer des globules; les cendres qu'on obtient par la calcination sont presque exclusivement composées d'oxyde de fer.

Enfin, c'est l'hémoglobine qui paraît être le support de l'oxygène pur ou ozonisé; or, c'est l'oxygène qui communique au sang ses propriétés vitales, et en outre la couleur rouge clair qui domine dans le sang artériel; mais ce résultat n'est pas dû uniquement à l'altération chimique ni optique de l'hémoglobine. L'oxygène et l'acide carbonique agissent surtout en vertu de la réduction ou de l'augmentation de volume que ces gaz font subir aux globules; leur action est presque entièrement physique. A cet égard, on peut les comparer aux autres réactifs du sang, qui me paraissent devoir être rangés sous trois types: les uns, comme les sels alcalins concentrés, déterminent, sans doute par une véritable exosmose de l'eau du globule, une sorte de racornissement des corpuscules et rendent le sang plus clair; les autres, comme l'eau, gonflent le globule; la dépression centrale s'élève; le contenu acquiert un pouvoir de réfraction égal à celui du liquide interglobulaire, d'où il résulte une coloration plus foncée du sang ; enfin, il est des substances, comme les alcalis concentrés, les acides forts (excepté les acides chromique, nitrique), enfin et surtout la bile et le chlorate de soude qui dissolvent promptement le globule. Or, l'oxygène se rattache manifestement au premier type, comme l'acide carbonique au deuxième type ; l'un éclaircit rapidement le sang, l'autre lui communique une teinte sombre ; tous deux agissent principalement sur la forme du globule, et ne modifient l'hémoglobine que par des courants répétés et alternatifs d'oxygène et d'acide carbonique (Lehmann) ; l'oxyde de carbone est la seule substance qui imprime aux cristaux une couleur foncée (Cl. Bernard).

Voilà le résultat des dernières recherches sur l'hémato-cristalline et l'hémoglobine. L'hématine amorphe obtenue pour la première fois par Lecanu, et récemment étudiée par Wittich, contient les cristaux en nature ; ceux que Teichmann décrit sous le nom d'hémine résultent d'opérations chimiques plus complexes et plus destructives du sang ; ils s'éloignent davantage du pigment rouge normal ; enfin, les cristaux que Robin et Virchow ont fait connaître sous le nom d'hématoïdine ne se trouvent que dans le sang extravasé et ne contiennent pas de fer.

L'hémoglobine est la seule de ces substances qui intéresse la physiologie, car elle caractérise pour ainsi dire le sang ; le sérum, en effet, ne contient pas de traces de cristaux, ni par conséquent de fer.

Le fer est contenu tout entier dans l'hémoglobine ; mais sous quelle forme, dans quel état et dans quelles proportions ? D'après Berzélius, cent parties de sang frais renfermeraient 0,76 d'hématine ; or l'hémoglobine contient, d'après Hope, 0,6 pour 100 d'oxyde de fer ; d'après Lehmann, 0,9 à 0,10 ; les recherches de Teichmann et Rollett confirment pleinement les données fournies par Lecanu, qui fixe cette quantité à 0,10 pour 100. Il y aurait donc 0,076 d'oxyde, c'est-à-dire 0,45 environ de fer métallique dans cent grammes de sang ; c'est précisément la conclusion récemment formulée par Pelouze.

Des éléments inorganiques et graisseux des globules. — Une autre propriété des globules qu'on ne soupçonnait pas avant les travaux de C. Schmidt, c'est la répartition inégale des matières inorganiques entre les globules et le plasma. C'est une hérésie physiologique de compter en masse les sels ou les principes protéiques de tout le sang; la valeur de chaque élément inorganique change selon qu'il est intra-cellulaire ou répandu dans le fluide environnant; la cellule est partout le foyer et le facteur des processus chimiques les plus importants de l'organisme; c'est la cellule qui dans les tissus transforme les transsudats du sérum en humeur sécrétoire; il n'y a pas de sécrétion sans cellule : il en est de même dans le sang. Là aussi il s'opère des transformations des matériaux charriés par le plasma, et c'est le globule qui est chargé de cette métamorphose; toutes les opérations chimiques du sang reposent sur l'activité des éléments morphologiques et sur les échanges qui s'opèrent entre eux et le plasma. Pour s'en convaincre, il suffit d'étudier la nature des éléments salins dans les globules, et les différences qui les séparent des matières inorganiques du liquide inter-cellulaire. Le globule possède ses matières protéiques spéciales, qui font un contraste complet avec la fibrine environnante; il possède de même ses composés inorganiques, qui semblent indifférents aux solutions salines dont elles sont entourées; ces sels n'ont donc pas pénétré par simple endosmose du sérum dans le globule; la cellule n'est donc pas une simple vésicule perméable et livrée aux lois de l'imbibition. En voici la preuve :

Les phosphates alcalins prédominent dans les globules; dans le sérum, ce sont les chlorures; dans les globules, c'est la potasse qui forme la base des sels; dans le sérum, c'est la soude et la chaux; le phosphate de potasse n'y existe qu'en quantité minime. On peut dire qu'en chiffres ronds le globule contient dix fois plus de phosphates, mais deux fois moins de chlorures que le sérum; en outre, il contient dix fois plus de potasse et trois fois moins de soude, de chaux et de magnésie.

Les gaz présentent aussi une répartition inégale entre les deux éléments du sang, et on peut dire que l'oxygène domine dans le globule, et l'acide carbonique dans les sels du sérum.

Enfin, tandis que les matières extractives peuvent s'élever jusqu'à 8 pour 100 dans la sérosité, on voit au contraire dans les cellules prédominer les graisses et particulièrement les graisses phosphorées, qui présentent une si grande analogie avec celles de la substance nerveuse : peut-être même celles-ci résultent-elles uniquement de l'activité des cellules.

COMPOSITION CHIMIQUE DU PLASMA.

Le plasma est composé de quatre séries de matériaux.

A. *Matières plasmatiques.* — *Fibrinogène.* — Le plasma a pour élément caractéristique une substance qui, dans le sang abandonné à lui-même, *semble* se coaguler spontanément, sous la forme de fibres entrelacées et feutrées, en même temps qu'elle emprisonne les globules : c'est la fibrine. Par cette élimination spontanée, qu'on appelle la coagulation, le sang, qui était liquide, se transforme en une masse molle, rouge, laquelle se rétracte au bout de quelques heures, et en exprime un liquide jaunâtre appelé sérum. Le sérum contient par conséquent toutes les parties constituantes du sang à l'exception de la fibrine. Le caillot dense qui reste et nage dans la sérosité est donc formé par la fibrine et les globules rouges.

La matière coagulable désignée sous le nom de fibrine est une substance albuminoïde qui est à l'état fluide, et présente sous cette forme toutes les propriétés des corps protéiques, avec cette particularité, qu'un courant d'acide carbonique la précipite de sa solution, bien plus facilement que l'albumine, mais plus difficilement que la globuline. Alexandre Schmidt, qui vient d'étudier avec le plus grand soin les phénomènes de la coagulation, l'appelle substance fibrinogène; on a admis généralement jusqu'ici qu'elle se sépare spontanément, mais c'est là une erreur; il faut l'intervention d'un autre élément des globules. Ce pouvoir coagulant appartient surtout à l'hémoglobine; mais il existe une foule d'autres corps, entre autres le tissu connectif, les globules blancs, les corpuscules lymphatiques, qui jouissent de la même propriété coagulante, probablement par la globuline qu'ils contiennent.

Le sérum exprimé du caillot possède aussi ce pouvoir, quoiqu'à un moindre degré; on peut donc dire que le sang contient plus de globuline qu'il n'est nécessaire pour coaguler toute sa substance fibrinogène.

Pendant la vie, les parois des vaisseaux ont la faculté d'empêcher la coagulation ; tant que le sang est en contact avec la membrane interne, il reste fluide, à moins qu'il ne s'arrête dans un point de son parcours ; en ce cas, les couches centrales sont soustraites à l'influence vitale de la paroi vasculaire, qui semblait destinée à empêcher l'action de la substance coagulante. Dès que ce contact vient à cesser, le caillot peut se former.

Les acides faibles, et l'acide carbonique entre autres, ont aussi le pouvoir de retarder ou même d'empêcher la coagulation ; c'est qu'en effet ils précipitent la globuline de son état de solution et paralysent son action.

Le contact avec l'air, avec des corps étrangers, avec la chaleur jusqu'à 55 degrés, favorise au contraire la coagulation, bien que la quantité de substance fibrinogène n'ait subi aucune variation ; or, cette quantité, malgré le volume considérable que cette matière présente à l'état de caillot, ne dépasse pas 2 0/0.

Lorsque la coagulation est retardée par quelque cause que ce soit, lorsque les globules ont eu le temps de se précipiter avant que la fibrine soit condensée, la couche supérieure du caillot ne contient plus de corpuscules; elle présente dès lors une coloration blanche formée uniquement par la fibrine, et au-dessous de cette couche blanche, qui est légèrement relevée sur les bords, on observe le caillot rouge normal formé par la fibrine entremêlée de globules rouges : c'est la première stratification qui porte le nom de *couenne,* dite phlogistique, parce qu'elle se manifeste plus fréquemment dans les maladies inflammatoires; mais que nous retrouverons aussi dans une condition morbide tout opposée, dans l'anémie et la chlorose.

Plasmine. — Alex. Schmidt a émis l'opinion qu'il existe deux substances protéiques, dont l'une, la globuline, se détruit sans cesse pendant la vie. Nous discuterons plus loin cette hypothèse.

Denis, de Commercy, n'en admet qu'une seule, la plasmine, qui a le pouvoir de se dédoubler et de former, d'une part, la fibrine concrète (3,6 pour mille), d'une autre part, la fibrine dissoute (22 à 23 pour mille). Nous développerons cette théorie si simple à l'occasion de la chimie des anémies.

Sérine. — Outre ces matières plasmatiques, le sérum contient de l'albumine ou sérine, qui figure dans les analyses classiques pour 75 à 80, tandis que Denis en retranche 22 à 23 de fibrine dissoute, qu'on confondait avec la sérine; il ne resterait donc que 53 d'albumine.

A côté de ces albuminates il faut mentionner la caséine, que le professeur Natalis Guillot a constatée surtout dans l'état de grossesse, que Panum considère comme existant à l'état physiologique, et qu'Alex. Schmidt identifie avec la globuline.

B. *Dérivés des substances albuminoïdes.* — En se décomposant, les albuminates donnent naissance aux produits suivants: la glycine copulée avec l'acide benzoïque sous le nom d'acide hippurique; la créatine et la créatinine, qui proviennent de l'activité du tissu musculaire; l'acide urique et surtout l'urée, qui représentent les produits ultimes des oxydations des tissus et corps protéiques.

C. *Hydrocarbures et graisses.* — Le sang contient, outre les albuminates et leurs dérivés, du sucre de raisin, dont le maximum est dans les veines sus-hépatiques, des graisses saponifiées et acides, et la cholestérine, dont l'ensemble d'ailleurs variable ne dépasse pas 1 à 2 pour mille.

D. *Substances minérales, eau et gaz.* — Les divers matériaux organiques sont combinés avec l'eau (900 pour 1000) et les sels, principalement des chlorures et carbonates à base de soude.

Les gaz, qui jouent un rôle si important dans la constitution du sang, sont l'acide carbonique, qui prédomine dans le sérum à l'état de combinaison chimique, tandis que l'oxygène est combiné surtout avec les globules.

De ces quatre espèces de principes, c'est la plasmine et la sérine qui subissent les modifications les plus importantes dans l'ordre pathologique; la diminution des globules constitue la forme commune de l'anémie, mais la diminution de l'albumine détermine cette forme grave et rarement primitive que nous désignerons sous le nom d'anémie albumineuse. Les autres éléments du sérum se réparent plus facilement; il en résulte que leur déperdition suffit rarement pour produire une anémie.

§ 3. Analyse quantitative du sang et de ses éléments.

QUANTITÉ DE GLOBULES.

Les parties constituantes du sang, c'est-à-dire les globules et le plasma, dont nous venons d'esquisser la composition chimique, se trouvent dans des proportions déterminées. La quantité de globules a été appréciée par des méthodes d'analyse très-diverses qu'on peut grouper ainsi : 1° pesage indirect ou direct des globules secs et séparés du plasma ; 2° poids des globules humides ; 3° numération des globules ; 4° appréciation chromométrique.

La première est celle de Prévost et Dumas, Andral et Gavarret, modifiée par Becquerel et Rodier, Popp, Schérer, Simon ; elle calcule indirectement et par déduction le poids des globules desséchés ; après avoir séparé le caillot et le sérum, desséché l'un et l'autre, on déduit du résidu du caillot les éléments solides en dissolution dans l'eau, ainsi que la fibrine (d'un autre échantillon) ; le chiffre restant représenterait le poids des parties solides des globules. Cette méthode a donné en moyenne 125 à 130 parties de globules supposés secs pour 1000 parties de sang.

On suppose ainsi que toute l'eau contenue dans le sang fait partie du sérum, et doit lui être attribuée ; car les globules ne renferment pas de véritable sérum, ainsi que nous l'avons démontré. D'une autre part, le caillot retient plus ou moins de sérum, de sorte qu'on retranche du résidu solide un chiffre très-variable qui n'a point de rapport constant avec la quantité des éléments solides contenus dans les globules.

Une analyse plus directe a été préconisée par Figuier et perfectionnée par Dumas, Gorup ; certaines solutions salines (entre autres le sulfate de soude) étant mêlées au sang, les globules traversent plus difficilement le filtre ; on peut ainsi obtenir ces corpuscules sans mélange de fibrine ; mais on ne détermine ainsi que les parties coagulables des globules, tandis qu'on perd tous les sels et les parties non coagulables apppartenant aux globules.

La deuxième méthode évalue la proportion des globules à

l'état humide; Schmidt (de Dorpat) qui l'a découverte cherche à déterminer, par des procédés micrographiques, le volume des globules désséchés; or, en se desséchant sous le microscope, un globule perd 68 à 69 centièmes de son volume et contient par conséquent de 31 à 32 pour 100 d'éléments solides; d'une autre part, Schmidt a mesuré le volume du sérum emprisonné dans le caillot et il a constaté que le caillot même le plus rétracté contient encore 20 volumes de sérum pour 100; les 4/5 du volume du caillot proviendraient donc des globules. Par ces divers calculs, Schmidt est arrivé à ce résultat singulier que le nombre indiqué pour le poids des globules supposés secs n'a qu'à être multiplié par 4 (ou par 3 1/2 d'après Sackarin) pour donner le poids des globules humides, et servir ainsi à déterminer en même temps le poids du sérum contenu dans le caillot; la connaissance de ce poids permet de calculer la somme des éléments appartenant aux globules.

Or, les globules humides représentent 470 à 540 parties sur 1000; Lehman arrive au même résultat, c'est-à-dire à 512 pour 1000; ce chiffre s'accorde parfaitement avec celui des globules secs indiqué par Andral et Gavarret, 125 à 130 multiplié par 4. Ainsi les globules forment dans le sang environ les 500/1000 ou la moitié de la masse totale.

Parchappe a employé de son côté un procédé analogue à celui de Schmidt.

Enfin la meilleure méthode de pesage des globules humides appartient à Hoppe Seyler; mais elle ne s'applique qu'au sang couenneux, c'est-à-dire au sang dont la fibrine vient se coaguler isolément à la surface en une couche distincte et blanche, privée de globules. La quantité de fibrine contenue dans un échantillon de plasma ou de sang peut être déterminée facilement; en déduisant ce chiffre de la quantité totale du sang examiné, on a le poids des globules humides.

Pour le sang non couenneux, Hoppe propose une autre méthode qui consiste à calculer le nombre des globules humides par la quantité d'hémoglobine qu'ils contiennent. Une solution faible de sel marin n'enlève aux corpuscules ni l'hémoglobine ni les albuminates, et laisse le sérum parfaitement clair; on a donc ainsi un moyen de séparer les deux parties; il suffit de mêler le sang défibriné avec un grand excès de solution saline; les corpuscules se déposent et conservent leur hématine parfaitement intacte; c'est une remarque qui avait déjà été faite par Denis de Commercy. Les corpuscules étant séparés, le résidu est traité par l'alcool bouillant et incinéré; en soustrayant les cendres de l'hémoglobine desséchée, on obtient le poids de celle-ci dans une portion déterminée de sang. On arrive à connaître successivement le poids de l'hémoglobine desséchée, les albuminates du sang total, ceux du sérum; sachant combien le sang renferme de sérine, on arrive à calculer la part du sérum et du plasma dans le sang. Déduisant le poids du plasma du poids du sang complet, le reste représente les globules humides.

Un troisième mode d'analyse, ou méthode numérique de Vierordt, consiste à compter les globules sous le microscope; on aspire une petite quantité de sang frais dans un tube capillaire bien gradué et on en mesure le volume; puis on fait passer ce sang dans un liquide qui ait la propriété de l'étendre, sans altérer les globules (eau gommée, eau albumineuse). Le mélange ainsi obtenu est repris par une pipette, étendu en lignes régulières sur un porte-objet où on le laisse sécher; puis on place ce porte-objet sous le microscope et on compte les globules. Dans un millimètre cube de ce sang, le nombre moyen des globules est d'environ 4,180,000 et 5,551,000.

Si l'eau gommée ou un autre liquide empêchait absolument les courants d'endosmose entre le contenu des hématies et le plasma, on aurait, par ce procédé, un moyen certain de préciser, par la quantité de solution emprisonnée dans le caillot, et par celle qui se trouve dans le sérum, combien le caillot retient encore de sérum. Après déduction faite de cette dernière quantité et de la quantité de fibrine, on obtiendrait le poids des globules humides; la méthode de Vierordt aurait donc un double avantage; mais il n'en est pas ainsi; elle est entachée d'erreur, en ce sens qu'aucun liquide ne laisse les globules absolument intacts. Aucun ne les prive du pouvoir d'endosmose.

Le dernier procédé a été proposé sous le nom de chromométrique par Welker : « On juge de la richesse du sang en « globules par la quantité de liquide incolore qu'il faut y ajou-

« ter pour faire arriver la teinte à un certain degré, dont la « valeur a été déterminée directement. Comme terme de com« paraison, il prend un millimètre cube de sang, en compte les « globules et l'étend d'une quantité déterminée d'eau alcoolisée, « puis il ajoute à l'échantillon à examiner la quantité liquide « titrée pour le ramener à une teinte identique, et il tient note « de cette quantité. Il admet que l'intensité de la couleur du « sang est en rapport direct avec le nombre des globules rou« ges, et la quantité de liquide incolore qu'il faut ajouter pour « égaliser la coloration est proportionnée à l'abondance de ces « corpuscules (Milne-Edwards). » Mais, comme le fait très-bien observer l'éminent physiologiste auquel j'emprunte ces paroles, la teinte du sang est influencée aussi par la quantité de globules blancs, et j'ajoute par la densité variable du sérum, ainsi que par la quantité des gaz oxygène et acide carbonique qui ont une influence incontestable sur la forme des globules et par conséquent sur leur pouvoir réfringent.

Les résultats obtenus par ce procédé ne sont donc pas toujours comparables entre eux. L'échelle chromatique ne saurait fournir une analyse précise.

QUANTITÉ DE SANG CONTENU DANS L'ORGANISME.

Après avoir déterminé la quantité relative de ses éléments, il nous reste à apprécier la masse totale du sang.

Les méthodes les plus connues pour arriver à cette appréciation sont les suivantes : 1° l'extraction du sang par une saignée artérielle assez considérable pour entraîner la mort ; Herbst, par des expériences de ce genre chez divers animaux vertébrés, a constaté que le sang qui s'écoule ainsi représente un douzième du poids du corps chez le bœuf, un seizième chez le chien, et seulement un vingt-neuvième chez les oiseaux. Ces résultats n'ont aucune signification, car on ne peut ni extraire la totalité de ce liquide, ni apprécier celle qui reste dans les organes. Haidenhain, par des pressions exercées sur les vaisseaux, a cherché à obtenir cette dernière quantité, mais cette modification n'a pas de valeur réelle ; la facilité plus ou moins grande avec laquelle le sang se coagule chez les divers animaux influe considérablement sur la portion qui s'écoule au dehors et sur celle même qu'on obtient par pression. Or, dans les hémorrhagies, c'est par suite de la formation d'un caillot, et non à cause de l'épuisement complet de l'organisme, que le sang finit par s'arrêter.

2° Une méthode plus indirecte a été proposée par Valentin : pratiquer une première saignée, injecter dans les veines de l'animal une quantité considérable et connue d'eau salée, et, quelques minutes après, répéter la saignée ; ensuite, dans chaque échantillon, on détermine la quantité de matières solides, et on compare la proportion des parties solides et de l'eau qui reste dans chacune d'elles ; par un calcul très-simple, on obtient ainsi la quantité totale de sang avec laquelle cette eau a été mélangée dans l'organisme (Longet). Mais voici des objections graves : l'eau ne se mêle pas uniformément avec tout le sang ; le sang, chargé d'eau, fait des échanges endosmotiques avec les tissus voisins ; ainsi il cède de l'eau aux reins et s'augmente lui-même des éléments qui sont en dissolution dans les parties péri-vasculaires. Ces expériences de Valentin sont donc entachées d'un vice radical, toutefois les résultats acquis par ce physiologiste méritent d'être relatés ; ainsi il a constaté que le poids total du sang varie d'une espèce à l'autre, et se trouve dans un rapport à peu près constant avec le poids du corps chez les divers individus d'une même espèce. Chez le chien, le sang représente un quart du poids du corps ; chez le mouton, un cinquième ; chez le lapin, un sixième. Les expériences n'étant pas praticables chez l'homme, M. Valentin est arrivé, d'après diverses considérations assez plausibles, à estimer le poids du sang à environ 23 pour 100 du poids du corps, c'est-à-dire à 15 ou 20 kilogrammes pour un homme de stature ordinaire.

Ces évaluations sont évidemment exagérées.

3° Un troisième genre d'expérience a été mis en usage sur des suppliciés par Wrisberg et tout récemment par Lehmann et Weber. « Ils pesèrent le corps avant et après la décapitation, et, « par la différence de poids, ils évaluèrent la quantité de sang « qui s'était écoulée du corps ; puis ils injectèrent de l'eau « dans les artères du tronc et de la tête, jusqu'à ce que ce liquide, en sortant par les veines, fût presque incolore ; d'après « le poids relatif des matières solides contenues dans le sang « écoulé et dans l'eau sanguinolente, ils calculèrent la quantité

« de sang qui pouvait être restée dans le cadavre. » (Milne Edwards.)

Dans un cas le sang répandu fut estimé à 5,540 grammes, qui donna 5 grammes de résidu sur 28; l'eau sanguinolente était de 6,050 grammes, laquelle donna 37 grammes de résidu.

Or ce résidu correspond à celui de 1,980 grammes de sang; par conséquent le corps contenait au moins 5,540 + 1,980 grammes de sang, c'est-à-dire 7,500; le corps pesant 60 kilogrammes, le sang représentait un huitième du poids total ou 12,2 pour 100.

Mais l'injection ne donne pas tout le sang contenu dans les vaisseaux.

4° Une quatrième méthode est celle de Welker. On délaye tout le sang (comme dans le procédé de Valentin) jusqu'à ce qu'il acquière la couleur d'un échantillon composé d'une certaine quantité de sang, qu'on mesure et délaye dans une quantité déterminée d'eau. Le chiffre d'eau nécessaire pour ramener tout le sang à la coloration typique permet d'en calculer la masse totale. (Welker, Heidenhain.)

Parmi les animaux vertébrés, ceux qui ont moins de sang ont aussi moins d'activité physiologique; ainsi les poissons n'ont que 10 à 18 grammes de sang par kilogramme du poids corporel, la grenouille 58, la souris 80 et l'oiseau 84 grammes par kilogramme corporel.

Par ce même procédé, Welker a trouvé la quantité relative de sang plus élevée chez l'homme que chez la femme; c'est un résultat indiqué aussi par Valentin. Mais toutes les espèces de sang ne possèdent pas la même puissance de coloration.

Il existe une dernière méthode qu'on peut appeler mixte, et que Panum a utilisée pour apprécier la quantité de sang dans l'inanition; nous exposerons ce procédé et ses résultats à l'occasion des anémies d'inanition.

§ 4. De la genèse du sang. — Organes formateurs des globules.

Dans les conditions normales de la vie, les recettes et les dépenses du sang s'équilibrent à peu de chose près, ainsi que le démontrent la quantité, la tension et la composition presque invariables du sang ; si, dans l'état physiologique, il y a des oscillations, elles ne sont que transitoires ; ainsi, pendant la digestion où les recettes sont si manifestement en excès, ces oscillations sont non-seulement chimiques, mais elles portent sur les éléments histologiques.

Ces éléments ne sont en effet que transitoires, et de nouveaux corpuscules viennent sans cesse prendre la place des anciens. Pendant la vie embryonnaire les globules peuvent se reproduire eux-mêmes ; ils se divisent d'une manière indubitable (Remak) ; ce sont d'abord des cellules à noyau, qui naissent avec les vaisseaux ; les couches internes des séries de cellules formant la paroi vasculaire se transforment directement en globules rouges ; puis le globule se divise peu à peu en deux parties et se reproduit ainsi. Mais, chez le fœtus arrivé à quatre ou cinq mois, ces divisions cessent d'avoir lieu, et dès que le sang est entièrement formé, dès que le foie est constitué, l'augmentation des cellules ne se fait plus ni par dédoublement des corpuscules, ni par des productions provenant du sang lui-même ; tous les faits démontrent que les éléments figurés du sang proviennent de parties situées en dehors du liquide nourricier. Leur rénovation se fait désormais, soit d'une manière directe, par les glandes vasculaires, soit d'une manière indirecte, aux dépens des corpuscules élémentaires que charrie la lymphe, par conséquent dans les glandes lymphatiques et lymphoïdes.

Parmi les glandes vasculaires, c'est à la rate, au thymus, aux capsules surrénales et au foie qu'on a attribué le privilége de produire directement les globules rouges ; mais ces trois premières glandes présentent une structure absolument identique à celle des glandes lymphatiques, de sorte qu'on peut interpréter leur action de la même manière que celle du système lymphatique proprement dit. Le foie possède, au contraire, une texture distincte, mais aussi son rôle en tant qu'organe hématopoïétique n'est pas démontré. C'est donc dans une transformation indirecte qu'il faut rechercher définitivement la genèse des globules rouges ; ce sont les corpuscules lymphatiques qui en forment le substratum. La lymphe transporte dans le sang, et les matériaux provenant de l'usure des tissus, et les corpuscules lymphatiques et les globules blancs.

La lymphe est composée comme le sang :

a. D'un plasma qui contient également une substance fibrinogène, une substance plasmatique qui détermine sa coagulation, et tous les éléments du sérum ;

b. De corpuscules appelés lymphatiques, véritables cellules à noyau, qui sont même entremêlés de quelques noyaux libres. Or, si ces corpuscules diffèrent des globules rouges par l'absence d'hématine et par la présence du noyau (qui manque dans ceux-ci), ils n'en ont pas moins tous un caractère commun, c'est la nature cellulaire.

S'il y avait un doute sur leur analogie, il disparaîtrait à coup sûr par la comparaison des globules lymphatiques avec les leucocytes du sang ; ici l'identité est parfaite. On peut donc dire que la lymphe constitue une première ébauche du sang, avec lequel elle se mêle définitivement après avoir parcouru les vaisseaux lymphatiques. Si on pénètre plus loin dans cette étude comparative, on constate une ressemblance complète des globules lymphatiques avec les cellules contenues dans les alvéoles des follicules et des glandes lymphatiques ; ainsi les cellules glandulaires, les cellules de la lymphe et les globules blancs du sang constituent un seul et même élément ; mais il y a plus, l'origine de ces divers éléments est commune, les globules lymphatiques dérivent évidemment des cellules glandulaires, car avant de passer par les glandes lymphatiques, la lymphe ne contient qu'un très-petit nombre de corpuscules, et ceux-ci proviennent des follicules. Or, parmi les glandes lymphatiques et folliculeuses, il faut compter désormais et par ordre d'importance :

1° Les glandes lymphatiques ;

2° Les follicules ;

3° Les membranes muqueuses elles-mêmes ;

4° La rate, le thymus et la glande thyroïde, dont la texture rappelle celle des follicules ;

5° Le tissu cellulaire, dont la texture si distincte joue cependant un rôle très-analogue à celui des glandes ;

6° Le foie, qui vient clore cette série.

GLANDES LYMPHATIQUES.

Toute glande lymphatique possède une enveloppe formée par un tissu cellulo-fibrillaire contenant de nombreux corpuscules connectifs et des fibres élastiques, enveloppe complète (perforée seulement au niveau du hile), et d'où partent de nombreux prolongements disposés en lames qui s'unissent entre elles régulièrement, de manière à former un réseau délicat qui occupe la plus grande partie de la glande. La glande proprement dite se compose de deux substances appelées corticale et médullaire.

1° *Substance corticale.* — Cette substance est constituée :

a. Par un grand nombre de corpuscules distincts, mais rapprochés, arrondis, comme vésiculaires, disposés en une ou plusieurs couches : ce sont les *alvéoles* qui sont placés entre les cloisons, mais sans en être entourés hermétiquement ;

b. Par un sinus lymphatique péri-alvéolaire. Un espace, en effet, sépare les alvéoles de ces cloisons ; c'est dans cet espace appelé sinus lymphatique que sont logés les alvéoles, qui se trouvent ainsi circonscrits indirectement par des cloisons, et maintenus en place par des filaments, lesquels sont tendus entre la surface de l'alvéole et les cloisons, de manière à traverser en réseau anastomotique l'espace lymphatique.

Alvéoles. — Les alvéoles ont été considérés autrefois comme des vésicules closes, ou bien comme des vaisseaux lymphatiques dilatés, ou comme des lacunes remplies de lymphe et circonscrites par le réseau connectif ; aucune de ces opinions n'est admissible ; d'après les belles recherches de His et de Frey, ces organes doivent être envisagés ainsi : chaque alvéole est un corps spongieux autonome ; donc la substance spongieuse est formée :

a. Par un réseau connectif extrêmement fin et serré de cellules étoilées, reliées entre elles par leurs prolongements ; c'est le réseau de cellules intra-alvéolaires ;

b. Par un réseau lâche de vaisseaux capillaires qui traversent la substance spongieuse et qui proviennent, en partie des vaisseaux contenus dans les cloisons, en plus grand nombre des vaisseaux de la substance médullaire ;

c. Par des cellules lymphatiques. Les trames fines du réseau sont occupées par le fluide lymphatique et par une quantité innombrable de cellules à l'état de suspension.

Ce sont ces trois éléments qui constituent l'alvéole; il n'a ni paroi propre ni membrane parfaite; sa surface est formée simplement par les couches extérieures du réseau intra-alvéolaire, et c'est de là que partent les filaments de soutien.

Les rapports des deux réseaux cellulaire et capillaire sont moins nettement définis; des prolongements du réseau connectif s'insèrent ordinairement en s'élargissant sur la paroi des capillaires; or, d'après Heidenhain, qui a surtout étudié les follicules de Peyer, et d'après Ekardt, qui a généralisé cette donnée, les prolongements seraient creux, et leur cavité en communication ouverte avec celle des capillaires; le réseau de cellules se transformerait donc en un système bifurqué de capillaires; mais His et Frey nient cette communication; le prolongement cellulaire ne s'insère même sur le vaisseau capillaire que d'une manière médiate par des amas connectifs qui enserrent çà et là la paroi du vaisseau.

2° *Substance médullaire.* — La substance médullaire présente une texture plus complexe encore, sur laquelle His et Frey ont jeté un jour tout nouveau. Jusqu'ici on l'a considérée comme un lacis de vaisseaux lymphatiques enroulés (Kölliker), comme un lacis de capillaires à tunique celluleuse si lâche que le chyle peut pénétrer librement dans les interstices et de là dans les alvéoles (Billroth); pour Brücke, c'est une série de vaisseaux lymphatiques sans paroi.

Canaux. — En réalité, ce sont des *canaux* lymphatiques (distincts des vaisseaux de ce nom), canaux anastomosés, remplis entièrement d'éléments morphologiques de la lymphe et délimités par une membrane vitriforme avec quelques rares noyaux; dans l'un de ces canaux, qui sont lisses à l'intérieur, il y a un vaisseau sanguin muni d'une seule tunique sans membrane adventice; l'endosmose s'exerce facilement à travers cette paroi.

L'origine de ces canaux est dans les alvéoles de la substance corticale, et particulièrement de ceux qui sont dirigés vers la substance spongieuse; à l'autre extrémité, ces canaux ne se recomposent pas directement en vaisseaux lymphatiques efférents; ils s'ouvrent encore dans les alvéoles, de sorte qu'ils ne font qu'établir un système branchu, compliqué, de communication entre les éléments glandulaires de la substance corticale, et ce système est certainement destiné à mettre en contact, par voie endosmotique, le fluide lymphatique que ces tuyaux charrient avec le sang qui circule dans les capillaires placés dans l'axe du tube.

Lacunes. — Ce n'est pas tout encore. Entre ces tuyaux lymphatiques de la substance médullaire se trouve un système d'anfractuosités, de lacunes ou fentes communicantes, qui sont en rapport, d'une part, avec les sinus superficiels placés autour des alvéoles, et qui, d'une autre part, près du hile, se continuent avec les vaisseaux efférents.

Ces lacunes présentent un intérêt tout particulier; elles sont, de même que les sinus péri-alvéolaires, traversées par un réseau creux de corpuscules connectifs, étoilés, dont les prolongements s'insèrent à la paroi externe des canaux lymphatiques; or, ces prolongements sont creux et s'ouvrent librement dans les ruches des tubes lymphatiques, de sorte que le contenu des cellules peut entrer librement dans les tubes, et réciproquement.

C'est là une des origines probables de la lymphe. Ces cellules connectives intra-caverneuses sont du reste souvent dilatées, et contiennent des corpuscules lymphatiques, lesquels peuvent aussi s'accumuler librement dans les mailles du réseau formé par ces corpuscules.

Telle est la texture d'une glande lymphatique; ses rapports avec les vaisseaux lymphatiques sont moins bien définis. Des vaisseaux afférents qui pénètrent dans l'enveloppe, le contenu passe dans les sinus circulaires péri-alvéolaires, qui ne sont pas des branches des vaisseaux; ceux-ci perdent, en effet, immédiatement leurs parois, dès qu'ils ont traversé l'enveloppe; la lymphe entoure par conséquent les alvéoles, et de là suit deux directions: ou bien elle passe directement des sinus circulaires dans les anfractuosités entre les tuyaux lymphatiques de la substance médullaire et de là dans les vaisseaux efférents, ou bien des sinus elle pénètre dans les alvéoles, de là dans la trame connective intra-alvéolaire, puis des alvéoles dans les tuyaux lymphatiques de la substance médullaire et dans les vaisseaux de sortie.

Ainsi la lymphe qui est apportée par les affluents passe nécessairement par ces cavités si compliquées, où elle doit se frayer un passage entre les corpuscules lymphatiques, qu'elle entraîne en partie, et se trouver en contact avec le sang des capillaires placés au centre des canaux.

C'est dans ces glandes que s'élaborent la lymphe, produit de la nutrition des tissus, et le chyle, résultant de l'assimilation des produits alimentaires.

FOLLICULES DES INTESTINS, DES AMYGDALES ET DE LA LANGUE.

Partout où il y a un vaisseau lymphatique, on trouve une glande lymphatique; à l'origine même des vaisseaux se trouvent des follicules qui, pour être moins répandus dans l'économie, n'en jouent pas moins un rôle considérable, qui est identique, de même que leur texture, avec le rôle et la texture des glandes lymphatiques proprement dites. Tandis que les glandes lymphatiques contiennent plusieurs alvéoles ou espaces lymphatiques, les follicules ne contiennent qu'un seul alvéole; c'est là la seule différence qu'ils présentent avec les glandes lymphatiques proprement dites, dont ils constituent la forme la plus simple. Les plus nettement accusés se trouvent sur le trajet du tube digestif; mais ce ne sont pas les seuls, car on en constate sur d'autres muqueuses, sur la conjonctive, par exemple.

Les follicules de Peyer et de Brunner constituent le type le plus parfait de ces glandes simples; un épaississement membraneux condensé, sous forme d'enveloppe à la surface, une partie fondamentale tournée vers la tunique musculaire de l'intestin et perforée comme un réseau, enfin une couche intermédiaire, voilà le follicule intestinal; les lymphatiques qui en émergent n'ont aucun rapport avec la membrane d'enveloppe, mais ils entourent la partie médiane et profonde du follicule sans pénétrer dans sa substance; là ils forment des réseaux composés de canaux cylindriques qui convergent ordinairement en alvéoles, et ces alvéoles, de même que les alvéoles des glandes lymphatiques, entourent la substance fondamentale des follicules; ainsi l'analogie est complète avec les glandes lymphatiques.

Les *amygdales* ne sont que des glandes folliculaires constituées de la même manière; les lymphatiques émergent du tissu interfolliculaire, et entourent les follicules sous forme de réseaux sans y pénétrer (Th. Schmidt).

Les *follicules* abondent à la base de la langue, et loin de constituer une production morbide, comme le veut Bötcher, ils constituent une nouvelle source de formations lymphatiques. Tous les follicules sont même moins marqués chez les individus morts dans l'amaigrissement (Frey); ils semblent être des foyers de rassemblement des corpuscules lymphatiques formés en excès, mais qui n'entrent dans le courant lymphatique que dans les conditions de mauvaise nutrition.

TISSU ADÉNOÏDE.

Une troisième source de globules lymphatiques, et qu'on ne soupçonnait pas avant les récentes recherches de His et de Th. Schmidt, c'est le tissu fondamental de la muqueuse digestive elle-même; considéré jusqu'ici comme étant formé par du tissu cellulaire, il présente en réalité la plus grande analogie avec les glandes de Peyer; c'est une substance adénoïde avec tous ses caractères :

1° Un réseau de travées connectives ou de cellules anastomosées en connexion avec les vaisseaux capillaires, et contenant dans ses mailles des cellules lymphatiques.

2° Des sillons. Dans ce tissu est sculpté un système de canaux et de sillons destinés à conduire le chyle résorbé; ces canaux prennent naissance dans les villosités, et s'ouvrent dans le réseau des vaisseaux chylifères sous-muqueux; ils ne présentent pas de paroi propre, et ne sont délimités que par la substance adénoïde voisine condensée.

3° Les espaces sinueux n'existent qu'à la périphérie, et là ils sont très-développés.

Telle est la substance adénoïde de l'intestin; ses rapports avec les follicules isolés et agminés sont tels qu'on peut considérer ceux-ci comme une simple dépendance ou un amas de tissu adénoïde, et le tissu adénoïde lui-même comme du tissu lymphatique; les différences ne portent que sur des détails : ainsi les ampoules des glandes lymphatiques sont moins vasculaires que les follicules et la muqueuse adénoïde; dans la matière adénoïde, les vaisseaux sont partout; dans les follicules, les vaisseaux les plus volumineux sont à la périphérie, et la partie moyenne en est dépourvue.

Une autre différence entre ces trois organes, glandulaire, folliculaire et adénoïde, consiste dans la répartition de la substance médullaire. Le tissu de la muqueuse, ainsi que les villosités et les plis muqueux, ne contiennent que des anfractuosités médullaires; les alvéoles des glandes possèdent aussi des sinus péri-alvéolaires.

Lâ muqueuse buccale est douée de la même propriété que la muqueuse intestinale; le tissu lymphatique y abonde avec ses corpuscules, son réticulum, soit à l'état de follicules, soit à l'état d'infiltration (Th. Schmidt).

RATE.

De toutes les glandes lymphoïdes, la rate est la plus importante; on y trouve, sous le nom de corpuscules de Malpighi, de véritables follicules lymphatiques, qui adhèrent aux parois des dernières artérioles; la tunique celluleuse de ces vaisseaux est comme infiltrée de ces corps adénoïdes (Ludwig, Billroth, Key, Schweiger).

Outre les corpuscules, la rate contient une substance appelée pulpe, dont l'étude histologique et chimique nous révélera la formation des globules. Le microscope y démontre d'abord des espaces entièrement analogues aux alvéoles et sinus des ganglions lymphatiques, avec cette seule différence, qu'ici les vaisseaux sanguins jouent le rôle des vaisseaux lymphatiques; dans les ganglions, ce sont les extrémités sinueuses des lymphatiques; dans la rate, ce sont les capillaires sanguins qui s'ouvrent dans les alvéoles, et c'est de ces alvéoles que les veines émergent. Or, comme les alvéoles sont remplis de corpuscules sanguins, les principes du sang s'y trouvent en contact avec leurs éléments formateurs ; il en résulte que, outre le mélange de globules rouges et de globules blancs, on trouve dans ces espaces de nombreux éléments de transition entre les uns et les autres; il y a des cellules diversement colorées, des noyaux libres et des noyaux enkystés qu'on a considérés à tort comme des globules rouges en voie de déformation, et enfin du sang en nature.

Au point de vue chimique, la pulpe splénique présente une série de produits qui indiquent clairement le travail de métamorphose qui s'opère dans la rate aux dépens des globules; ces produits peuvent être classés ainsi : 1° Des dérivés protéiques, à savoir la leucine, qui est constante, la liénine, que Scherer considère comme distincte de la leucine, et que Virchow identifie avec elle, la tyrosine, qui existe en grande quantité; une autre série de produits indique une oxydation bien plus avancée; c'est l'acide urique, qui se retrouve en quantité notable, l'hypoxanthine et la sarkine, qui offrent la plus grande analogie avec l'acide urique; cette série se complète par l'oxyde xanthique, qui se distingue par une grande richesse en fer (Scherer); 2° des acides organiques, principalement l'acide lactique, qui communique à la pulpe sa réaction acide, les acides acétique, formique, butyrique (Scherer), et l'acide succinique (Cloetta); 3° une matière saccharoïde constatée par les mêmes observateurs, c'est-à-dire l'inosite, une matière grasse, la cholestérine (Bödeker); 4° des matières colorantes riches en fer et carbone; 5° des substances minérales, des chlorures, des phosphates, sulfates, silicates de potasse, mais surtout de soude, de chaux et de magnésie; le fer est combiné avec les matières albuminoïdes et les acides organiques (Scherer).

Sang de la veine splénique. — Un contraste frappant existe entre la pulpe et le sang efférent de la rate. Tous les éléments chimiques indiquant la transformation des tissus, des corps protéiques ou des globules, manquent dans le sang de la veine splénique; l'acide urique et l'hypoxanthine ne se retrouvent plus; le pigment et le fer ne sont plus qu'en petite quantité et la réaction du sang est alcaline comme dans tous les vaisseaux. Ces données négatives de la chimie sont d'autant plus intéressantes que l'analyse *histologique* démontre au contraire la plus grande analogie entre les éléments globulaires du sang de la veine avec ceux de la pulpe de la rate. On y trouve quatre sortes d'éléments figurés :

1° Une quantité exceptionnelle de leucocytes, qui sont généralement très-volumineux ; la proportion des globules blancs aux globules rouges, qui est de 1 : 220 dans l'artère splénique, s'élève à 1 : 60 (Hirtl) ; Vierordt et Funke prétendent même avoir trouvé 1 globule blanc sur 4 ou 5 hématies.

2° Des globules rouges, qui sont très-remarquables par leur très-petit volume, par leur forme moins aplatie, par leur grande résistance à l'action de l'eau, par l'absence du pouvoir de graviter et de s'empiler, enfin par l'extrême facilité avec laquelle le contenu ou l'hématine prend la forme cristallisée ; or ce sont là précisément les caractères qu'on attribue aux globules de nouvelle formation ;

3° Des globules intermédiaires entre les leucocytes et les hématies : ce sont des globules légèrement teints de jaune, à surface pâle, granulée, unie ou multinucléaire ;

4° Des vésicules globulifères, qui seraient rares ou même exceptionnelles, d'après Gray et Funke, et qu'on ne retrouverait que pendant la digestion, d'après Schœnfeld.

La comparaison du sang de la veine splénique avec la pulpe démontre que si les produits d'oxydation disparaissent dans la rate, les globules blancs et rouges s'y développent au contraire en quantité considérable, et passent de la pulpe dans la veine émergente ; l'excès de leucocytes dans le sang qui a traversé la rate indique clairement le lieu de leur formation.

Le parallèle chimique entre les deux sangs artériel et veineux de la rate devait jeter un nouveau jour sur le mécanisme des transformations qui s'opèrent dans la glande. M. Béclard a saisi l'importance de cette analyse comparative. Or, le résultat principal de ses belles recherches est celui-ci : le sang efférent contient un excès de fibrine qui a dû naturellement se former dans la rate aux dépens des globules en voie de métamorphose. Il semble d'après cela que la fibrine du sang procède des globules, et qu'elle est un des produits de leur décomposition. Funke parut d'abord confirmer ces données chimiques, sinon les conclusions, qui étaient d'ailleurs émises sous forme de doute. Dans une première analyse pratiquée sur le sang de la veine splénique chez le cheval, Funke trouva 5 millièmes de fibrine sur 1000, au lieu de 2 millièmes contenus dans le sang artériel.

Une seconde analyse donna 4 et 1,7. Cependant, dans son *Traité de physiologie* (dernière édition, 1863, page 186), le même auteur dit : « Mes analyses chimiques démontrent jusqu'à « l'évidence que chaque conclusion de Béclard est erronée; il « n'y a qu'une seule différence, et elle est absolue, entre le sang « splénique et celui qui est fourni par l'organe; c'est la dimi- « nution constante de la fibrine, diminution telle que souvent « le sang veineux en contient à peine des traces. » J'ai cité textuellement à cause de l'importance du sujet et de la contradiction. Or, Lehmann, qui répéta les mêmes expériences, est arrivé à des résultats si divers qu'il renonce à formuler aucune loi. Les faits avancés par Béclard ne sont donc pas atteints, c'est tout au plus s'ils sont atténués. Mais d'où vient la contradiction entre ces diverses assertions? Il n'y a qu'une seule manière de l'expliquer, c'est que la plasmine, qui était ignorée de tous ces expérimentateurs, produit en se dédoublant, tantôt plus de fibrine concrète, comme le dit Béclard, tantôt une fibrine presque exclusivement dissoute, comme le dit Funke.

La comparaison du sang veineux splénique avec le sang de la veine jugulaire a démontré à Béclard, puis à Gray, qu'entre ces deux sangs il existe également des différences radicales; le sang splénique contiendrait plus d'eau, plus d'albumine, de fibrine et de graisse et moins de globules que le sang jugulaire. Or, l'excès de fibrine et la diminution des globules (136 au lieu de 150) ont été vivement contestés par Funke, qui accuse les méthodes de numération employées par Béclard; mais les recherches de Gray et Sinstra sont venues confirmer cet abaissement du nombre des globules rouges. On ne saurait toutefois en conclure que les globules se détruisent dans la rate, car, d'une part, les globules du sang de la veine splénique présentent tous les caractères des cellules de nouvelle formation, et, d'une autre part, l'excès si prononcé de globules blancs ne permet pas de douter du rôle formateur de la rate. Le sang de la veine jugulaire ne représente d'ailleurs que le sang de la tête ou des bras et ne saurait être considéré comme l'équivalent du sang général.

Il est plus rigoureux de suivre l'analyse comparative du sang avant et après son fonctionnement dans l'organe, et d'en rechercher la destination définitive. Or, si on poursuit le sang splénique au delà de la veine porte, c'est-à-dire dans son passage à travers le foie, si en d'autres termes on le compare avec le sang de la veine sus-hépatique, on peut constater qu'il n'existe pas une seule différence constante (Funke). Les globules peuvent être un peu plus ou moins nombreux que dans le sang sus-hépatique; les autres éléments des globules et du plasma, les sels du plasma entre autres, peuvent subir quelques oscillations; mais on ne saurait inférer de là que la fibrine se forme dans la rate pour se détruire dans le foie; on ne saurait conclure que la rate détruit les globules qui se reforment dans le foie.

Fonctions de la rate. — Deux opinions règnent sur les fonctions de la rate : l'une attribue à cet organe le pouvoir de détruire les globules; l'autre lui attribue un rôle diamétralement opposé. La première doctrine, professée par Béclard, s'appuie principalement sur quatre preuves. La première preuve est la diminution des globules rouges dans le sang efférent; mais il est une remarque qui a échappé à cet observateur distingué, c'est que la diminution des cellules hématiques n'est que relative, car, ainsi qu'il l'a démontré lui-même, le sang de la veine splénique contient un excès d'eau, et l'abaissement du chiffre des globules n'est sans doute que relatif à cette dilution du sang. Une seconde preuve a été invoquée surtout par Kölliker, qui depuis a abandonné cette manière de voir; c'est l'existence de kystes globulifères, c'est-à-dire de poches contenant des globules en voie de destruction. Or, ces kystes sont accidentels (Sanderson, Remak). Un troisième argument est tiré des produits de décomposition, qui s'observent dans la pulpe splénique; l'acide urique, l'hypoxanthine, entre autres, semblent indiquer une désoxydation des éléments plastiques du sang; mais jusqu'ici, on ignore si c'est aux dépens du plasma ou des globules que se forment ces produits qui ne se retrouvent d'ailleurs plus dans le sang de la veine.

Un dernier argument serait fourni par l'expérimentation, c'est-à-dire par l'extirpation de la rate. L'ablation de cet organe donnerait lieu à une accumulation de globules rouges dans le sang, à une véritable pléthore (Moleschot); mais je demanderai, au nom de la clinique, si dans la fièvre typhoïde, paludéenne, ou dans les fièvres graves qui altèrent si profondément la rate, on constate une pléthore; Andral et Gavarret, dans leurs belles analyses du sang, ont formellement démontré le contraire.

De cette longue discussion, qui trouve sa justification dans ses applications pratiques, on peut conclure que le rôle de la rate n'est pas exclusivement destructeur des globules rouges; un organe spécial est inutile dans ce but; partout où il se forme des matières pigmentaires, il y a des globules qui se détruisent (Virchow, Funke); partout les globules sont en corrélation et en rapport d'échanges avec le plasma; or ces échanges indiquent une décomposition partielle ou totale des globules.

Les fonctions de la rate sont d'un ordre plus élevé; c'est une glande lymphoïde destinée à former des globules blancs et rouges; ce qui le prouve, c'est l'énorme augmentation des leucocytes dans le sang émergent; c'est le passage des leucocytes à l'état de globules hématiques et la présence de formes intermédiaires qu'on constate chez le fœtus, et même chez l'adulte : c'est enfin le caractère des globules rouges, qui sont petits, sans disque, résistant à l'action de l'eau; or ces propriétés qu'on retrouve aussi dans le sang de la veine sus-hépatique n'appartiennent qu'aux globules de nouvelle formation.

L'extirpation de la rate fournit une nouvelle preuve de ses fonctions hématopoïétiques; les expériences de Ludwig, de Vulpian, d'Éberhardt ont démontré qu'en pareil cas les ganglions lymphatiques du mésentère s'hypertrophient, et remplacent jusqu'à un certain point les alvéoles lymphatiques dont l'économie se trouve privée par cette mutilation. L'activité plastique de la rate se manifeste surtout pendant la digestion; elle se gonfle cinq heures après le repas (Schœnfeld), et les globules blancs abondent; tandis que pendant l'inanition, surtout chez les animaux qui avaient été bien nourris auparavant, c'est la transformation des leucocytes en globules rouges qui semble augmentée, car le sang veineux charrie alors plus de globules rouges que dans l'état ordinaire; et leur nombre égale désormais celui des globules du sang artériel ; si on vient à supprimer la rate, l'inanition est mieux supportée que chez les animaux sains ; l'hypertrophie compensatrice des autres ganglions lymphoïdes suffit alors et à la formation et à la transformation des leucocytes ; — n'est-ce pas là une des causes de l'innocuité de la diète dans les fièvres graves?

Au résumé, la rate agit comme les ganglions, mais la liste des organes formateurs des globules blancs n'est pas encore close, — il faut y ajouter le thymus, la glande thyroïde et le tissu cellulaire.

TISSU CONNECTIF.

Les glandes lymphatiques ou lymphoïdes ne sont pas la seule source des leucocytes. On a signalé récemment une nouvelle origine dans la tunique celluleuse des vaisseaux artériels et veineux ; les rapports de l'appareil lymphatique avec les corpuscules connectifs intra-alvéolaires et intra-lacunaires devaient faire prévoir ce résultat, qui a été mis en lumière par plusieurs physiologistes (Bojanus, Brücke, Leydig, Billroth), et généralisé de la façon la plus ingénieuse par un jeune anatomiste (Reklinghausen). A l'aide d'argentations, il a démontré que dans le tissu cellulaire il existe un système de canaux anastomotiques sans membrane propre, mais contenant des corpuscules connectifs ; ce sont les canaux *plasmatiques*, qui s'ouvrent directement dans les derniers canalicules lymphatiques. D'après His, ces radicules seraient eux-mêmes privés de parois propres, et se trouveraient simplement creusés dans le tissu connectif de la peau, des muqueuses, des vaisseaux ; — que ces radicules soient à parois distinctes et munies d'épithélium (Reklinghausen), ou de simples sillons (His), ou de simples lacunes (Henle, Beale), toujours est-il qu'ils sont en libre communication avec les canaux ou sillons plasmatiques des cellules connectives ; il semble donc que la lymphe trouve une certaine quantité de ses éléments dans le tissu cellulaire, et si cette source vient à s'épuiser en partie, il pourra en résulter un certain degré ou une certaine forme d'anémie globulaire. Les cellules mères, qui forment les globules, ne sont que des cellules du tissu connectif, dont les anastomoses constituent le réseau si ténu des alvéoles et des follicules.

Déductions. Cette manière de voir permet d'expliquer :

1° Le développement pathologique des corpuscules lymphatiques dans les cellules certainement et uniquement connectives, dans la maladie appelée leucémie, qui s'accompagne aussi d'une hypergenèse des cellules lymphatiques dans les ganglions lymphatiques et dans la rate (Friedreich);

2° Le développement de cellules lymphatiques dans la lymphe qui n'a pas encore traversé les ganglions lymphatiques ou les follicules; si en effet les lymphatiques naissent partout de cellules connectives, il est inutile d'attribuer la lymphe à des follicules que le microscope n'a pas démontrés ;

3° La multiplication des cellules connectives explique aussi la formation des globules purulents, qui sont identiques avec les corpuscules lymphatiques (Virchow, Weber, Rindfleisch).

FOIE.

Le foie est destiné à trois fonctions 1°: à la régénération des globules; 2° à la formation du sucre; 3° à la sécrétion de la bile.

De ces fonctions, qui paraissent connexes, la première a été la plus controversée; elle repose toutefois sur des arguments qui ont une véritable importance pratique, et principalement sur les modifications que le sang éprouve dans son passage à travers le foie. Si, en effet, on compare le sang de la veine sus-hépatique avec celui de la veine porte, on est frappé de l'augmentation du nombre des globules blancs et rouges dans le sang qui a traversé la glande hépatique. Tandis que le sang de la veine porte, dit Lehman, contient à peu près le même nombre de leucocytes que le sang veineux en général, on peut constater, au contraire, dans le sang sus-hépatique une quantité énorme, c'est-à-dire jusqu'à 5 fois plus considérable de cellules lymphatiques; mais il y a là une évidente et double exagération; comment comprendre, en effet, que le sang de la veine porte, qui reçoit le sang de la veine splénique, si chargé de leucocytes, ne parvienne pas à acquérir plus de richesse? Ce n'est pas dans leur court trajet de la rate à l'embouchure de la veine splénique dans la veine porte que cette masse de globules blancs a pu se détruire ; ce n'est pas l'immixtion du sang des veines mésaraïques qui a pu appauvrir à ce point le sang qui va pénétrer dans le foie ; il y a donc dans les expériences de Lehmann une erreur provenant sans doute de ce que le sang splénique était coagulé ou stagnant après la mort, et avant la ligature de la veine porte, qu'on pratiquait pour recueillir le sang.

L'autre exagération porte sur le chiffre des leucocytes du sang efférent du foie, car Hirt a constaté la proportion suivante : dans la veine sus-hépatique 1 globule blanc sur 136 globules rouges ; dans la veine porte 1 sur 524 ; ainsi dans le foie le chiffre des leucocytes augmente d'un tiers environ, tandis qu'au sortir de la rate il est huit à dix fois plus considérable que dans le sang artériel correspondant. On peut donc supposer que l'excès de leucocytes du sang sus-hépatique est dû en partie au moins à la présence du sang splénique, mais on ne saurait nier qu'il s'en forme une certaine quantité dans la glande hépatique, car on en trouve plus à la sortie qu'à l'entrée, malgré le sang mésaraïque, si pauvre en leucocytes, et qui pénètre dans le foie. Une autre preuve, c'est que les leucocytes du sang sus-hépatique sont plus volumineux, plus pâles, plus fins de texture et moins granulés que les leucocytes de la veine porte ; ceux-ci ont souvent une tendance à la dégénérescence graisseuse ; ceux-là, au contraire, présentent les caractères d'une régénération.

Le foie contribue d'une manière active à la formation des globules rouges ; mille parties de sang de la veine porte chez le cheval ne contiennent que 141 parties de globules rouges humides, tandis qu'on en trouve 317 sur 1000 dans le sang sus-hépatique ; la proportion est même triplée chez le chien ; mais il se présente ici une difficulté d'interprétation : cette augmentation est-elle absolue ? dans ce cas on ne saurait dénier au foie le pouvoir de former les globules rouges ; la question reste indécise, si l'excès de globules n'est que relatif. Or, il est à remarquer que, après la formation de la bile, le plasma du sang se condense singulièrement, si bien qu'après et surtout pendant la sécrétion de la bile, l'eau du sang sus-hépatique ne forme que les 68/100 de la totalité des éléments constituants, tandis que dans le sang de la veine porte, l'eau constitue les 77/100 de la masse ; dans un liquide qui présente une pareille concentration, l'augmentation des globules rouges ne saurait être considérée comme réellement absolue. Lehmann indique une autre preuve en faveur de la genèse des globules rouges dans le foie ; les éléments figurés sont petits, faiblement déprimés, résistants à l'action de l'eau ; or, ce sont là les caractères qu'il attribue aux cellules de nouvelle formation ; mais ici se présente encore la question d'origine : ces globules régénérés qu'on retrouve aussi dans le sang efférent de la rate ne sont-ils pas eux-mêmes préformés et de provenance splénique? Mais alors que deviennent les globules *anciens* que la veine mésaraïque déverse dans la veine porte? Ces globules disparaissent dans le foie, et, au sortir de cet organe, on n'en retrouve plus de traces, il n'y a plus que des globules régénérés ; que ce soient les globules anciens ou les leucocytes qui se transforment sur place en globules rouges, l'intervention directe de la glande n'est pas encore entièrement prouvée.

Résumé. 1° *Origine des globules blancs.* — La genèse des leucocytes est répartie entre les divers organes lymphatiques et lymphoïdes, savoir : 1° les ganglions lymphatiques ; 2° les follicules ; 3° le tissu adénoïde des membranes muqueuses ; 4° la rate, la glande thyroïde ; 5° le tissu connectif. L'action genésique du foie n'est pas bien démontrée. Ces divers organes peuvent se suppléer dans leurs fonctions, de sorte que l'extirpation d'un de ces organes, de la rate ou du thymus, ou de certains ganglions lymphatiques, provoque le développement organique et fonctionnel des autres appareils, sans compromettre la vie.

2° *Transformation des leucocytes en globules rouges.* — Cette transformation a lieu, selon toutes probabilités, dans tout le sang ; mais elle n'est démontrée que dans la rate, dont le sang veineux contient de nombreuses formes intermédiaires. Quand cette mutation a lieu, une matière colorante, c'est-à-dire l'hématine, qui est une substance protéique ferrugineuse, se développe certainement aux dépens des autres matières protéiques, probablement sous l'influence de l'oxygène du sang, car on voit parfois aussi la lymphe rougir sous l'influence de l'air

(Virchow, Friedreich). Une fois formée, l'hématine, dans les globules récents, se cristallise très-facilement (Funke). En même temps que l'hémato-cristalline se manifeste, le noyau du leucocyte disparaît, la cellule tend à s'aplatir; mais elle résiste encore à l'action de l'eau sans modifier sa forme. En même temps on observe dans le sang, surtout au moment où il se régénère après les saignées, des formes intermédiaires entre les leucocytes et les hématies (Erb.). Plus tard, dans l'état qu'on pourrait appeler adulte, la forme discoïde aplatie se prononce de plus en plus par suite de la disparition du noyau; l'enveloppe elle-même devient douteuse, d'où il résulte que le globule devient plus accessible aux courants de diffusion, se gonfle sous l'influence de l'eau, et finit même par s'y détruire.

3° *Destruction des globules rouges.* — Partout où il se forme des matières colorantes, on doit supposer une destruction des globules rouges, car elles paraissent toutes provenir de l'hématine dégagée du globule. Toutefois, si cette destruction a lieu dans tout le sang, elle est plus marquée dans la rate, et plus encore dans le foie; c'est dans la rate que se développent surtout les pigments du sang, et c'est là aussi qu'on retrouve les produits les plus marqués d'oxydation. Dans le foie, cette usure est mieux démontrée; la lenteur de la circulation dans cet organe semble préparer le terrain; la formation de la biliverdine exige la dissolution d'un nombre de globules; enfin, les sels biliaires opèrent facilement cette dissolution. Ainsi le foie et la rate sont en même temps organes destructeurs et régénérateurs des globules.

CHIMIE DES DIVERSES ANÉMIES.

Étude expérimentale du sang.

Au point de vue des altérations du sang, et abstraction faite de ses causes efficientes, l'anémie présente quatre types, selon qu'il y a diminution de la masse du sang, perte des globules rouges, dilution du plasma dans un excès d'eau, ou appauvrissement du sérum en principes albumineux, et l'anémie sera considérée comme oligaimique, globulaire, hydrémique, albumineuse. Tous ces états peuvent être reproduits par l'expérience.

Des divers types chimiques de l'anémie.

PREMIER TYPE. — OLIGAIMIE.

La saignée détermine évidemment une oligaimie, mais qui ne saurait être que transitoire; il en est de même dans les anémies d'origine hémorrhagique, que l'hémorrhagie soit physiologique ou morbide; dans l'un et l'autre cas, comme la pression diminue, l'équilibre entre le sang et les liquides nourriciers est rompu, et il en résulte une résorption de ces liquides; par conséquent le sang augmente de quantité, tout en devenant plus aqueux que dans l'état normal.

L'origine de ces liquides est surtout dans la lymphe, dans les tissus, dans les parenchymes; l'absorption s'exerce aussi dans les organes sécréteurs ou excréteurs, qui sont destinés à entraîner au dehors les éléments régressifs de la nutrition, et même les principes aqueux, sous forme de liquide urinaire, de transpiration cutanée, pulmonaire, de bile, etc. Si en même temps l'absorption des liquides est augmentée, ce qui a lieu ordinairement par la soif qui accompagne les saignées ou les hémorrhagies, le sang ne tarde pas à s'assimiler l'eau introduite dans l'économie, et la masse du sang en circulation tend vers la normale (Prévost et Dumas). M. Piorry a pratiqué à un chien une saignée énorme malgré la diète, et le lendemain il a pu retirer encore 12 onces de sang.

L'activité de l'absorption après les saignées a été prouvée par Magendie, Wedemeyer, Gunther, Veit; les poisons pénètrent alors d'une manière plus rapide; il est vrai que ces expériences sont complexes, et ont même été controversées dans ces derniers temps; mais pour ce qui est de l'absorption des liquides, elle est manifestement augmentée dès que la tension diminue dans les vaisseaux, ainsi qu'on l'observe après la saignée.

DEUXIÈME TYPE. — ANÉMIE GLOBULAIRE.

Si l'anémie totale est rare et en tous les cas transitoire, l'anémie globulaire, caractérisée par la diminution des globules, est, au contraire, la forme la plus fréquente de toutes les anémies; c'est le type le mieux tracé, et depuis les belles recherches de

MM. Andral et Gavarret, de Becquerel et Rodier, on a peu à peu identifié d'une manière absolue l'anémie et l'aglobulie ; il est bien vrai que l'abaissement du chiffre des globules suffit pour constituer le point de départ d'une série d'accidents morbides nettement définis, et, si l'aglobulie n'était pas habituellement le résultat d'une déperdition ou d'une dénutrition, on pourrait dire que cette lésion suffit à elle seule pour créer une entité morbide; il est vrai encore que l'aglobulie vient s'ajouter ordinairement aux autres types de l'anémie, c'est-à-dire à l'oligaimie, aussi bien qu'à l'hydrémie et à l'hypo-albuminose ; mais lorsque le sang est altéré dans tous ses éléments, lorsque l'albumine et la fibrine sont atteintes, il en résulte toute une série de désordres nouveaux qui ne sauraient s'expliquer par le seul fait de l'aglobulie. Dès lors, nous sommes autorisés à maintenir les distinctions que nous avons établies, tout en considérant l'aglobulie comme l'anémie la mieux caractérisée, la plus constante.

Chez l'homme, le chiffre normal des globules a été diversement apprécié, et les résultats définitifs présentent des différences énormes selon les méthodes d'analyse ; il est encore une autre cause de difficultés, ce sont les variations individuelles, les oscillations considérables qu'on trouve non-seulement d'un individu à l'autre, mais chez le même individu selon les circonstances physiologiques ; les moyennes n'expriment par conséquent qu'un chiffre fictif ; c'est un simple point de repère pour apprécier les déviations extrêmes ; or de tous ces points de repère, les chiffres classiques de 127 à 130 pour mille, indiqués par M. Lecanu, puis par MM. Andral et Gavarret, sont encore, malgré les objections faites à l'analyse indirecte des globules par voie de dessiccation, ceux qui se rapprochent le plus de la vérité ; car, en le multipliant par 4 comme le veut Schmidt, ou par 3 1/2 comme le propose Sackarin dans ses recherches récentes, on arrive par cette multiplication à représenter la partie liquide contenue dans les globules, et à retrouver les chiffres de 450 à 520 pour mille que fournit le pesage des globules à l'état humide.

On peut donc, avec Andral et Gavarret, prendre les chiffres 110 comme minimum et 140 comme maximum de l'état normal; mais Scherer et Figuier considèrent ces nombres comme exagérés, et leurs observations donnent des résultats inférieurs. Quoi qu'il en soit, le sang des anémies succédant aux saignées réalise très-nettement le type des anémies d'origine hémorrhagique, qui commencent toutes par une aglobulie. C'est là le premier effet de toute hémorrhagie, et souvent c'est même la seule lésion que le sang subisse (MM. Andral et Gavarret); j'ajoute que cette lésion est la plus persistante, car de tous les éléments du sang, ce sont les globules qui se réparent le plus difficilement.

Au point de vue de la reconstitution du sang après les hémorrhagies, on peut établir une sorte de hiérarchie entre les divers éléments; aux deux extrémités de la série se trouvent les corpuscules, d'une part, et, d'une autre part, l'eau que le sang récupère pour ainsi dire instantanément.

En même temps que la quantité d'eau augmente et que le nombre des globules s'abaisse, les globules présentent des altérations physiques; ils tendent à s'agglomérer plus facilement, et cette circonstance remarquable favorise singulièrement la formation de ce qu'on appelle la couenne.

Les globules perdent, en outre, de leur globuline, mais en même temps deviennent relativement plus riches en hématine (C. Schmidt); or, ce phénomène est en opposition formelle avec certaines théories, qui considèrent les ferrugineux dans l'anémie comme un moyen immédiat de réparation de l'hématine des globules.

Le nombre des globules blancs augmente après les saignées (Nasse, Remak); c'est la préface de la leucocythémie, qui peut succéder aux grandes hémorrhagies.

Ce sont là les altérations histologiques les plus habituelles du sang des saignées répétées.

TROISIÈME TYPE. — HYDRÉMIE.

Contrairement à l'oligaimie et à l'aglobulie, qui constituent les deux premiers types chimiques de l'anémie, l'hydrémie est rarement primitive et plus rarement isolée; ordinairement elle est la conséquence de l'une ou de l'autre lésion.

Les saignées les plus considérables, les hémorrhagies les plus profuses, celles qui font perdre au sang un ou plusieurs kilogrammes, c'est-à-dire jusqu'à la dixième partie de la totalité, ne déterminent pas une anémie vraie qui puisse persister; le sang ne tarde pas à se reconstituer partiellement; et voici comment.

Aussitôt après la saignée, la pression intravasculaire diminue; l'équilibre entre le sang et les liquides des parenchymes environnants étant rompu, il en résulte une résorption de ces liquides; le sang subit aussi une véritable dilution, et rétablit promptement son volume tout en perdant sa composition primitive. En effet, en même temps que le sérum augmente, ses éléments solides diminuent. Si on pratique trois saignées de cent grammes, ils sont relativement moins considérables dans la deuxième que dans la première; puis l'endosmose devenant de plus en plus active, la troisième est manifestement plus diluée et moins chargée de substances solides, surtout de matières organiques. C'est là un genre d'hydrémie qu'on pourrait appeler compensatrice.

Dans d'autres circonstances, l'hydrémie s'associe avec l'aglobulie. Depuis les beaux travaux de MM. Andral et Gavarret, l'aglobulie est considérée à juste titre comme le caractère chimique le plus vrai de l'anémie, si bien que ces deux mots sont pour ainsi dire devenus synonymes; il est incontestable que l'abaissement du chiffre des globules suffit pour devenir le point de départ d'une série d'accidents morbides nettement définis.

Qu'à cette première altération il vienne se joindre un certain degré d'hydrémie, il n'y aura de changements nouveaux que dans la pression du sang et la circulation; mais c'est à l'insuffisance des hématies qu'il faut rapporter les troubles principaux, surtout ceux des fonctions nerveuses.

En dehors de l'anémie totale et de l'aglobulie, l'hydrémie peut-elle exister d'une manière primitive? Il est des cas d'anémies spontanées, de chlorose, où la quantité d'eau est manifestement en excès avant que le chiffre des globules soit atteint; c'est du moins l'avis de Bouillaud, qui désigne cet état sous le nom d'hydrémie; c'était aussi l'opinion de Beau, dont la science déplore la perte récente; cet éminent médecin considérait la pléthore séreuse comme le vrai caractère chimique des anémies.

QUATRIÈME TYPE OU DÉSALBUMINÉMIE.

Au début des anémies d'origine hémorrhagique, l'albumine ne subit pas de changement préjudiciable, ses pertes se réparent encore assez facilement ; mais il n'en est plus de même lorsque les hémorrhagies se répètent par une cause persistante, ou prennent une intensité exagérée ; l'albumine est soumise alors à une dépréciation marquée, en même temps que le sang éprouve d'autres altérations qui ne tardent pas à entraîner les plus graves désordres dans l'économie, particulièrement des transsudations du sérum à travers les tissus cellulaire et séreux, c'est ce qu'on voit quelquefois à la suite des hémorrhagies puerpérales ; la désalbuminémie peut se manifester en pareil cas avec les hydropisies consécutives, sans que l'albumine ait été éliminée par les voies urinaires pendant la grossesse, c'est-à-dire sans qu'il y ait une albuminurie préalable.

Dans la diathèse hémorrhagique héréditaire ou acquise, les hémorrhagies, soit traumatiques, soit spontanées, peuvent dépouiller définitivement le sang de ses principes protéiques ; il en est de même dans le purpura hemorrhagica et le scorbut, et il n'est pas rare de voir les malades succomber aux progrès de l'hydropisie résultant de la désalbuminémie.

La déperdition des albuminates présente en pareil cas des variations importantes. A l'état normal, l'ensemble des principes protéiques est de 79 pour mille ; dans ce nombre, la fibrine coagulable figure pour 3 1/2 ; la fibrine dissoute pour 22 à 23, et l'albumine du sérum ou sérine pour 53. Jusqu'ici la fibrine fluide était confondue avec la sérine dans un même groupement, représenté par 75 ; c'est Denis (de Commercy) qui a le premier fait la part des deux principes.

En admettant le chiffre classique et compréhensible de 75, on peut dire que la désalbuminémie commence, chaque fois qu'il tombe, à 60 ou à 55. Mais cette lésion n'est jamais isolée. Le sang appauvri en albumine est toujours très-aqueux, si bien que quelques auteurs désignent cet état sous le nom d'hydrémie vraie, pour la distinguer de l'hydrémie simple, qui a infiniment moins de gravité. En outre, il éprouve constamment une modification qui est en rapport direct avec la privation de protéine. Chaque portion d'albuminate qui vient à manquer dans le sang, dit Carl Schmidt, est remplacée par une quotité proportionnelle de sels solubles; huit parties de chlorure de soude remplacent une partie d'albumine.

Ces matières salines exigent d'une autre part une quantité d'eau déterminée pour se dissoudre. Des expériences de Kierulf ont démontré l'exactitude de cette loi de diffusion; en injectant dans les veines une certaine quantité d'eau, le sang acquiert immédiatement une proportion correspondante de matières salines.

Ainsi la diminution de l'albumine coïncide toujours avec une augmentation équivalente des sels et de l'eau. Par cela même que le sang pauvre en albumine devient en même temps très-aqueux, il y a là une première condition favorable à l'exosmose; l'eau chargée de matières salines se prête plus facilement encore à la transsudation; en passant à travers les tissus, elle entraîne une certaine quantité d'albumine; or, en comparant ce liquide avec celui de l'hydropisie, on arrive à constater leur identité, sauf quelques changements quantitatifs produits par les tissus eux-mêmes.

Aussi la désalbuminémie, arrivée au degré de 60 ou 55, constitue toujours, quel qu'ait été son point de départ, une imminence morbide aux transsudations du sérum, c'est-à-dire aux hydropisies. Puis, quand celles-ci se développent, elles contribuent à leur tour à dépouiller le sang de son albumine, de manière à devenir elles-mêmes une nouvelle source indirecte d'hydropisie.

Au résumé, toutes les anémies d'origine hémorrhagique produisent une dépréciation des hématies, qui se traduit en général par 109 à 80 (au lieu de 127, chiffre normal); lorsque les anémies sont entretenues par des hémorrhagies répétées ou abondantes, le sang est atteint finalement dans ses éléments plasmiques; il en résulte une désalbuminémie suivie d'hydropisies. Dans ces divers types d'anémie, le sang se modifie en se coagulant et prend le caractère couenneux.

ÉTUDES SUR LES MATIÈRES PLASMATIQUES, LA COAGULATION ET LA COUENNE DU SANG.

DES MATIÈRES PLASMATIQUES.

Dans l'état physiologique, le sang, au sortir des vaisseaux, se divise en une partie liquide appelée sérum, et une portion solide appelée caillot, qui n'est autre que la fibrine concrétée et entremêlée de globules rouges et blancs; c'est ce phénomène qui constitue la coagulation.

Lorsque, pendant la coagulation, les hématies se précipitent avant que la formation du caillot soit complète, la couche supérieure de fibrine reste incolore; c'est elle qui prend le nom de couenne.

On trouve la couenne dans le sang de la plupart des anémies et des phlegmasies; le mode de développement de ce phénomène, si important pour le praticien, ne saurait être compris qu'à l'aide des notions nouvelles que la physiologie nous a révélées sur l'état de la fibrine.

§ 1. La fibrine ne se forme dans le sang que par le dédoublement d'une substance appelée plasmine.

La coagulation ne peut s'opérer sans la fibrine, c'est la condition *sine quâ non*. Comment se fait-il cependant que le sang de la veine rénale, bien que ne renfermant aucune trace de fibrine et n'en fournissant pas par le battage, parvienne à se coaguler spontanément au bout d'un certain temps (Bernard)? Le sang de la veine splénique présente une propriété encore plus singulière; après avoir été battu et défibriné, au point de ne pouvoir plus se coaguler, il recommence cependant plus tard, si on l'abandonne à lui-même, à se prendre en caillot. Voilà donc des exemples de coagulations évidentes pour un sang dépouillé de fibrine.

Comment expliquer ces anomalies? La réponse est simple, si l'on admet que la fibrine n'existe pas toute formée dans le sang, qu'elle s'y trouve à l'état fluide, et qu'elle ne prend la forme concrète que par des influences spéciales.

Il existe dans le sang une substance protéique fluide qui, seule, constitue la fibrine; celle-ci n'est donc ni à l'état de suspension moléculaire, ni tenue en dissolution par une substance quelconque; cette opinion, nettement formulée déjà en 1851 par Robin et Verdeil, passa inaperçue malgré sa remarquable justesse.

L'albuminate fluide fut, en effet, démontré par Denis (de Commercy); dans les dernières années de sa vie si modeste et si bien remplie scientifiquement, ce praticien décrivit, sous le nom de plasmine, une matière susceptible de se dédoubler, et de former ainsi d'une part une fibrine concrète, d'une autre part une fibrine dissoute.

Le sang contient environ 79 à 80 pour mille de substances protéiques; traité par du chlorure de sodium en poudre et en excès, il se coagule; vingt-six parties se précipitent sous la forme d'une matière blanche, pâteuse, isoluble, pulpeuse et non tenace; c'est la plasmine.

Elle est soluble dans dix à vingt fois son poids d'eau; mais, au bout de cinq à quinze minutes, elle se dédouble, et forme, par coagulation spontanée, de trois à quatre parties d'un corps ayant tous les caractères de la fibrine ordinaire du sang, c'est la fibrine concrète; c'est là le premier produit du dédoublement de la plasmine.

Dans l'eau de la solution de plasmine ainsi dissociée, on retrouve un deuxième produit du dédoublement; c'est la fibrine dissoute, qui est coagulable par le sulfate de magnésie, et se trouve représentée par le chiffre 22 à 23. Mais le sulfate de magnésie laisse parfaitement liquide l'albumine du sérum ou sérine, qui reste, dans la proportion de 53 pour 1000, et non pas 70 comme on l'indique en moyenne; c'est là l'ensemble des substances protéiques, que nous appellerons aussi albuminates. En faisant abstraction de la sérine, qui ne doit pas nous occuper en ce moment, nous voyons qu'il existe dans le sang une substance qui, au dedans comme au dehors des vaisseaux, peut, sous l'influence d'une circonstance accidentelle, subir une métamorphose en deux substances : l'une, spontanément coagulable, c'est la fibrine concrète; l'autre, qui reste liquide si on ne l'extrait pas par le sulfate de magnésie, c'est la fibrine dissoute (Denis).

Ainsi la fibrine ne préexiste pas à sa coagulation, elle n'est pas quelque temps liquide avant de se condenser; son apparition et sa coagulation sont signes de sa formation. Donc la fibrine n'existe pas comme telle dans le sang, c'est la plasmine qui s'y trouve et y joue un rôle normal.

Tous ces faits, appuyés de l'autorité du professeur Robin, ont été vérifiés sous mes yeux par G. Bergeron, un de nos internes les plus distingués, qui a pu facilement isoler la plasmine et en constater les propriétés. Voici, d'ailleurs, les preuves de l'existence et du dédoublement de la plasmine. Si la fibrine circulait réellement avec le sang, elle devrait être la même dans les diverses portions du système vasculaire.

Si la plasmine n'était qu'un mélange de fibrine et de quelque autre principe, ce composé devrait se retrouver avec les mêmes caractères sur tout le parcours du sang. Or c'est le contraire qui a lieu.

Ainsi la fibrine naturelle du sang artériel, obtenue par le battage, est insoluble dans la solution de chlorure de sodium au dixième. La fibrine du sang veineux, obtenue par le même procédé, et celle de la couenne, sont au contraire solubles dans la solution saline, mais elles deviennent insolubles par la chaleur. Donc la fibrine, en passant des artères dans les veines sous-cutanées, éprouve une modification isomérique; c'est là aussi le point de départ du dédoublement qui s'observe dans certaines circonstances que nous aurons à déterminer. Ce qui prouve mieux encore cette dissociation de la plasmine, c'est que la quantité de fibrine concrète, fournie par le sang de la saignée, varie normalement d'une veine à l'autre.

Parmi ces sangs veineux, il en est deux qui présentent une particularité inexplicable dans l'ancienne doctrine; le sang émergent du foie et des reins n'offre plus de traces de fibrine concrète; c'est là ce qui a fait dire à Simon, que la fibrine se détruit dans le rein, et à Lehmann, qu'elle s'use dans le foie. L'erreur vient de ce qu'on la croyait préexister comme telle; mais, en réalité, la fibrine ne se détruit nullement, car le sulfate de magnésie la décèle parfaitement et la coagule. Ainsi, il faut en conclure que, dans ces organes, la plasmine n'éprouve pas de dédoublement.

Enfin le sang de la veine splénique présente un caractère

intermédiaire entre les fibrines concrètes et les fibrines dissoutes; défibriné une première fois, il donne encore spontanément un caillot.

Conclusions pratiques. — 1° D'une manière absolue l'augmentation de la quantité de fibrine n'est pas susceptible de causer un état morbide, puisqu'elle n'existe que comme plasmine ; d'une autre part, c'est seulement après la saignée que la plasmine se dédouble en deux parties, variant de proportion selon les diverses espèces de sang (Robin).

2° Les qualités nutritives et formatrices du sang ne sont pas proportionnelles à la quantité ni à la rapidité de ce dédoublement ; aussi est-ce une erreur de dire plasticité ou hyperplastie pour coagulabilité.

3° Le dédoublement de la plasmine est plus ou moins prompt, non-seulement selon les vaisseaux qui fournissent le sang, mais encore selon les états morbides, selon l'alimentation et la quantité de substance saline ingérée (Poggiale) ; mais la plupart de ces circonstances ne sont qu'accessoires; elles ne sont pas la *cause* de la coagulation.

§ 2. La fibrine ne se concrète que sous l'influence d'une substance coagulante appelée globuline.

Sans connaître les travaux de Denis sur la plasmine, Al. Schmidt a prouvé, à la suite de recherches et d'analyses remarquables par leur précision, que la fibrine n'existe pas dans le sang; elle y est, selon lui, à l'état de matière fibrinogène liquide, comme déjà l'avait indiqué Virchow. Cette substance se forme dans les parenchymes, est puisée par les vaisseaux lymphatiques et pénètre dans le sang, où elle subit une transformation nouvelle sous l'influence de l'oxygène.

En outre, les globules du sang contiennent une substance qui, dans certaines circonstances anomales, et constamment après la mort, agit comme principe coagulateur ; ce n'est pas en tant que corps étrangers que les globules déterminent la coagulation, mais c'est en vertu du principe qu'ils renferment.

Cette substance coagulante ne saurait être un fluide gazeux, car l'oxygène ne fait que hâter la coagulation, sans en être la cause ; l'acide carbonique, loin de favoriser la solidification de la fibrine, retarde l'opération et communique au caillot une diffluence bien connue ; le principe coagulant, n'étant constitué par aucun des gaz du sang, ne peut être qu'une matière liquide, que l'analyse démontre en effet péremptoirement.

Le siége de prédilection de cette matière coagulante est dans les globules rouges, et particulièrement dans l'hémato-cristalline ; il suffit d'ajouter un peu de sang défibriné, contenant quelques hématies, à une certaine quantité de chyle ou à d'autres liquides qu'on sait être difficilement et lentement coagulables, pour qu'à l'instant même il s'y manifeste une coagulation. Les globules sont donc de véritables excitateurs de la coagulation.

Mais ce ne sont pas les seuls éléments histologiques qui soient doués de cette propriété coagulante. On la retrouve, quoiqu'à un degré infiniment moindre, dans les cellules du tissu connectif, qui fait partie des parois vasculaires ; on la constate aussi dans la lymphe qui ne contient que des globules blancs.

Or, le pouvoir coagulant, n'étant pas spécial aux hématies, ne pouvait appartenir qu'à une substance commune à tous ces éléments histologiques, à tous ces liquides ; cette substance n'est autre, d'après Schmidt, que la globuline. On peut mesurer leur pouvoir plastique par la quantité de globuline ; dans le globule sanguin, elle fait partie intégrante de l'hémato-cristalline, et c'est ce qui explique l'énergie et la supériorité d'action des hématies.

Pour obtenir cette substance plastique, on fait passer un courant d'acide carbonique à travers une solution très-délayée de cristaux du sang ; il se forme alors un dépôt blanc amorphe qui, après avoir été dissous dans une solution alcaline faible, présente au plus haut point les propriétés coagulantes.

Cette substance a les mêmes réactions que la globuline décrite par Berzélius, et particulièrement celle qu'on retire du cristallin ; quelques-unes de ses réactions rappellent celles de la caséine du sérum, décrite par Panum et par Natalis Guillot. La plus remarquable est celle-ci : le dépôt amorphe de globuline, soigneusement lavé et additionné d'eau, se redissout par un courant d'oxygène, et se précipite à nouveau par un courant d'acide carbonique ; ce précipité ainsi obtenu est insoluble par la chaleur, ainsi que par les alcalis et les acides concentrés ; il semble donc qu'il passe lui-même à l'état de produit coagulé ; mais malgré ces analogies avec les autres albuminates alcalins, et même avec la matière coagulable ou fibrinogène, il lui reste toujours comme caractère distinctif le pouvoir coagulant.

La globuline se retrouve avec les mêmes propriétés dans tous les tissus formés par des cellules ; mais dans les conditions normales de la vie, elle ne saurait exercer son pouvoir, sans quoi le sang se coagulerait dans les vaisseaux ; il faut donc que les parois vasculaires aient le privilége de détruire sans cesse cette matière, ou de la transformer en matière coagulable, sous l'influence de l'ozone du sang.

Plus, en effet, le sang est extrait tardivement des veines, plus il se coagule lentement ; le contact du sang avec la paroi vivante le préserve de la coagulation. Mais dès que l'irritabilité des tuniques vasculaires se perd, elles perdent en même temps la faculté de décomposer la globuline ; dès lors, la coagulation se fait, et avec facilité, par l'intervention des hématies qui conservent encore longtemps leur action coagulante, à laquelle rien ne s'oppose désormais.

Ainsi, dans l'organisme vivant, la fluidité du sang est maintenue par la paroi vasculaire ; mais la vitalité n'agit pas par elle-même ; elle se traduit par une simple action chimique, c'est-à-dire par la décomposition de la globuline, ou sa transformation en fibrinogène.

D'une autre part, l'action vitale, pour s'exercer, exige une condition purement physique, c'est la régularité du cours du sang ; si un obstacle s'oppose à la circulation, ou si une inégalité des parois vient à se produire, par une lésion quelconque, la paroi ne peut plus être considérée comme vivante en ce point ; elle cesse dès lors de détruire la globuline, et le sang reste désormais livré au domaine exclusif de la mécanique ; il se coagule au niveau de la partie malade ; il se fige au niveau de l'aspérité, et ce premier coagulum, une fois formé, devient le point de départ de stratifications successives.

Alex. Schmidt, qui a décrit ces propriétés de la globuline, s'est arrêté aux considérations chimiques, sans tenir compte des applications physiologiques, telles que je viens de les préciser.

Des caractères et effets comparatifs de la plasmine et de la globuline. — 1° La fibrine n'existe point préformée dans le sang; elle résulte de l'action combinée de deux substances albuminoïdes, la fibrinogène et la globuline (Schmidt).

D'après les recherches de Denis, c'est une seule et même substance, la plasmine, qui fournit, en se dédoublant, la fibrine concrète qu'on pourrait appeler classique, et une fibrine fluide qu'on retrouve seule dans certaines espèces de sangs veineux.

2° La plasmine, la matière fibrinogène et la globuline ont la plus grande analogie entre elles, et en même temps avec le suc des muscles ou myosine. Lorsqu'on les dissout dans une solution de chlorure de sodium, ou lorsqu'on charge le sang de poudre saline, la plasmine ou la globuline se dépose à l'état concret.

Ces diverses matières, solubles dans les alcalis faibles, sont précipitées de leur dissolution alcaline par l'acide carbonique sous forme de molécules fines, puis de flocons; la globuline semble être plus facile à précipiter que la fibrinogène.

Il est probable qu'elles sont toutes formées en grande partie aux dépens de l'hémato-cristalline lors de sa décomposition normale dans le sang, ou sous l'influence de l'acide carbonique (Hoppe-Seyler).

3° La plasmine, considérée comme l'origine de la fibrine, rend facilement compte de la fluidité de la fibrine pendant la vie; mais pour qu'elle se dédouble et donne lieu à la coagulation *post mortem*, c'est-à-dire à la formation de la fibrine concrète, il faut l'intervention de moyens auxiliaires.

Si, au contraire, on admet dans le sang deux substances, dont l'une est coagulable (fibrinogène) et l'autre coagulante (globuline), on s'explique difficilement la liquidité du sang pendant la vie: force est de supposer que la globuline se détruit constamment pendant la vie par l'action vitale des parois, sans quoi le sang se coagulerait dans les vaisseaux; or, cette hypothèse très-complexe ne repose sur aucun fait avéré; on dit bien que les cellules du tissu lamineux contiennent la matière coagulante; on dit encore que l'hémato-cristalline possède le pouvoir coagulant au plus haut degré; mais où et comment se neutralise l'action coagulative de ces composés protéiques?

Ce qui est certain, c'est que l'influence de la paroi étant supprimée, la coagulation se fait constamment. Cette théorie explique donc, de la manière la plus simple, la coagulation; mais elle ne saurait rendre compte de la fluidité de la fibrine pendant la vie.

Nous admettrons donc la plasmine et ses métamorphoses comme un fait avéré; il reste à étudier les influences accessoires qui en déterminent le dédoublement, et à démontrer que la fibrine ne préexiste pas.

§ 3. La fibrine n'est dissoute dans le sang ni par les sels, ni par l'ammoniaque.

Les travaux de Denis et de Schmidt sont la négation formelle de la fibrine; mais cette notion n'est pas encore entrée assez avant dans la pratique pour qu'on soit en droit de négliger les doctrines qui admettent la fibrine comme un corps préexistant dans le sang. En nous mettant à ce point de vue, nous sommes arrêtés immédiatement par cette question : la fibrine est-elle à l'état de suspension dans le sang, ou sous forme de dissolution? Cette dernière opinion étant supposée vraie, la fluidification ne peut être attribuée qu'aux sels ou aux gaz du sang. Le chlorure de sodium tend manifestement à rendre le sang plus liquide. Boussingault a remarqué que chez les animaux qui reçoivent une forte ration de sel, le sang se coagule plus difficilement; Cl. Bernard, en injectant du sel dans les veines d'un chien, a noté que, lors de la section d'une artère, le sang ne forme plus de caillot obturateur; il existe donc des substances fluidifiantes. Mais il est à remarquer que, pour obtenir cet effet, il faut toujours employer une dose bien supérieure à celle qui est contenue naturellement dans le sang; si, au contraire, on dépasse une certaine quantité, et si par exemple on traite le sang par une solution de chlorure de sodium au tiers, loin de se dissoudre ou de rester fluide, il laisse précipiter la plasmine.

Si les sels ne sont pas à même de tenir la fibrine dissoute dans les vaisseaux, ce rôle doit-il être attribué aux gaz du sang?

Parmi les gaz du sang, on a invoqué tour à tour l'action fluidifiante de l'acide carbonique et de l'ammoniaque.

Si, en effet, on renferme le sang dans un cœur lié et placé sous le mercure à l'abri de l'air, le sang reste fluide et devient noir; on a remarqué d'une autre part qu'il se coagule plus lentement, lorsque, avant la saignée, on l'arrête dans une veine par une double ligature. Dans ces divers cas, l'oxygène du sang se transforme en acide carbonique, auquel on accorde la propriété de maintenir la liquidité.

Mais la présence de l'acide carbonique ne suffit pas pour empêcher absolument la coagulation, qui finit toujours par avoir lieu (Brücke). Ce gaz n'a en effet d'autre propriété que de ralentir la coagulation et de rendre le caillot plus mou, plus imparfait; mais la plasmine n'a pas perdu la faculté de se transformer en caillot.

Si la fluidité ne peut être attribuée ni aux matières salines, ni à l'acide carbonique, il reste à savoir si on doit invoquer l'action de l'ammoniaque. D'après Richardson, dont le travail fut couronné par la Société royale de Londres, la fibrine se trouve dissoute à l'aide d'un principe volatil ; si on élimine ce principe par l'évaporation, la fibrine se concrète ; si on empêche l'évaporation de ce gaz, la coagulation ne se fait plus ; or, ce gaz n'est ni l'oxygène, qui a des tendances contraires, ni l'azote, ni l'acide carbonique, ce ne peut être que l'ammoniaque.

On peut en prouver l'existence en faisant évaporer le sang et passer la vapeur par l'acide chlorhydrique ; si on traite alors cet acide par le chlorure de platine, on obtient un chlorure ammoniacal de platine.

Il semble donc que l'ammoniaque existe dans le sang; mais cette démonstration n'est rien moins que péremptoire.

Les deux moyens les plus certains de reconnaître l'ammoniaque sont le papier d'hématoxyline et le réactif de Nessler. Celui-ci se compose ainsi : une solution de 2 grammes d'iodure de potassium dans 50 centimètres cubes d'eau est additionnée d'iodide de mercure jusqu'à ce qu'il ne se dissolve plus; cette liqueur est diluée et traitée par trois parties de lessive potassique concentrée. Les moindres traces d'ammoniaque donnent avec ce réactif une coloration jaune; avec une plus grande quantité d'ammoniaque, il se forme un dépôt brun d'iodide ammoniacal de mercure.

Pour obtenir l'ammoniaque du sang, Thiry fait chauffer graduellement le sang dans le vide.

Zabelin objecta à ce procédé que l'ammoniaque en pareil cas ne se développe que par et pendant l'opération ; l'oxygène de l'atmosphère peut, en effet, dans certaines conditions déterminées par Schœnbein, former de l'acide nitreux et de l'ammoniaque avec l'azote de l'air et l'hydrogène de la vapeur d'eau. Cela est si vrai que des substances organiques indifférentes, comme la cellulose de la toile ou du papier, peuvent alors fournir de l'ammoniaque.

Pour parer à toute objection, et pour éviter l'intervention de l'air, Kühne et Strauch, au lieu d'épuiser le sang par le vide, déplacent l'ammoniaque par un courant d'hydrogène.

Voici le résultat de leurs recherches : tant qu'on ne chauffe pas le sang à 40 degrés, on n'obtient pas d'ammoniaque ; à 68, il se forme toujours dans le réactif un dépôt produit par l'ammoniaque qui se dégage lorsqu'on coagule les matières albumineuses.

Il est donc à supposer que l'ammoniaque, loin d'être libre, fait partie d'un composé qui ne se détruit qu'à 40 degrés. — Lorsqu'on ajoute au sang du carbonate d'ammoniaque, il suffit de chauffer à 35, pour que le réactif en décèle la présence.

L'expérimentation n'est pas plus favorable que la chimie à la théorie de Richardson. A l'appui de sa doctrine, ce physiologiste dit qu'en ajoutant de l'ammoniaque au sang frais, dans la proportion de 5 centimètres cubes pour 25 millimètres cubes de sang, on empêche ainsi la coagulation.

D'une autre part, si on traite par ce gaz du sang coagulé, le caillot se redissout, puis se reforme à nouveau, si on évapore l'ammoniaque. Ainsi le dégagement de l'ammoniaque semble être la cause directe de la coagulation ; toutes les circonstances connues qui favorisent ce phénomène, ainsi l'action de la chaleur et de l'air, s'expliqueraient par l'évaporation du principe gazeux.

Mais toute cette doctrine ne put résister aux expériences

contradictoires de Brücke. Si on place du sang à l'abri de l'air sous une couche de mercure, la coagulation finit par se faire, bien que l'ammoniaque n'ait pas été évaporée.

Conclusions 1° L'ammoniaque du sang ne se dégage qu'à la température de 40 à 50 degrés ; n'étant pas libre au-dessous de cette température, elle ne saurait tenir la fibrine en dissolution ; il est donc impossible d'attribuer la coagulation et le dépôt de la fibrine à l'évaporation de ce gaz.

2° Chez les animaux auxquels on a pratiqué la néphrotomie ou la ligature des uretères, on ne découvre dans le sang aucune trace d'ammoniaque. Les phénomènes de l'urémie ne sauraient donc être attribués à une intoxication ammoniacale.

§ 4. De l'excès de fibrine concrète dans les maladies ; de la dyscrasie fibrineuse et de la plasticité du sang.

L'inflammation joue un rôle si important dans la production excessive de la fibrine, que depuis les travaux de MM. Andral et Gavarret on a souvent identifié la phlegmasie avec ce qu'on a appelé l'hypérinose ou dyscrasie fibrineuse ; il y a dans cette interprétation des erreurs graves qu'il importe de signaler, pour ne pas fausser la loi énoncée par ces éminents observateurs.

Cette loi, en effet, ne s'applique pas également à toutes les phlegmasies ; si le processus inflammatoire est consécutif à une maladie générale, comme la dothiénentérie, la variole, etc., l'excès de fibrine ne se produit pas d'une manière aussi marquée, ni aussi constante que dans les phlegmasies dites légitimes.

C'est surtout lorsque les éléments fébrile et inflammatoire sont réunis que la crase du sang se modifie ; mais la fièvre seule ne provoque rien de semblable ; c'est donc l'inflammation qu'il faut invoquer en pareil cas.

Une autre condition favorable au développement de la fibrine, c'est la localisation de la maladie dans certains organes, particulièrement le poumon, et certaines membranes séreuses, telles que la plèvre, le péricarde, les synoviales. C'est particulièrement dans les inflammations rhumatismales des synoviales qu'on observe ce développement excessif de la fibrine, qui peut se traduire par 5 et 7 au lieu de 3, chiffre normal.

C'est aussi dans ces cas que Denis (de Commercy) a constaté l'augmentation de la plasmine; ses recherches, bien que fondées sur une méthode absolument différente, viennent confirmer de tout point la doctrine formulée par Andral et Gavarret.

Dans l'état physiologique, le sang contient 3,6 de fibrine concrète, 22 de fibrine dissoute, c'est-à-dire 26 de plasmine et 53 d'albumine. Dans la pneumonie, la plasmine s'est élevée à 56, c'est-à-dire au double.

De ces 56 parties de plasmine, 17 appartiennent à la forme concrète; c'est donc la fibrine concrète qui a le plus notablement augmenté. Dans la fièvre rhumatismale, on a trouvé 10 de fibrine concrète, 31 de fibrine dissoute; mais dans tous ces cas, les proportions excessives ne s'établissent qu'aux dépens des autres albuminates; chaque fois que la plasmine s'accroît, la sérine diminue en proportion, et au lieu du chiffre 53, je trouve dans le rhumatisme 46, et dans la pleuro-pneumonie 38.

Il semble donc que la quantité de matières plasmatiques ou albuminoïdes n'augmente pas d'une manière absolue dans les phlegmasies les plus légitimes. Il existe même des inflammations, telles que l'encéphalite et la méningite, qu'elles soient fébriles ou apyrétiques, qui n'ont jamais le privilége d'augmenter le chiffre de la fibrine concrète.

On ne peut donc pas identifier l'inflammation avec l'hypérinose, qui n'exprime qu'un fait corrélatif, c'est-à-dire une transformation de l'albumine en plasmine.

A plus forte raison ne saurait-on considérer l'excès de matière plasmatique comme la cause de l'inflammation; il y a une vingtaine d'années on professait à Vienne que la crase fibrineuse devait être considérée comme le fait primordial, le point de départ de l'inflammation; le sang se charge de fibrine par suite d'une diathèse appelée inflammatoire qui ne diminue que lorsque la fibrine s'est déposée dans un organe ou un tissu quelconque; il y a dans ce court énoncé autant d'hypothèses que de mots.

Rien ne prouve, en effet, que la fibrine concrète soit augmentée avant le développement de l'inflammation. Andral et

Gavarret ont clairement démontré que ces deux phénomènes sont connexes, que la fibrine s'accroît avec les progrès de la phlegmasie, mais que jamais cette production exagérée ne précède la manifestation des phénomènes locaux inflammatoires.

La fibrine ne pouvant ni se former ni augmenter primitivement dans le sang, Virchow l'a considérée comme un produit qui prendrait naissance dans les tissus eux-mêmes; lorsqu'un organe est enflammé, certains éléments histologiques se détruisent, leurs déchets constituent la fibrinogène, qui, en définitive, serait une substance rétrograde.

En supposant que ce premier point soit indiscutable, ce qui est loin d'être vrai, on peut facilement comprendre comment la fibrine s'accumule dans le sang; au fur et à mesure que les métamorphoses dénutritives s'opèrent dans l'organe malade, la lymphe en entraîne le produit ultime dans le système sanguin, et cela d'autant plus facilement que l'organe est plus riche en vaisseaux lymphatiques; c'est là ce qui explique, d'après Virchow, pourquoi le sang est toujours hyperfibrineux dans les inflammations pleuro-pulmonaires; pourquoi, au contraire, dans les encéphalites, le sang n'éprouve aucune modification appréciable: dans le cerveau, en effet, il n'existe que de très-rares vaisseaux lymphatiques, tandis qu'ils prédominent dans les organes respiratoires.

Si cette explication était vraie, si l'hypérinose mesurait exactement la richesse lymphatique des organes, le sang devrait être singulièment appauvri en fibrine, lorsqu'il s'agit de l'inflammation des séreuses articulaires qui possèdent à peine quelques vaisseaux lymphatiques; or, c'est précisément le contraire qui a lieu. Il n'existe point d'inflammation, ni d'affection quelconque d'aucun organe qui dépasse le rhumatisme articulaire, sous le rapport de la production de fibrine (Bouillaud).

Donc l'hyperfibrinose n'est ni cause, ni effet, ni synonyme de l'inflammation; elle ne précède point la manifestation des phénomènes inflammatoires; ne leur succède point dans toutes les conditions, et elle peut se montrer dans des états physiologiques ou morbides qui n'ont aucun caractère phlegmasique, ainsi qu'on l'observe dans la grossesse. Il n'est donc pas possible d'expliquer l'altération du sang par la facilité du transport de la fibrine; je me hâte d'ajouter que rien n'est moins démontré que l'origine locale de la matière fibrinogène.

En fait, la fibrine n'augmente ni par l'action topique des organes phlogosés, ni par un développement spontané; il n'existe point de dyscrasie fibrineuse d'origine locale ni de crase primitive.

Voici l'interprétation la plus plausible : le rapport entre la sérine et les matières plasmatiques s'est interverti; celles-ci, ayant augmenté, quoiqu'en général d'une manière relative, doivent naturellement fournir une masse plus considérable de fibrine concrète. Mais il reste à savoir sous quelle influence la sérine s'est transformée en plasmine? L'activité de la circulation et des oxydations dans les inflammations fébriles détermine un contact plus fréquent de l'oxygène avec les tissus et le sang; l'albumine du sérum, sous l'influence de l'oxydation plus active, forme ces produits plasmatiques qui, en se concrétant, sont plus près de la matière inorganique que la sérine. La fibrine serait donc, comme le croit le professeur Robin, un produit rétrograde.

De la fibrine dans les anémies. — Les saignées, loin de diminuer la fibrine concrète, tendent plutôt à l'augmenter; Magendie, en pratiquant pendant trois jours de suite une forte saignée à un chien, et réinjectant chaque fois le sang défibriné, obtint le deuxième jour autant de fibrine que la veille, et le troisième jour plus que les jours précédents. Cl. Bernard constate les mêmes faits; les dernières saignées contiennent plus de fibrine, mais celle-ci devient moins élastique et plus molle (Frémy).

Dans les anémies faibles, Andral et Gavarret trouvent 3 de fibrine concrète, et dans les anémies fortes 3,3 pour mille parties de sang. Toutefois, lorsqu'il y a eu des hémorrhagies intenses ou répétées, l'on voit parfois diminuer la fibrine et la sérine en même temps que les globules. Chez une femme qui avait éprouvé des métrorrhagies très-abondantes, le sang ne contenait plus que 1,8 en fibrine, et 61 en matériaux solides du sérum.

Ainsi, en général, dans les anémies, la fibrine dépasse le chiffre normal; mais il s'agit surtout de la fibrine concrète

or, nous savons que la fibrine qui reparaît sous cette forme est empruntée à la sérine ou à la fibrine dissoute.

Il n'y a donc pas excès de fibrine, mais une plasmine imparfaite et plus facile à dissocier.

CAUSES ACCESSOIRES DE LA COAGULATION.

La coagulation est le résultat du dédoublement de la plasmine; les circonstances qui favorisent cette modification isomérique sont l'oxygène du sang; certains agents physiques qui troublent la circulation; enfin les éléments histologiques du sang ou des parois vasculaires exercent des influences diverses sur la production de ce phénomène.

§ 1. Des gaz coagulants. Oxygène.

Les divers gaz contenus dans le sang exercent sur la plasmine une action diamétralement opposée; l'oxygène en favorise le dimorphisme, l'acide carbonique le ralentit; je ne parle pas de l'ammoniaque, dont la présence en nature dans le sang doit être considérée comme douteuse.

La coagulation de la fibrine au dedans comme au dehors de l'économie se lie intimement, d'après Virchow et d'autres expérimentateurs, à la combinaison de l'oxygène avec le sang; la fibrinogène de la lymphe ne devient fibrine que quand, dans les vaisseaux, elle éprouve le contact de l'oxygène; nous avons déjà réfuté l'existence de la fibrine dans le sang; c'est la plasmine qui seule s'y retrouve toute formée; c'est sur cette substance que l'oxygène agit en favorisant son dédoublement. Les arguments ne manquent pas pour prouver au moins son influence auxiliaire.

Au contact de l'air, le sang se coagule plus vite et plus complétement qu'à l'abri de l'air; si on soustrait le sang entièrement à l'action de l'air, la coagulation peut être empêchée ou retardée; si, au contraire, on augmente les points de contact avec l'atmosphère, la coagulation est prompte et le caillot consistant; ainsi, si on reçoit le sang dans un vase plat, le caillot est volumineux et la coagulation procède de la superficie vers le fond.

A cette première argumentation, Brücke oppose une expérience contraire pour prouver que l'oxygène n'exerce qu'une influence très-contestable sur la coagulation ; ce physiologiste recueille du sang dans un tube sous le mercure ou l'huile, c'est-à-dire à l'abri complet de l'air ; or, au bout d'un certain temps, la coagulation ne saurait plus être empêchée ; on peut même, pour éviter toute objection, priver le sang de l'oxygène que contiennent ses globules, et dont on serait tenté d'invoquer l'action coagulante ; par la pompe aspirante, les globules peuvent être désoxydés, et cependant la coagulation finira par s'opérer.

Une autre preuve, invoquée en faveur de l'action coagulante de l'oxygène, est tirée du degré de coagulabilité que présenteraient les divers sangs physiologiques selon leur imprégnation plus ou moins complète par l'oxygène ; le sang artériel qui est plus oxygéné se coagule, dit-on, plus vite, et donne un caillot plus ferme que le sang veineux. Le sang des animaux, qui respirent dans une atmosphère pure, se concrète plus rapidement que dans les conditions inverses ; chez les animaux asphyxiés par défaut d'oxygène, la coagulation est même presque impossible ; enfin la respiration de l'oxygène pur augmente la fibrine et la rend plus coagulable (Gardner).

De tous ces arguments, il n'en est pas un qui résiste à un examen sérieux : l'inhalation d'oxygène n'agit point sur la fibrine (Regnault et Reiset) ; la fluidité du sang des asphyxiés et la diminution de coagulabilité du sang veineux s'expliquent par la présence en excès de l'acide carbonique bien plutôt que par le défaut d'oxygène.

Une expérience plus décisive en apparence, en faveur de l'action coagulante de l'oxygène, consiste à lier la jugulaire et à laisser pénétrer l'air au-dessous de la ligature ; le sang se coagule immédiatement en ce point, tandis qu'il reste fluide au-dessus du point lié ; Claude Bernard se servit même de cette injection d'air pour coaguler le sang des sinus vertébraux. Quelle que soit, du reste, la veine dont on cherche à coaguler le sang, il est une condition préalable pour que le contact de l'air avec le vaisseau ouvert détermine la coagulation, il faut que la circulation soit ralentie ; dès que le cours du sang a diminué de vitesse, la fibrine se concrète sous l'influence de l'air. Si, la circulation étant ralentie, on remplace l'air ou l'oxygène par l'hydrogène, par l'azote, ou même par l'acide carbonique, la coagulation n'en a pas moins lieu. Donc, il semble qu'il suffise de l'interposition d'un fluide gazeux quelconque pour obtenir le même résultat ; toutefois l'oxygène agit d'une manière plus certaine que les autres gaz. C'est l'acide carbonique qui s'oppose le plus longtemps à la coagulation.

§ 2. Coagulants physiques ou mécaniques. — Ralentissement de la circulation. — Corps étrangers. — Chaleur.

Le ralentissement de la circulation est une condition favorable à la coagulation, mais il n'en est pas la cause efficiente. Chez les animaux hibernants, la circulation est si ralentie que le sang est comme figé (Hunter); cependant cette stagnation n'est pas encore la coagulation tant que le sang reste refroidi. Mais si, chez un animal hibernant réchauffé, on retarde le cours du sang, ce liquide ne tarde pas à se coaguler.

Le contact du sang avec des corps étrangers est plus efficace pour produire la coagulation ; il suffit de battre le sang ou de l'agiter avec des balles de plomb pour obtenir la condensation de la fibrine ; si on introduit dans une veine un corps étranger quelconque, aurait-il la ténuité d'une aiguille, on voit bientôt le sang se déposer, se coaguler autour de ce corps, et ce caillot devenir à son tour le point de départ de stratifications successives. Supposez que ce corps étranger provienne du système circulatoire lui-même, qu'il s'agisse d'un caillot veineux ou d'une embolie ; ce corps, une fois fixé, formera le point de départ, le noyau d'une série de couches fibrineuses, comme s'il s'agissait d'un corps étranger ayant traversé les parois du vaisseau.

Enfin les rugosités que présentent parfois les parois vasculaires, par suite d'un athérome, d'un dépôt crétacé ou d'une ulcération, ou même le plissement de la membrane interne, suffisent souvent pour arrêter et coaguler le sang, en un mot, pour agir à titre de corps étranger.

La chaleur est un agent puissant de coagulation, le froid la retarde ou l'empêche ; chez les animaux à sang froid, en hiver, la coagulation est tellement lente qu'on peut filtrer le sang de la grenouille, les globules restant sur le filtre (Müller, Bernard).

L'action de la chaleur se démontre de plusieurs manières, et une foule de circonstances favorables à la coagulation se rattachent à l'excès de température. Ainsi, pendant la digestion, le sang est plus coagulable, parce que sa température est plus élevée que pendant l'abstinence. Ainsi, dans un vaisseau vivant ou dans le cœur, le sang conserve sa fluidité pendant un certain temps (Brücke); mais, si on vient à chauffer le conduit vasculaire, la coagulation commence.

La coagulation peut même se faire spontanément dans le vaisseau ou dans le cœur au bout d'un certain temps, qui commence précisément avec la disparition de l'irritabilité musculaire. Or, la perte de l'irritabilité est due à ce que le muscle s'acidifie et devient rigide par la coagulation du suc musculaire; la chaleur agit de même, elle produit sur le suc musculaire et sur le sang un effet identique et simultané; ils se figent tous deux (Bernard).

La chaleur, toutefois, ne suffit pas seule pour décider la coagulation; la section du filet cervical sympathique produit un excès très-marqué de température dans le sang des vaisseaux de la face, et cependant le sang ne se coagule pas; c'est qu'en même temps son cours s'accélère; supprimez cette cause, et la coagulation se fait.

§ 3. Influence des globules sur la coagulation.

D'après Cohn, les globules rouges, en s'agglomérant, ont le pouvoir d'agir comme des corps étrangers, et de décomposer la fibrine, qu'il considère comme un albuminate alcalin. Or les globules s'accumulent dès que le sang est sorti des vaisseaux; si leur agglomération est prompte, la fibrine se coagule plus lentement; ainsi, chez les animaux, la lenteur de la coagulation est en raison inverse de la précipitation des globules; c'est chez le cheval que les hématies s'empilent le plus vite et que la coagulation est le plus lente; viennent ensuite le chien, le lapin, et finalement le porc, l'oiseau; chez ce dernier, le sang se prend immédiatement en masse, car ses globules se précipitent lentement.

Voici d'autres preuves invoquées par Cohn : le sang, traité par une solution saline, ne se coagule pas, parce que les globules tombent rapidement; le sang, placé sous la pompe aspirante, reste fluide, parce que les globules se disséminent; certains transsudats ne se coagulent pas dans l'économie, étant privés de globules; mais, s'ils restent stationnaires, on y trouve des cellules d'exsudat ou des flocons fibrineux qui font l'office de corps étrangers et agissent comme coagulants.

Enfin, comme preuve pathologique, Cohn invoque les phénomènes de l'anémie; le sang anémique présente une diminution de globules rouges, un excès de globules blancs, quelquefois un certain excès de fibrine, et il se coagule facilement; or, comme les leucocytes ne forment pas masse, comme les globules rouges sont trop rares pour se précipiter immédiatement, ils se rassemblent dans le plasma et favorisent la coagulation.

Cette théorie, si bien édifiée en apparence, ne soutient pas l'examen; en effet, les globules peuvent manquer entièrement, et cependant la coagulation a lieu, c'est ce qui arrive chez le cheval; la partie supérieure du caillot est privée de corpuscules et se coagule néanmoins. Le nombre des globules n'a d'action que sur la forme, mais non sur la formation du caillot. Enfin l'action des globules serait uniquement mécanique si elle était démontrée, et la doctrine n'aurait plus le caractère vitaliste que auteur lui assigne.

§ 4. La vitalité des parois vasculaires est un obstacle à la coagulation du sang.

La paroi des vaisseaux exerce sur le sang une influence diamétralement opposée aux agents physiques, elle fluidifie le sang; pour le prouver, il suffit d'étudier ce qui se passe lorsqu'on place le sang dans un organe vivant ou au contraire dans un vase inerte. Renfermé dans le cœur, la veine d'un animal vivant, ou dans un vaisseau chylifère, le sang reste fluide au moins une demi-heure; si, au contraire, on emploie un vaisseau ou un cœur privé de vie depuis quelque temps, la coagulation se fait en quelques minutes, même à l'abri du contact de l'air. En général, dès que l'irritabilité s'éteint, les tissus perdent leur pouvoir fluidifiant (Bernard, Brücke); ainsi, chez les oiseaux, les organes musculaires sont rapidement privés d'excitabilité, le sang se coagule très-vite; au contraire les membranes provenant d'un animal à sang froid peuvent maintenir la fluidité pendant douze heures et même vingt-quatre heures. Supposez maintenant qu'on sépare le sang de la paroi vasculaire en interposant un cylindre de verre, tout le sang qui est dans le vase se coagule, et le reste se maintient liquide. Il semble donc que toute paroi morte suffise pour produire la coagulation (Brücke).

Mais cette expérience ne prouve qu'une seule chose, c'est que tout corps étranger introduit dans un vaisseau peut figer le sang. Si on introduit un corps inorganique ou un fragment de fibrine dans un vaisseau, un caillot se forme immédiatement autour de ce corps; Brücke dit qu'en pareil cas le sang se fige, parce qu'il n'a plus de contact avec la paroi. Mais, lorsqu'une embolie fibrineuse circule avec le sang, n'est-ce pas ce caillot migrateur qui devient le point de départ d'une nouvelle coagulation, comme un cristal de sulfate de soude, introduit dans une solution saline, provoque une nouvelle cristallisation ? Or la coagulation se fait, que l'embolie soit ou non en contact avec la tunique vasculaire.

Tout ceci prouve l'action des corps étrangers sur le dédoublement de la plasmine, mais ne prouve pas en faveur de l'action exclusive de la paroi.

En effet, il peut arriver que les caillots intra-veineux se creusent des canaux où le sang continue à passer à l'état fluide, tant que le courant général est rapide; or, en pareil cas, cette colonne liquide est séparée de la paroi du vaisseau, et cependant elle ne se coagule pas. Ainsi voilà du sang qui reste fluide malgré l'éloignement de la paroi, de même que tout à l'heure le sang pouvait se coaguler autour d'une embolie malgré le voisinage de la paroi vivante.

Les preuves indirectes tirées de la pathologie ne sont donc pas concluantes. Voici un dernier argument invoqué par Brücke.

Dès qu'un vaisseau est altéré, le sang s'y coagule ; mais ce n'est pas parce que les membranes sont lésées, ni parce que le sang est privé de leur action vitale, que la coagulation s'opère; la paroi agit simplement comme ferait une surface rugueuse, c'est une action purement mécanique; en effet l'inflammation artérielle ou veineuse, la dégénérescence athéromateuse, n'entraîne pas toujours la condensation du sang, il faut que la circulation se ralentisse; or une faiblesse générale du cœur et un sinus valvulaire suffisent pour former les thromboses marastiques; ce sont encore des conditions mécaniques qui agissent en pareil cas, car la paroi est intacte.

Au résumé, les données pathologiques s'expliquent par les influences physiques, les expériences sur les parois saines sont bien instituées; mais, comme la contre-épreuve manque, on ne saurait en déduire cette conséquence, que la paroi seule soit assez puissante pour préserver le sang de la coagulation; car, si on introduit dans un cœur vivant du sang étranger, c'est-à-dire qui provient d'un autre animal ou d'une autre région circulatoire, ce sang perd sa fluidité. Quant à l'innervation, si elle jouait un rôle quelconque, ce serait par l'intermédiaire de la paroi vasculaire.

COUENNE DU SANG.

§ 1. Couennes physiologiques.

On appelle couenne la portion superficielle du caillot, dépourvue de globules rouges; c'est une couche de plasmine qui s'est concrétée en fibrine incolore après que les globules ont quitté la surface du caillot.

Le développement de la couenne suppose donc un retard dans la formation ou rétraction du caillot, ou bien une précipitation plus rapide des globules rouges.

Déjà, dans le caillot normal, la partie inférieure est toujours plus foncée et plus molle que la couche supérieure, ce qui dépend surtout de l'accumulation des globules rouges au fond du coagulum; la couche superficielle contient moins de globules rouges, mais un plus grand nombre de globules blancs qui ne peuvent ni s'accoller, à cause de leur forme sphéroïdale, ni graviter à cause de leur légèreté spécifique.

Lorsque les hématies ont commencé à se précipiter, avant que la fibrine soit concrétée, la portion qui surnage forme une couche incolore; ne renfermant pas de globules rouges, elle se contracte plus facilement que le caillot sous-jacent; il en résulte qu'elle a toujours une épaisseur moindre que le cruor;

par sa contiguïté avec ce dernier, elle en soulève les bords, de sorte que finalement elle prend une forme concave et en même temps une consistance très-ferme, c'est la couenne complète. La couenne se forme dans toute espèce de sang, même physiologique, pourvu qu'il ait la propriété de se coaguler lentement (Polli); ainsi la saignée pratiquée aux chevaux se couvre constamment d'une couenne épaisse; au contraire, le sang des oiseaux se prenant rapidement en masse, on n'a jamais pu constater dans le coagulum l'existence d'une portion incolore.

Chez l'homme, on l'observe parfois, soit temporairement pendant la période de digestion, soit d'une manière permanente, particulièrement lorsque l'individu est débilité (analyses confirmatives de Lehmann et Denis). Ainsi il est bien démontré que la couenne n'est pas un phénomène exclusivement morbide, on en retrouve le type parfaitement caractérisé dans les conditions physiologiques, pourvu que la coagulation marche avec lenteur, la vitesse d'abaissement des globules restant la même. En voici la preuve expérimentale :

Coagulation ralentie. — On peut transformer facilement le sang normal en sang couenneux, il suffit de ralentir le dédoublement de la plasmine; en ajoutant au sang du sulfate de soude, la fluidité de la fibrine se maintient alors assez longtemps pour que la couenne se forme.

La contre-épreuve est tout aussi facile à exécuter, et le sang couenneux peut être rendu à son état ordinaire lorsqu'on hâte la transformation de la plasmine; pour cela, le meilleur moyen est de multiplier le contact du sang avec l'oxygène, en faisant écouler le liquide par un jet très-mince, ou en le recevant dans un vase plat.

Ainsi il est prouvé qu'en enrayant la formation de la fibrine concrète, on favorise le développement de la couenne. Toutefois ce retard est loin d'être la seule cause du phénomène; la couenne ne mesure pas toujours la lenteur du dédoublement ni de la rétraction de la plasmine (Robin); la couche décolorée peut manquer d'une manière absolue dans le sang qui se coagule ou se rétracte lentement; d'une autre part, elle recouvre parfois le sang qui s'est pris rapidement en caillot; en ce cas, il faut invoquer une autre cause.

On admet généralement, depuis les recherches de MM. Andral et Gavarret, que l'excès de fibrine est une circonstance favorable à la formation de la couenne; toutefois on ne peut pas affirmer un rapport constant entre la marche de la coagulation et la quantité de plasmine; en général, lorsqu'elle prédomine aux dépens de la sérine, par cela même que la masse de plasmine à coaguler est plus considérable, les globules ont le temps d'achever leur gravitation avant la dissociation complète de la plasmine. Dans les maladies, qui sont remarquables par leur richesse en fibrine concrète comme les phlegmasies, la couenne manque rarement, grâce à la masse plastique qui doit se coaguler; mais il n'en est pas moins vrai que le sang pauvre en plasmine peut se couvrir de couenne; il intervient alors une autre cause, c'est la précipitation des globules.

Gravitation rapide des globules. — Les hématies se précipitent plus vite dans le sang couenneux que dans le sang normal. Nasse l'a démontré de la manière la plus péremptoire; il mesure comparativement la hauteur de la couche fibrineuse déglobulée dans diverses espèces de sangs, et il constate que dans le sang normal la portion décolorée mesure 0,34 au bout de trois quarts d'heure et 0,98 après quatre heures, tandis que dans le sang couenneux elle mesure 1,15 et 2,4.

Or cette différence dans la hauteur de la portion décolorée tient à l'absence de globules, qui ont quitté rapidement la surface du sang couenneux. Cette gravitation est telle, qu'elle suffit quelquefois seule pour déterminer la formation de la couenne, même lorsque la coagulation de la fibrine s'opère dans le laps de temps ordinaire.

Quelle est la cause de cette submersion prématurée des globules?

La première condition est la diminution de nombre; on a remarqué, en effet, depuis longtemps que le sang chargé de globules, tel qu'il existe chez les pléthoriques, ne forme qu'un caillot mou, et ne se couvre jamais de couenne; au contraire, si le sang est pauvre en éléments morphologiques, comme dans l'anémie, la chlorose, l'état de grossesse, la couenne est de règle générale.

Dans ces divers sangs, comme la plasmine conserve à peu

près son chiffre normal, il est évident que la couche aglobulique ne s'accroît qu'aux dépens de la partie inférieure du cruor; mais alors les globules agglomérés dans ce dernier point se comportent-ils relativement au plasma de la même manière que dans l'état normal? Les rapports de diffusion entre les hématies et le liquide plasmatique ne sont-ils pas modifiés? Tout porte à le croire.

Carl Schmidt a démontré, en effet, que l'hémato-cristalline ferrugineuse augmente dans les dernières portions de la saignée, ainsi que dans le sang des anémies en général. Or, s'il en est ainsi, le poids spécifique des hématies doit augmenter en proportion; c'est là une circonstance éminemment favorable à leur précipitation.

Une deuxième cause peut être invoquée; c'est une action chimique de l'hémato-cristalline; si l'on admet que cette substance, qui est très-analogue à la plasmine, favorise et hâte son dédoublement, on s'expliquera aisément pourquoi l'hémato-cristalline étant entraînée avec les globules au fond du vase, la dissociation de la plasmine s'opère avec plus de lenteur et de difficulté.

Quant aux globules blancs, ils ne jouent dans la formation de la couenne qu'un rôle secondaire; par suite de leur poids spécifique moindre, ils restent dans les couches supérieures, ou se trouvent dispersés par côtés, lors de la gravitation des hématies. On sait d'ailleurs qu'à chaque nouvelle perte de sang les leucocytes augmentent de nombre, et quelquefois au point de constituer la moitié de la couenne; on peut s'en assurer facilement en traitant un fragment de couenne par l'acide acétique faible qui la rend transparente.

§ 2. Couennes inflammatoires.

La couenne existe dans deux séries de conditions pathologiques entièrement opposées, les phlegmasies et les états anémiques.

Elle est si fréquente dans les phlegmasies, qu'on l'a désignée sous le nom de croûte inflammatoire; c'est surtout dans celles qui s'accompagnent d'un excès de plasmine, que la couenne se manifeste sûrement; on en a conclu qu'elle est l'indice d'un état hyper-fibrineux ou plastique du sang.

Mais pour rester dans la stricte observation des faits, il faut dire que si la plasmine proprement dite a augmenté, c'est en grande partie aux dépens des autres albuminates; par conséquent, le sang ne présente pas une exubérance telle de matières protéiques, qu'il soit plus apte à réorganiser les tissus détruits par l'inflammation; en un mot, il n'est pas plus plastique que dans l'état ordinaire.

D'une autre part, l'augmentation absolue et surtout relative de la plasmine étant incontestable dans les états inflammatoires, la masse de fibrine concrète qui se forme en pareil cas ne peut achever sa rétraction que quand les globules ont déjà gagné le fond de la saignée; il en résulte une décoloration de la couche supérieure de fibrine concrète, c'est-à-dire la couenne.

La couenne est donc plutôt l'indice d'un ralentissement de la métamorphose des matières plasmatiques, qu'elle n'est le signe pathognomonique de l'inflammation ou de la fièvre; tout ce qu'on peut affirmer, c'est que la phlegmasie est une condition prédisposante, mais non la cause de la couenne.

§ 3. Couennes de l'anémie.

Le sang des anémies, bien qu'il présente une constitution tout opposée au sang inflammatoire, se couvre comme celui-ci très-fréquemment d'une couenne surmontant un caillot ordinairement très-dense; ce fait déjà signalé par Borsieri et vérifié par tous les observateurs prouve clairement que toute couenne n'est pas le signe d'une inflammation.

Dès la deuxième saignée, même d'un individu sain, le sang tend manifestement à se couvrir d'une couche couenneuse, et cette couenne qui augmente dans les saignées suivantes est malheureusement encore aujourd'hui considérée comme le signe d'une diathèse inflammatoire; selon la judicieuse remarque de Hardy et Béhier, c'est cet aspect du sang qui encourage certains praticiens à persister fatalement dans leur méthode de traitement, et semble justifier de nouvelles émissions sanguines, tandis que le sang ne fait alors que traduire de plus en plus la dépréciation des globules ou l'imperfection des matières plasmatiques.

Dans le sang des anémies d'origine hémorrhagique, la couenne est la règle générale; il en est de même dans les anémies de l'inanition, des mineurs, dans celles qui résultent de l'intoxication saturnine, syphilitique, de la diathèse tuberculeuse ou cancéreuse, enfin et surtout dans l'anémie dite spontanée, la chlorose.

Dans tous ces cas, Andral et Gavarret attribuent la formation de la couenne à un excès de fibrine par rapport aux globules; mais à la condition que la coagulation ne soit pas trop rapide; c'est là, en effet, une circonstance des plus importantes.

Mais la cause véritable du phénomène est la gravitation trop prompte des globules; quand leur nombre est diminué, leur hématine augmente, et, par conséquent, leur poids spécifique les entraîne rapidement, de manière que la fibrine ait le temps de se condenser isolément à la surface du caillot.

Quand il y a à la fois diminution des globules et augmentation absolue de la fibrine, la couenne est constante; c'est ce qu'on voit dans le sang des femmes pendant les cinq derniers mois de la grossesse; il est alors aussi chargé de fibrine que dans les inflammations, aussi pauvre en globules que dans les anémies, autant pourvu de globules blancs que dans les leucocytoses, triple condition favorable à la formation des couennes; dans la maladie de Bright on observe les mêmes circonstances et le même phénomène.

Résumé de l'histoire de la couenne.

La couenne n'est qu'un phénomène physique dû à la lenteur du dédoublement de la plasmine, ou bien à la gravitation prématurée des globules; dans les deux cas, il en résulte que la couche supérieure de plasmine reste incolore par l'absence d'hématies; c'est cette plasmine normale qui forme la couenne, même celle qu'on appelle couenne pathologique.

1° Parmi les conditions favorables à sa formation, on cite en premier lieu l'excès de fibrine des phlegmasies; mais, dans le sang dit plastique, les matières fibrineuses n'augmentent en général qu'aux dépens des autres albuminates, par conséquent il n'y a pas excès absolu de substances plasmatiques.

Que cette prédominance soit réelle ou seulement relative,

elle ne suffit pas pour produire la couenne; la cause véritable du phénomène est celle-ci : l'hémato-cristalline contribue au dédoublement de la plasmine; lorsque la masse à métamorphoser est trop considérable, les cristaux du sang ne suffisent plus à ce but; le travail isomérique se ralentit, les globules gravitent avant que la coagulation soit achevée; de là la décoloration de la couche supérieure de fibrine concrète, c'est-à-dire une couenne parfaite.

2° La diminution des globules forme une deuxième condition favorable à la formation de la couenne, c'est pourquoi le sang des anémies et de la chlorose présente ordinairement sur le caillot une surface blanche; mais l'appauvrissement du sang en hématies ne détermine pas absolument le caractère couenneux.

Les globules doivent, tout en diminuant de nombre, augmenter de poids spécifique, grâce à l'excès relatif d'hémato-cristalline, et c'est en effet ce qu'on observe dans les dernières portions de la saignée, ainsi que dans les chloro-anémies.

Ainsi, dans ces divers cas, la couenne n'est qu'un phénomène mécanique, tandis que dans la première catégorie de faits, l'hémato-cristalline étant insuffisante pour transformer la plasmine, il s'agit d'un phénomène chimique.

Nous sommes donc autorisés à dire que l'aspect couenneux du sang peut faire supposer un sang déglobulé ou relativement pauvre en hémato-cristalline.

3° Mais la couenne n'a pas toujours la valeur d'un signe, parfois elle n'est que l'indice probable d'une débilitation; elle peut même se produire physiologiquement, c'est ce qui a lieu chaque fois que la coagulation se ralentit, la plasmine et les globules conservant leurs proportions normales; en pareil cas le sang n'est-il pas chargé d'un excès d'acide carbonique, ainsi que cela a lieu chez les individus affaiblis, dont les muscles respiratoires fonctionnent d'une manière incomplète?

L'acide carbonique retarde, comme nous l'avons démontré, le dédoublement de la plasmine, c'est-à-dire la coagulation de la fibrine; cela suffit pour qu'une couenne se forme, même s'il n'y a ni excès de plasmine ni déficit de globules.

ÉTIOLOGIE DES ANÉMIES.

§ 1. Anémies d'origine hémorrhagique et sécrétoire.

La plupart des fonctions de l'économie, surtout les sécrétions, ne peuvent s'accomplir qu'en éliminant ou en usant une partie des principes constituants du sang ; il y a donc dans l'économie une cause normale de déperdition. Lorsque le sang n'est dépouillé que partiellement, ainsi à la suite des sécrétions ou des exsudations morbides, séreuses ou muco-purulentes, la débilitation sera plus ou moins lente à se produire, selon le genre d'éléments qui se perdent ; mais l'anémie manquera rarement de se produire.

L'affaiblissement sera aussi rapide que considérable si la déperdition atteint le sang dans son ensemble, ainsi qu'on l'observe dans les hémorrhagies. Quelle que soit la cause de ces pertes, pour peu qu'elles se prolongent, s'exagèrent ou se répètent, il en résultera un trouble profond dans la circulation et les échanges moléculaires, par conséquent dans la composition intime du sang lui-même ; de là des anémies d'origine hémorrhagique.

§ 2. Anémies d'origine nutritive et respiratoire.

Les pertes subies par l'organisme se réparent par l'alimentation et l'oxygène respiré ; à l'aide de ces deux moyens il y a une tendance constante au rétablissement de l'équilibre organique. Dès que l'un ou l'autre vient à faire défaut, à diminuer ou à subir quelque altération qualitative, ou bien enfin à s'assimiler plus difficilement, la composition du sang ne tarde pas à se modifier, parce qu'il perd sans cesse sans acquérir en proportion.

De ces deux principes régénérateurs, l'aliment sert à reconstituer la trame organique et à développer les forces ; les principes azotés et carbonés qui composent l'aliment ne servent à l'économie qu'en subissant des métamorphoses, des combustions incessantes ; si ces matériaux combustibles sont en déficit, l'organisme use ses propres tissus, et il se produit une anémie d'inanition.

Lorsque c'est l'élément comburant, c'est-à-dire l'oxygène qui manque, il en résulte une anémie par inoxydation ; c'est ce qui a lieu toutes les fois que la quantité d'air respirable n'atteint plus les limites physiologiques, que l'acide carbonique augmente, ou bien enfin lorsque la suface respiratoire elle-même vient à diminuer ; dans tous ces cas, les échanges entre les gaz du sang et l'atmosphère ne peuvent plus se faire librement ; l'oxygène, que les globules doivent apporter aux organes, ne peut plus suffire ni aux combustions intimes ni au fonctionnement des globules eux-mêmes.

Au résumé, l'organisme ne peut se maintenir intact, que si la balance s'établit entre les déperditions et les recettes nutritives.

Mais ce bilan se modifie sans cesse par le fonctionnement des organes ; pour peu que celui-ci soit exagéré, le mouvement nutritif s'accomplit suivant d'autres lois, c'est ce qui a lieu surtout par l'exercice des fonctions musculaires ; le travail physique, la fatigue, produisent des oxydations plus actives et nécessitent par conséquent des conditions nouvelles ou spéciales de régime et d'aération ; si elles font défaut, il s'ensuit une usure des tissus qui peut conduire à la perte des forces, à l'amaigrissement et peut-être à l'anémie. Cette anémie d'épuisement chez l'ouvrier exige une étude approfondie et mérite de fixer toute notre attention.

§ 3. Anémies dégénératives et toxiques.

Les matériaux d'assimilation, quelle qu'en soit la nature ou la provenance, doivent subir diverses élaborations avant de constituer les principes du sang ; c'est surtout dans les glandes lymphatiques et lymphoïdes, dans la rate et peut-être dans le foie que se passe cette transformation ; c'est là que se développent les leucocytes, qui sont eux-mêmes la principale origine des hématies ; l'intégrité de ces divers organes formateurs des globules est donc une condition nécessaire pour le maintien de l'état normal du sang. Or, c'est le caractère des diathèses, de la scrofule, comme de la tuberculose ou du cancer, d'envahir les glandes ; il en résulte une de ces anémies graves et complexes qu'on peut appeler dégénératives ou diathésiques.

Les poisons, les virus, les miasmes, en pénétrant dans l'économie par les diverses voies d'absorption, atteignent tout aussi fréquemment les glandes lymphatiques, les troublent dans leur structure ou leurs fonctions, et produisent ainsi par voie détournée une altération du sang. Il se peut enfin que les agents toxiques altèrent directement les éléments histologiques du fluide sanguin; dans l'un et l'autre cas, il se développera une anémie toxique.

L'empoisonnement saturnin se manifeste souvent par une altération du sang et des reins (Ollivier) avant de se localiser dans l'intestin.

L'intoxication palustre nous fournit un exemple d'anémie miasmatique, comme la syphilis peut servir de type aux anémies virulentes.

§ 4. — Des chloroses.

Les trois groupes d'anémies par déperditions, privations et dégénérescences sont loin de comprendre toute l'histoire de ces états morbides si variés; il reste à élucider la question éminemment pratique des affinités avec la chlorose et les cachexies; ce sera le chapitre complémentaire de cette longue étude.

La chlorose et l'anémie sont-elles entièrement identiques, ou, au contraire, absolument distinctes, ou bien enfin la chlorose n'est-elle qu'une variété, qu'une forme de l'anémie? Ces trois opinions ont été soutenues tour à tour par nos cliniciens les plus exercés. En prenant pour point de départ les altérations du sang, on ne saurait méconnaître le caractère anémique de la chlorose; et si les analyses n'ont pas toujours répondu à l'attente des expérimentateurs, c'est qu'ils n'ont pas tenu compte des périodes d'amélioration qui se manifestent même dans les chloroses les plus invétérées; l'aglobulie ou l'hydrémie ne manquent jamais entièrement d'une manière permanente.

Mais, bien qu'il y ait identité de lésions, des différences réelles séparent ces deux états au point de vue étiologique.

Ce qui me frappe d'abord dans le développement de la chlorose, c'est qu'elle naît indépendamment des causes générales qui produisent l'anémie; les pertes excessives, les privations n'y sont habituellement pour rien, ou du moins la maladie peut s'observer chez des individus placés dans les meilleures conditions hygiéniques. C'est ce qui explique pourquoi il est si difficile d'avoir prise sur elle, et pourquoi l'influence salutaire des circumfusa n'est presque jamais que temporaire. Si l'anémie a le plus souvent des causes tangibles, c'est le contraire pour la chlorose; l'une résulte de déperditions ou de déficit alimentaire, ou d'insuffisance atmosphérique; l'autre prend sa source dans la constitution de l'individu. C'est en réalité, comme le dit Grisolle, une anémie, mais une anémie spéciale, qui me paraît résulter de l'activité excessive des fonctions de développement, c'est-à-dire de l'accroissement exagéré, ou de l'ovulation, ou de la gestation. C'est aussi l'opinion de Monneret.

Chaque fois qu'il y a disproportion entre les forces de *développement* et les moyens réparateurs, la chlorose peut en être la conséquence; celle-ci ne dépend donc pas exclusivement des fonctions de puberté; il existe, en effet, une chlorose de l'enfance, de l'âge de puberté, de l'âge adulte et une chlorose puerpérale.

PREMIÈRE CLASSE. — ANÉMIES PAR DÉPERDITIONS.

A. ÉTIOLOGIE DES ANÉMIES D'HÉMORRHAGIES.

Que les hémorrhagies soient artificielles, comme la saignée, physiologiques, comme la menstruation, ou bien enfin de l'ordre pathologique, il suffit que les pertes de sang soient intenses ou répétées pour qu'elles provoquent le développement de l'anémie.

Hémorrhagies physiologiques.

Autrefois on considérait la menstruation comme un acte dépuratoire, et le sang menstruel comme une substance nuisible destinée à être éliminée de l'économie, sous peine d'accidents graves de nature chlorotique; la physiologie nous a appris à envisager les règles comme une fonction de l'ovaire et une altération concomitante de la muqueuse utérine; la maturation et la chute périodique de l'œuf ovarique, résultant du développement de ses cellules, c'est là le fait primordial de la menstruation.

L'écoulement sanguin n'est que la manifestation extérieure d'un travail local qui se manifeste dans les voies génitales, particulièrement dans la muqueuse utérine; le processus histologique, provoqué par l'excitation fonctionnelle de l'ovaire, présente une grande analogie avec les inflammations catarrhales (Virchow). Par suite de cette lésion, les petits vaisseaux de la muqueuse utérine ont à leur tour diminué de cohésion et se rompent à chaque hyperémie fluxionnaire. L'hémorrhagie n'est donc pas, comme on le croyait, l'effet de la rupture des vésicules de Graaf; la perte de sang n'est que le signe de la congestion et de la lésion nutritive que l'utérus éprouve dans la grande série des excitations fonctionnelles périodiques de tout l'appareil sexuel.

Qu'il se développe aussi d'autres congestions utérines que celles qui dérivent de l'ovaire, qu'il y ait des hémorrhagies analogues et une sorte de fausse menstruation dans un grand nombre de maladies aiguës, particulièrement dans la variole, la fièvre typhoïde, le choléra, la pneumonie, c'est une question mise hors de doute par les travaux de Virchow et de Gubler, qui sont arrivés aux mêmes résultats, aux mêmes conclusions. On commet une erreur en attribuant aux fièvres ou aux phlegmasies ce pouvoir de hâter le retour des règles; ces hémorrhagies, quelle que soit leur abondance, ne sont que des pseudo-menstruations sans maturation concomitante des cellules de l'œuf; c'est un processus hémorrhagique, qui s'étend souvent même à tout l'appareil sexuel, sous forme d'ecchymoses sous-muqueuses et d'hyperémies avec ou sans rupture des capillaires, c'est-à-dire avec ou sans perte de sang (Virchow).

Or ces déperditions, qui se reproduisent jusqu'à deux ou trois fois dans le même mois, et dont le mécanisme diffère si complétement de la fonction menstruelle, ne devront inspirer aucune crainte sérieuse de métastase, et comme par leur abondance ou leur répétition elles peuvent amener promptement les phénomènes de l'anémie, le traitement anti-hémorrhagique devra être appliqué dans toute sa rigueur.

Les métrorrhagies, qui accompagnent et suivent l'accouchement, laissent souvent une empreinte profonde dans l'organisme ; ce sont en effet de véritables hémorrhagies traumatiques qui ne cessent que par suite du développement spontané d'une thrombose dans les veines utérines; aussi les accouchées, et surtout celles qui allaitent leur enfant, présentent pendant plusieurs semaines ou même plusieurs mois, les traits d'une anémie évidente, qu'on peut même observer sur les nourrices qui arrivent des campagnes les plus salubres.

Les hémorrhagies utérines qui se manifestent à l'époque de la ménopause déterminent souvent l'appauvrissement du sang, et la période dite critique est marquée par l'anémie, comme nous verrons la période de formation se signaler par les phénomènes de la chlorose.

Hémorrhagies pléthoriques.

Les hémorrhagies de l'ordre pathologique ne produisent ordinairement l'anémie que quand elles ont pour siége les membranes muqueuses, et que le sang peut s'extravaser librement au dehors. Si elles résultent d'une perforation (traumatique, tuberculeuse ou carcinomateuse) des vaisseaux, elles tendent rarement à se reproduire, et d'ailleurs l'anémie ne serait qu'un épiphénomène au milieu de ces graves lésions.

L'anémie domine, au contraire, à la suite des *affections* hémorrhagiques, soit primitives, comme le scorbut, le purpura, soit consécutives à une lésion du foie (ictère grave, fièvre jaune), ou à une altération de la rate et des ganglions lymphatiques (hémorrhagie paludéenne, leucocythémie).

Il reste à discuter l'influence pathogénique des hémorrhagies appelées dynamiques, qui comprennent les flux de sang dus à la pléthore générale ou à la congestion locale, les hémorrhagies succédanées ou métastatiques; ce sont ces flux sanguins qui méritent le plus d'attention, leur caractère critique étant souvent invoqué par les théoriciens pour justifier une inaction préjudiciable. C'est au flux hémorrhoïdal, aux épistaxis et à certaines hémoptysies qu'on a attribué ces priviléges; la perte de sang serait, en pareil cas, le moyen naturel de faire cesser ce qu'on a appelé la pléthore.

La pléthore a été définie et envisagée de trois manières entièrement opposées, c'est-à-dire au point de vue physique, chimique et dynamique. Pour la plupart des médecins des deux derniers siècles, c'est une augmentation de la masse du sang, *plethora ad molem* (Gaubius); les médecins contemporains (Grisolle, Becquerel et Rodier), qui désignent cet excès de sang sous le nom de polyémie, lui attribuent le rôle principal dans le développement des désordres fonctionnels de la pléthore.

La pléthore a été considérée comme une polyémie.

Mais comment démontrer l'accroissement anormal du sang, quand le chiffre physiologique lui-même, qu'on a fixé arbitrairement à un cinquième du poids du corps, ne repose sur aucune donnée certaine ? Les expériences sur les animaux ne donnent elles-mêmes que des indications contradictoires (voir la partie physiologique) ; à plus forte raison est-il impossible de pratiquer une vérification chez l'homme sain ou malade. Vogel a proposé d'estimer la masse totale du sang par celle de l'hématine. On peut mesurer, dit-il, la quotité d'hématine contenue dans un liquide donné, en comparant sa coloration avec celle de divers échantillons préparés à l'avance et dont on a déterminé la richesse en matière colorante ; mais ce procédé, fondé sur la chromométrie de Welker, que nous avons déjà critiquée, est resté à l'état de projet ; dans l'état actuel de la science, on ne saurait être fixé sur l'existence de la pléthore totale ou pléthore vraie.

En se plaçant au point de vue de la masse du liquide, comme les partisans de la polyémie, Beau a constaté la corrélation de certains phénomènes de la pléthore, non plus avec la totalité du plasma, mais avec la surabondance de l'eau du sérum ; ce serait la pléthore séreuse. Les faits observés par Beau sont incontestables ; mais comme cette fausse pléthore se rencontre dans des conditions différentes de celles de la pléthore vraie, comme d'une autre part elle accompagne presque toujours l'anémie globulaire, le mot hydrémie, proposé par Bouillaud, mérite la préférence, par cette raison bien simple, que l'excès d'eau n'est souvent que relatif ; par conséquent, il ne constitue pas toujours une augmentation de la masse entière du liquide, et ne suffit pas pour distendre les vaisseaux, ce qui est le propre de la pléthore.

La pléthore est-elle une hyperglobulie ?

L'analyse chimique du sang des individus d'apparence pléthorique semble justifier l'opinion des médecins qui, avec MM. Andral et Gavarret, Monneret, Béhier et Hardy, considèrent la pléthore comme résultant d'un excès de globules, sans tenir aucun compte de la quantité totale du sang. En effet, sur 31 saignées la moyenne des hématies se montait à 141 au lieu de 127, chiffre normal. Mais nous savons qu'on a contesté précisément cette moyenne physiologique, ainsi que la méthode d'analyse des globules qui lui sert de base.

Il est vrai, ainsi que le fait observer judicieusement M. Jaccoud, que le même procédé ayant été appliqué à toutes ces analyses comparatives, il n'y a plus à tenir compte de cette dernière cause d'erreur; reste toujours l'objection tirée des oscillations considérables que l'élément globulaire peut subir d'un individu à l'autre, sans sortir des limites physiologiques; ainsi la plupart des chiffres indiqués par Andral et Gavarret se rapprochent de 135, qui serait le chiffre normal pour Becquerel et Rodier, tandis que le pesage des globules *humides*, par le procédé de Carl Schmidt et de Sclarek, fournit comme la méthode de numération des globules secs, préconisée par Andral et Gavarret, une moyenne de 125 à 130 comme représentant l'état naturel; par conséquent, chaque fois que le sang présente plus de 135 parties de globules rouges (sur 1000), il doit être considéré comme anormal; l'hyperglobulie ne saurait en ce cas être mise en doute.

Mais cette lésion ne présente pas toujours les mêmes caractères de permanence.

Après un examen attentif des analyses intéressantes pratiquées par Andral et Gavarret, il me semble utile d'établir une distinction fondée sur le caractère transitoire ou persistant de la multiplication des hématies; cette dichotomie est déjà consacrée dans la science pour les globules blancs: il existe, en effet, une affection ordinairement chronique, caractérisée par une accumulation considérable de leucocytes dans le sang; c'est la maladie appelée leucocythémie; il peut se faire d'une autre part, principalement dans la convalescence des maladies aiguës, une augmentation transitoire de ces globules blancs, qu'on distingue sous le nom de leucocytose.

Or, au début de certaines phlegmasies ou fièvres (rougeole, fièvre typhoïde, etc.), on constate un excès de globules rouges qu'on pourrait appeler hémacytose.

Cet état, dépourvu de toute valeur nosologique, ne saurait

en aucun cas être considéré comme l'indice ou le synonyme de pléthore, et encore moins comme une indication thérapeutique de la saignée; c'est une interprétation erronée et dangereuse, qu'on a attribuée gratuitement aux éminents observateurs qui nous ont fait connaître ce phénomène. Lorsque cette modification du sang est permanente, au point de constituer une véritable polycytémie, qu'elle soit le résultat d'une prédisposition héréditaire, ou bien qu'elle soit due à un régime trop abondant, azoté ou excitant, elle peut devenir le point de départ d'une série d'accidents qu'on rapporte à la pléthore; mais cette dyscrasie est loin de produire fatalement les mêmes effets, elle peut exister sans dommage aucun; cela est vrai, surtout des polycytémies héréditaires, et l'on voit des individus, ayant toutes les apparences de la pléthore, jouir d'une santé parfaite.

La prédominance des cellules rouges dans le sang ne saurait donc être considérée que comme une imminence morbide; ce qui constitue la maladie, ce sont les troubles vasculaires, et c'est là la justification des médecins qui, se plaçant exclusivement au point de vue dynamique, c'est-à-dire des forces de la circulation, n'admettent qu'une pléthore *ad vasa*.

La pléthore n'existe que comme trouble vasculaire. — Lorsqu'il y a disproportion, défaut d'accommodation entre la capacité des vaisseaux et la quantité de sang, quand même celle-ci serait normale, il en résulte une tension exagérée, ou une contraction plus active dans certains canaux; de là des hyperémies locales dans les départements vasculaires, dont les parois cèdent le plus facilement; ces congestions peuvent augmenter au point qu'il en résulte des déchirures dans les tuniques des capillaires, et par conséquent des hémorrhagies interstitielles ou externes; ainsi tension artérielle augmentée, ailleurs des stases ou bien encore des flux de sang, c'est là le cortége de la pléthore, qu'on peut, par conséquent, appeler à bon droit pléthore *ad vasa*.

L'hyperémie ayant son siége habituel dans les petits vaisseaux de la face, les pléthoriques ont une coloration rouge, persistante et une chaleur faciale qui augmentent encore par les moindres exercices, ou par l'usage des boissons spiritueuses, de manière à produire l'aspect apoplectiforme; si l'afflux de sang vers l'encéphale vient à s'exagérer, il en résulte une torpeur intellectuelle avec tendance au sommeil; quand enfin la stase sanguine s'opère dans les veines, le système de la veine porte semble plus souvent compromis, et il se manifeste la série de phénomènes qu'on a appelée pléthore abdominale (constipation, hémorrhoïdes, flatuosités, dyspepsie, développement du ventre). Dans ces circonstances, on peut, avec l'autorité de Boerhaave, invoquer, outre la pléthore *ad vasa*, une pléthore *ad vires,* provenant de la faiblesse du cœur. Lorsque les ondées cardiaques n'ont plus l'énergie suffisante pour déplacer le sang contenu dans les artères, une stase se forme de proche en proche dans les capillaires et les veines.

Ainsi, la pléthore *ad vasa* n'est le plus souvent que le résultat d'une hyperémie passive; l'aspect des pléthoriques trompe souvent sur leur degré de force, et cela est si vrai, que Stahl et son école, qui ont fait jouer un si grand rôle à la pléthore, dans le développement des hémorrhagies, ont reconnu eux-mêmes l'inanité de leur théorie, dans les cas nombreux où les saignées et les hémorrhagies dites critiques sont restées impuissantes à guérir la maladie.

Il y a plus, les pléthoriques supportent souvent très-mal les émissions sanguines, et il n'est pas rare qu'en pareil cas le traitement jette promptement les malades dans un état absolument opposé, c'est-à-dire dans un état d'anémie.

Flux hémorrhoïdal. — Le flux hémorrhoïdal nous fournira la preuve de l'influence peu salutaire ou même défavorable des hémorrhagies sur la plupart des individus dits pléthoriques. Pour les médecins de l'école de Stahl, la perte hémorrhoïdale constitue une voie naturelle de dégagement du système veineux de la veine porte entravé dans sa circulation; ce serait la crise de ce qu'on appelait la pléthore abdominale.

Si cette maladie était définie en nosologie, l'occasion d'en étudier les signes et les terminaisons critiques ne manquerait pas dans les grandes villes; les femmes, surtout de la classe riche, par leur genre de vie sédentaire et le régime substantiel, sont très-souvent affectées d'une constipation rebelle avec difficulté de digérer, distension de l'intestin par des gaz, et soulèvement des parois abdominales, qui finissent par perdre ainsi de leur force contractile; ces phénomènes dépendent uniquement de la gêne mécanique que des bourrelets hémorrhoïdaux opposent à l'expulsion des matières fécales; si ces tumeurs, qui sont formées par les varices des veines hémorrhoïdales (Blandin, Grisolle, Lebert, Virchow), viennent à se rompre par des efforts ou par la pression résultant de la masse stercorale, il en résulte des pertes de sang répétées que les malades et souvent même les médecins considèrent comme un signe favorable, comme un préservatif d'autres hémorrhagies ou d'autres maladies, en un mot comme un bienfait de la nature médicatrice.

Le soulagement *momentané* que les malades atteints de douleurs de tête ou de congestions passives de la face éprouvent parfois à la suite de ces transsudations sanguines, semble justifier leurs doctrines humorales, et les encourager à respecter ou même à favoriser l'action de cet émonctoire.

Bientôt cependant les digestions se troublent plus complétement, des palpitations surviennent avec la dyspnée, la face devient pâle, des vertiges se manifestent avec tous les signes de l'anémie; mais si les congestions passives des petits vaisseaux de la face persistent ou reparaissent, on peut encore être tenté de mettre ces phénomènes vertigineux sur le compte d'une pléthore; les premiers avertissements ne suffisent pas toujours pour indiquer au médecin la nature du mal, et, lors de l'âge de retour, les erreurs semblent se multiplier en raison des craintes de l'apoplexie cérébrale; les hémorrhoïdes, par leur libre écoulement qu'on ne songe pas encore à diminuer, continuent à maintenir ou à aggraver cet état, qui finit par l'anémie la plus grave. Dupuytren a tracé de main de maître ce tableau des hémorrhoïdaires victimes du préjugé; Beau, Grisolle, Monneret, n'en ont pas méconnu les caractères, dont je n'ai eu que trop souvent l'occasion de vérifier l'exactitude.

Épistaxis. — De même que les ménorrhagies et les flux hémorrhoïdaires, les hémorrhagies nasales ont été souvent considérées comme critiques ou comme la terminaison favorable d'un molimen sanguin; chez les enfants surtout, l'épistaxis est trop souvent méconnue dans ses effets; les parents, l'attribuant aux lois de la circulation normale, les médecins, l'envisageant comme le résultat d'une pléthore, négligent cette manifestation morbide qui est l'indice d'une débilitation, résultant parfois d'un développement exagéré, ou de la puberté, ou d'un mauvais régime, et plus encore du travail intellectuel ou de l'onanisme; ces circonstances, qu'il ne faut jamais négliger de rechercher, et les épistaxis qui en résultent, ne manquent pas d'exercer alternativement sur la santé de l'enfant une influence fâcheuse qui se traduit par tout le cortége des phénomènes de l'anémie; Grisolle confirme pleinement ces données.

Hémoptysies. — Les hémoptysies sont le plus souvent le symptôme d'une tuberculose ou d'une maladie du cœur chez l'homme; il est rare qu'en pareil cas la médecine n'intervienne pas activement pour en arrêter les progrès; mais chez la femme, il se présente souvent une grande difficulté pour discerner l'hémorrhagie pulmonaire résultant de tubercules crus et disséminés, et l'hémoptysie supplémentaire des règles qui entraîne des conséquences entièrement opposées; l'hémorrhagie tuberculeuse, qui est due ordinairement à la compression et plus rarement à la destruction d'un vaisseau par un tubercule, est parfois très-abondante; elle se reproduit dans presque tous les cas un certain nombre de fois; mais l'anémie qui peut en être la suite est moins dangereuse que le ramollissement des tubercules, qui est la cause de l'ulcération du vaisseau, et en même temps le point de départ d'une fièvre à forme pseudo-intermittente; or, le ramollissement tuberculeux a des signes physiques incontestables.

Lorsque les tubercules sont restés limités, discrets, et à l'état de crudité, l'auscultation et la percussion ne sauraient révéler la lésion; la fièvre elle-même peut manquer, ou céder promptement, et dès lors aucune affirmation n'est possible; si la bronchorrhagie est périodique, comme les règles, que celles-ci soient diminuées ou supprimées, ou au contraire parfaitement régulières, on est en droit de supposer que le poumon n'a point subi d'atteinte grave; mais quand le flux bronchique est absolument indépendant de l'époque et de la quantité des menstrues, la question ne pourra être résolue favorablement que si la fièvre, les signes physiques, les troubles sécrétoires et l'expectoration font tous également défaut.

La toux sèche et les autres phénomènes thoraciques, tels que les douleurs intercostales et l'oppression, ne sauraient en rien élucider le problème; ces trois phénomènes peuvent dépendre d'un commencement d'anémie résultant des hémoptysies en général; la dyspnée surtout peut tromper sur l'existence d'une tuberculose, ainsi que j'en ai vu un exemple qui a induit plusieurs médecins en erreur; la marche ultérieure des phénomènes, la persistance de l'hémorrhagie avec la conservation de l'embonpoint et des forces constituent les seuls guides en pareil cas pour faire admettre une hémorrhagie dynamique. Or, bien que supplémentaires ou complémentaires des règles, les hémoptysies peuvent entraîner les accidents de l'anémie, et par cela même qu'elles se rattachent à l'excitation fonctionnelle partant des organes génitaux, on peut sans crainte, dès que les doutes seront légitimement dissipés, recourir au traitement habituel de l'anémie fonctionnelle, c'est-à-dire aux préparations ferrugineuses.

Diverses hémorrhagies supplémentaires des règles. — La déviation des règles se traduit le plus souvent dans le système vasculaire des poumons, qui est de tous le plus abondant et à parois les plus minces. Les vaisseaux de l'estomac se prêtent plus difficilement à ce travail congestif supplémentaire; l'hématémèse ne résulte presque jamais d'un simple trouble dynamique, et, en général, elle est due à des lésions plus graves, telles que les ulcères simples, les cancers de l'estomac; mais, quelle que soit la cause de cette hémorrhagie, celle-ci, soit par son abondance, soit par ses répétitions, ne tarde pas à appauvrir le sang et à produire une anémie globulaire.

Les transsudations sanguines des téguments sont, au contraire, plus souvent métastatiques des menstrues, mais elles n'ont pas assez de gravité pour amener directement les phénomènes de l'aglobulie.

Résumé. — Parmi les hémorrhagies dynamiques, s'il est impossible de nier les flux supplémentaires ou métastatiques, on peut à bon droit contester les hémorrhagies pléthoriques par excès de sang ou de globules; la pléthore agit rarement comme cause d'hémorrhagies (Monneret); par conséquent, il est impossible de la considérer comme le point de départ des anémies.

Affections hémorrhagiques.

Scorbut. — Les hémorrhagies, lorsqu'elles produisent le plus sûrement l'anémie, suivent une marche chronique ou présentent le type successif; telles sont le scorbut, le purpura, l'hémophilie, et les hémorrhagies dues à une altération du foie ou de la rate.

Dans la période initiale de la maladie, les scorbutiques présentent un certain nombre de phénomènes qu'on pourrait attribuer à l'anémie; ils accusent une fatigue extrême et de violentes douleurs dans les membres, douleurs et fatigues qui rappellent les sensations et la faiblesse des anémiques; mais chez ceux-ci il s'agit d'une énervation par suite d'une aglobulie; chez les scorbutiques, tout ce qui se passe dans les membres affectés est le résultat d'hémorrhagies interstitielles qui se font dans les muscles.

Le scorbut, en effet, constitue essentiellement une affection hémorrhagique qui est due, comme nous le démontrerons, à une lésion du sang, ainsi qu'à une altération du système vasculaire.

Ce qui prouve qu'il en est ainsi, c'est qu'au lieu de présenter au début de la maladie un teint pâle et une décoloration des tissus, ainsi qu'on l'observe dans l'anémie, les scorbutiques ont les téguments d'un blanc sale, les lèvres d'un bleu livide, les yeux excavés.

Une à quelques semaines après ces manifestations de la peau et des muscles, on voit apparaître les phénomènes caractéristiques, à savoir : 1° l'affection de la bouche et des gencives; 2° des suffusions sanguines dans le tissu de la peau, particulièrement des membres inférieurs ou des parties exposées à une pression quelconque; 3° des exsudats fibrineux dans le tissu cellulaire; enfin, diverses hémorrhagies externes par les narines ou les intestins, et des épanchements fibrineux dans le péricarde, la plèvre, le périoste. C'est seulement après cette période hémorrhagique que l'anémie se déclare avec toutes ses conséquences.

Purpura. — Le purpura se distingue du scorbut par l'absence d'exsudation dans les muscles, le périoste, les articulations; la muqueuse buccale est rarement saignante, et elle n'est jamais ni ulcérée ni spongieuse; les violentes douleurs initiales des membres inférieurs et des muscles thoraciques manquent également.

Dans le purpura, ce sont les hémorrhagies nasales et intestinales qui marquent le début, tandis qu'elles sont tardives dans le scorbut; les taches purpurines sont aussi fréquentes aux parties supérieures du corps qu'aux parties déclives; les suffusions sous-cutanées disparaissent assez rapidement; enfin, la fièvre n'est pas rare, tandis qu'elle manque entièrement dans le scorbut.

Cette distinction entre le scorbut et le purpura est d'autant plus importante, que des cliniciens les plus éminents ont confondu ces deux maladies, tant au point de vue des phénomènes que de la pathogénie.

Or, le scorbut n'est pas seulement une affection hémorrhagique, mais une affection exsudative, qui intéresse profondément les tissus; le purpura, de même que l'hémophilie, sont de véritables hémorrhagies; donc, le scorbut épuise par deux raisons et de deux manières, par l'altération du plasma d'abord, par l'anémie ensuite; c'est ce qui explique la prostration *énorme* (Lind) qui l'accompagne et la suit; la maladie de Werlhof ne produit que l'aglobulie.

Une autre conséquence de cette distinction est celle-ci : les variations du plasma se rattachent surtout, comme nous le verrons, à la nutrition et à la désassimilation des tissus, tandis que l'élément globulaire est surtout l'agent de l'excitation fonctionnelle; aussi les troubles nerveux et musculaires résultant de l'oligocytémie cèdent-ils promptement au traitement tonique; les phénomènes scorbutiques, au contraire, présentent une résistance proportionnée aux lésions nutritives, et réclament une médication tout opposée.

Application des propriétés dimorphiques de la plasmine à l'état scorbutique. — Le sang présente, dans certaines circonstances graves, des caractères absolument opposés au sang phlegmasique; incapable de se coaguler et de former la couenne, il présente ce qu'on appelle l'état de dissolution; il s'accompagne alors fréquemment d'hémorrhagies; dans les fièvres graves, le scorbut, le purpura et l'hémophilie, cette coïncidence est tellement constante que toutes ces hémorrhagies ont été rapportées à la transsudation du sang fluidifié.

Mais il se présente ici une série de questions complexes à résoudre. Quelle est tout d'abord la cause de cette fluidité ? Est-elle due à une diminution, à une altération ou à une dissolution chimique de la fibrine ?

La plupart des modernes ont, depuis les recherches de MM. Andral et Gavarret, attribué l'altération du sang à la diminution de la fibrine ; Becquerel et Rodier ont même donné le nom d'état scorbutique à tous les cas dans lesquels la fibrine tombe au-dessous de 2 pour mille ; dans le purpura, Hérard a vu ce chiffre s'abaisser à 1 pour mille.

Mais il est démontré aujourd'hui que dans bien des cas de diathèse hémorrhagique ou de scorbut, la fibrine, loin de diminuer, subit une augmentation réelle ; le sang peut même être couenneux.

Comment concilier ces faits en apparence contradictoires ? La plasmine, en se dédoublant, fournit une portion concrète plus ou moins abondante ; mais avant de dire que la fibrine a augmenté ou diminué en totalité, il faudrait tenir compte de la fibrine dissoute. Ce qu'on peut affirmer, c'est que la plasmine reste le plus souvent liquide ; le sang est dissous, incoagulable, comme le sang efférent du foie et de la rate.

Ces variations prouvent du moins que toute altération du sang ne doit pas être élevée à la hauteur d'une maladie ou d'une diathèse.

Je ferai la même remarque sur l'adultération du sang par les produits de décomposition ; ainsi, les expériences de Magendie, Gaspard, Poggiale, avaient fait supposer que l'élément fibrineux pouvait subir des altérations de *qualité* par suite de la présence de certains principes délétères ; d'une autre part, les injections de matières putrides dans les veines ont donné à Gaspard, et plus tard à Stich, à Virchow, à Claude Bernard, des résultats très-analogues, qui se traduisent toujours par des infiltrations hémorrhagiques dans les organes les plus divers, et surtout dans l'intestin. Or, est-ce là le caractère habituel du scorbut ou du purpura, et quel serait d'ailleurs le ferment destructif des éléments du sang ?

En l'absence de matière organique dissolvant la fibrine, on a invoqué l'hypothèse d'un excès d'ammoniaque ou de sels de soude; mais nous savons par les recherches de Thiry et de Kühne que l'ammoniaque du sang est dans un état de combinaison qui ne lui permet pas de se dégager avant 50 degrés de température, et d'agir comme dissolvant de la fibrine. D'ailleurs, qui l'a démontré dans le scorbut? Et, s'il était possible de mesurer le poids ou le volume de ce gaz, pourquoi cette alcalinisation excessive serait-elle en défaut dans les scorbuts qui s'accompagnent de fibrine en excès et d'un sang coagulable ?

Quant aux sels de soude, leur rôle comme dissolvants ne tarda pas à être compromis lorsqu'on apprit, par les recherches de Wöhler, que les tartrates, citrates et malates de soude se transforment dans l'économie en carbonates, et que ces substances, loin de favoriser constamment les hémorrhagies, présentent au contraire parfois des avantages thérapeutiques; force fut de conclure à l'intervention nécessaire d'un autre agent, qui ne pouvait être que le vaisseau lui-même.

Les matières salines ne provoquant la dissolution du sang que dans des circonstances encore mal déterminées, Garrod imagina que dans le scorbut il y avait plutôt une *diminution* des sels de potasse, et, pour obvier à cet inconvénient, il proposa d'alimenter les scorbutiques à l'aide des pommes de terre, qui contiennent une grande quantité de carbonate de potasse; mais l'expérience ne tarda pas à infirmer ces prévisions théoriques.

Ainsi, il n'existe ni dissolution, ni altération, ni diminution de la fibrine, mais une répartition différente entre les produits liquides et concrets de la plasmine.

Cet état de la plasmine étant admis, suffit-il pour expliquer les hémorrhagies ?

La variabilité de la lésion du sang permet déjà de supposer que ce n'est pas la seule cause de l'extravasation du sang; mais s'il est vrai que la plasmine soit modifiée, l'effet sur la nutrition des parois vasculaires doit avant tout être pris en sérieuse considération.

Les vaisseaux les plus ténus avec leurs parois simples et

musculeuses sont plus accessibles aux influences nutritives produites par le sang que ne le sont les vaisseaux plus volumineux, plus composés, chargés de grosses fibres élastiques, et possédant eux-mêmes des *vasa vasorum*. L'état de friabilité ou d'atonie des plus petits vaisseaux doit singulièrement favoriser leur rupture, et par conséquent la production des épanchements; ainsi, les lésions du sang ne sont pas seules à agir dans le développement des hémorrhagies.

Toujours est-il, quelle que soit la cause de ces pertes, que c'est à elles, et non à la diminution de la fibrine, qu'il faut rapporter le développement de l'anémie scorbutique; celle-ci résulte uniquement de l'intensité et de la répétition des hémorrhagies externes ou interstitielles; en effet, les globules et plus tard l'albumine subissent un déchet très-marqué par suite des pertes ou des infiltrations de sang; de là une aglobulie grave, et parfois une désalbuminémie consécutive.

B. ANÉMIES D'ORIGINE SÉCRÉTOIRE.

Le sang, humeur essentiellement constituante (Robin), au lieu de se perdre directement en nature, peut s'appauvrir par la déperdition exagérée de ses divers éléments.

Il contient en effet, soit en germe, soit à l'état parfait, tous les principes destinés à être élaborés par les glandes ou tissus; il éprouve, par conséquent, une sorte d'usure incessante, mais qui est loin d'être irréparable; il n'y a que les pertes excessives qui rompent l'équilibre de l'organisme.

Parmi les humeurs non constituantes, Robin distingue avec raison :

1° Les liquides excrétés; leurs éléments sont préformés dans le sang, et se composent principalement des produits ultimes des métamorphoses internes et des transformations alimentaires, résidus devenus inutiles et même nuisibles à l'économie;

2° Les humeurs sécrétées, élaborées dans et par les organes. J'ajoute à ces deux classes :

3° Les sécrétions morbides, ou exsudats.

Les liquides éliminatoires sont rejetés de l'organisme : ou par la surface respiratoire, après avoir été transformés en eau et en acide carbonique; ou par l'intestin, en tant que détritus alimentaires et dérivés biliaires; par la peau qui laisse transsuder la sueur; enfin les reins qui livrent passage aux urines complètent la série des organes excréteurs.

Liquides excrétés. — Sueurs.

Les sueurs et les urines ont une composition très-simple; elles trouvent la plupart de leurs éléments tout formés dans le sang (Bernard). Ce sont : 1° des substances inorganiques, principalement du chlorure de sodium et de l'eau; 2° une matière organique cristallisable, l'urée, qui dérive d'une oxydation très-avancée des tissus de l'économie.

Les sueurs, d'après Krause, éliminent *par jour* 791 grammes d'eau, 2,6 de substance minérale, et 7,5 de substance organique; mais par quel procédé ce physiologiste a-t-il pu faire une pareille appréciation? Tout ce qu'on peut affirmer, c'est que dans ces corps organiques on constate un acide azoté, des acides gras volatiles et l'urée qui figure pour 0,08 pour 100.

Or, les sueurs les plus abondantes, n'entraînant au dehors que ces déchets, ne sauraient provoquer une altération du sang; la physiologie ne permet pas de supposer une anémie par sudations, et la clinique vient confirmer ces données négatives.

Les *urines* contiennent également, outre les matières inorganiques (l'eau et les sels, phosphates, chlorures et sulfates de soude, etc.), un groupe de corps azotés, surtout l'urée qui figure pour 1,5 à 2 pour 100, l'acide urique composé moins oxydé (0,01 pour 100), la créatinine résultant de l'oxydation de la fibre musculaire; enfin l'acide hippurique.

Tous ces produits doivent être éliminés; donc, leur perte ne saurait déterminer aucun préjudice. La polyuric simple peut, en effet, durer longtemps, sans porter le moindre trouble dans la santé; mais il n'en est pas de même des principes qui nous restent à étudier.

Le sucre, en effet, a été constaté par Brücke, Lecoq, Tuchen, et n'est plus contestable dans l'urine physiologique; or, le sucre ayant à remplir un rôle important dans l'organisation des tissus (Bernard), ne saurait se perdre impunément au delà d'une proportion déterminée.

Le diabète entraîne en effet des conséquences funestes pour l'économie, et entre autres une anémie très-évidente au bout d'un certain temps.

Liquides sécrétés.

Les humeurs sécrétées ont été classées par les physiologistes en deux catégories, selon qu'elles sont destinées à être éliminées en totalité, comme le lait et le sperme, ou à être résorbées partiellement, comme la bile, le mucus.

Mais ce n'est pas la destination de ces humeurs qui importe le plus au médecin; c'est, au contraire, leur action sur l'organisme; or, il me semble que ces effets doivent et peuvent se mesurer par la nature ou la valeur de leurs éléments constituants, bien plus que par l'usage du liquide sécrété. La perte d'un élément histologique est plus préjudiciable à l'organisation des tissus que la déperdition des corps protéiques; ceux-ci à leur tour se réparent plus difficilement que les substances graisseuses.

Nous établirons donc une hiérarchie fondée sur la quantité respective de ces trois éléments contenus dans la sécrétion; envisagées à ce point de vue, la bile et la salive forment une première catégorie qui est la moins complexe; le lait, et surtout le sperme, rentrent dans une deuxième classe, celle des liquides organisés ou du moins pourvus d'éléments organiques.

Flux de salive. — Il est des sécrétions qui ne contiennent point de cellules; telles sont la bile et la salive (car on ne peut appeler cellules ce qu'on a décrit sous le nom de corpuscules salivaires); or, ce sont précisément ces liquides dont la déperdition est le moins offensive pour la composition du sang.

La salive, en facilitant la dissolution des matières amylacées, sert incontestablement à la digestion; mais elle peut être suppléée par le suc pancréatique dont l'action sur les féculents n'est pas moins efficace; aussi la salive peut se perdre jusqu'à un certain point sans dommage réel pour l'économie; la ptyaline a seule quelque importance, et il est à peu près impossible que la salivation, par cela seul, entraîne une véritable anémie; si un état grave se développe à la suite des pertes prolongées de salive, ainsi qu'on l'observe parfois chez les malades atteints de paralysie glosso-buccale (Duchenne, Trousseau, Costilhes), ce sera une sorte d'inanition plutôt qu'une véritable anémie par déperdition sécrétoire directe; mais encore faut-il se demander si en pareil cas l'inanition est le résultat de la non-assimilation des fécules par défaut de salive, ou bien si elle n'est pas due à une perturbation de l'influx nerveux. J'ai vu, chez un ami de notre éminent clinicien Trousseau, une anorexie invincible amener la mort dans une paralysie de ce genre; cette répugnance pour les aliments, résultant d'une perversion du goût, avait suffi dans ce cas pour déterminer un amaigrissement mortel.

Flux biliaires. — La bile, telle qu'elle est sécrétée par le foie, ne contient pas d'éléments histologiques; si les déperditions de bile entraînent des accidents sérieux, ceux-ci ne peuvent pas dépendre de la perte des principes constituants de l'organisme; ils sont le résultat indirect, ou bien des troubles digestifs provenant du défaut de bile dans l'intestin, ou bien l'effet de la nutrition incomplète, c'est-à-dire de l'absence des éléments biliaires destinés à la résorption.

La bile sert effectivement à deux buts; le premier, qui est le moins important, c'est l'émulsionnement des graisses neutres; mais, sous ce rapport, elle peut être facilement suppléée; la même propriété appartenant, même à un plus haut degré, au suc pancréatique qui dissout non-seulement les fécules, comme le fait la salive, mais qui, ainsi que la bile, divise les matières grasses et les rend aptes à la résorption. Je ne parle pas de l'action de la bile sur les contractions intestinales, c'est un rôle secondaire; la bile peut manquer dans l'intestin, et la digestion n'en continue pas moins pour toute espèce d'aliments, protéiques ou graisseux, sucrés ou amylacés. Ainsi la suppression de la sécrétion biliaire, ou l'écoulement de ce liquide au dehors, n'enrayent pas complétement les fonctions digestives.

Mais la bile remplit un deuxième but bien autrement utile; la plupart de ses éléments sont résorbés, entre autres les acides biliaires (glycocholique et taurocholique), combinaison d'un acide non azoté, appelé acide cholalique, avec des substances protéiques qu'on nomme glycine et taurine; les matières colorantes biliaires qui sont également des produits azotés, enfin les substances grasses qui entrent dans la composition de la bile subissent, comme les acides biliaires, une résorption partielle; or, si la bile vient à s'écouler au dehors, le sang est privé d'une quantité très-considérable de matériaux nutritifs; les tissus ne trouvent plus leurs éléments reconstituants; la graisse du tissu adipeux ne tarde pas à être résorbée; et il en résulte un dépérissement progressif.

La physiologie expérimentale réalise facilement ce problème; les fistules biliaires pratiquées sur le conduit cholédoque, de manière à déverser la bile au dehors, déterminent chez les animaux un prompt amaigrissement; mais il est un moyen bien simple, indiqué par Bidder et Schmidt, d'obvier aux inconvénients de cette déperdition et de la dépréciation qui en résulte; il suffit de doubler ou tripler la ration alimentaire, et de remplacer ainsi les principes biliaires manquants dans le sang par des aliments protéiques et graisseux; le déficit ne tarde pas à se combler.

Applications à la pathologie. — Chez l'homme les diarrhées ou les vomissements bilieux persistent rarement assez longtemps pour entraîner l'amaigrissement; si toutefois il en était ainsi, la première indication serait de recourir à un régime alimentaire abondant et principalement composé de viandes qui, n'ayant point subi de coction, sont plus facilement assimilables; on rétablirait ainsi l'équilibre des recettes nutritives.

Les flux biliaires peuvent bien produire quelques troubles de la digestion, mais cette perturbation ne saurait être que passagère, car si la bile vient à se perdre, le suc pancréatique peut servir à la remplacer.

Une seule circonstance peut être préjudiciable à la suite de ces diacrises biliaires; c'est lorsque la bile, en excès dans l'intestin, finit par irriter la membrane muqueuse, déterminer une sécrétion muqueuse exagérée, et entraîner au dehors des éléments histologiques; dans cette occurrence, c'est la diarrhée muqueuse concomitante, bien plus que la perte de la bile, qui constitue le plus grave inconvénient et la principale cause d'affaiblissement.

Ce n'est que dans ce dernier cas qu'il peut en résulter à la longue une véritable anémie; dans toutes les autres éventualités il ne saurait y avoir que des troubles digestifs transitoires, ou une dénutrition facile à réparer.

Lactation. — Le lait est composé de corpuscules graisseux, de sucre et de matières albuminoïdes, entre autres la caséine. Or, parmi ces diverses substances, les hydrocarbures, c'est-à-dire le beurre et le sucre de lait, peuvent se perdre sans porter une atteinte directe à l'économie; en tous les cas, ces matériaux se réparent avec la plus grande facilité par le régime; il n'en est pas de même de la caséine, dont la perte ne se fait pas impunément; c'est pourquoi la lactation trop prolongée peut devenir préjudiciable à la nourrice, aussi bien qu'à l'enfant; les mêmes inconvénients résultent d'une sécrétion excessive, nécessitée par l'allaitement simultané de deux enfants; Noël Guéneau de Mussy a cité des cas irrécusables d'anémies, résultant de ces divers modes de déperdition. Si ces faits sont rares, c'est que la caséine diminue avec l'âge du lait, ainsi qu'il ressort des belles recherches de Becquerel et Vernois; jusqu'à deux mois la caséine augmente; après le dixième et jusqu'au vingt-quatrième mois, elle subit une diminution constante; on s'explique ainsi le peu d'influence que la lactation prolongée au delà de cette période exerce sur la plupart des nourrices.

Spermatorrhée. — Le sperme est le type des sécrétions avec éléments histologiques, c'est-à-dire avec corpuscules cellulaires; outre les spermatozoïdes et des cellules sphériques (Robin), il contient jusqu'à 1,5 pour 100 de matières organiques. Cette composition, comprenant deux des principes les plus essentiels de l'organisation, il s'ensuit que les abus de coït, la spermatorrhée et la masturbation surtout déterminent les anémies les plus graves; ce résultat se produit d'autant plus facilement que ces pertes spermatiques s'accompagnent d'une deuxième cause d'épuisement, c'est-à-dire de l'épuisement nerveux.

Exsudations de sérum. — Liquides hydropiques.

Dans la série des produits morbides, les uns semblent être une simple transsudation de la sérosité du sang; ce sont les liquides hydropiques et l'albuminurie; les autres sont plus élaborés par les tissus ou glandes; ils retiennent des éléments histologiques en grande quantité et ne rappellent plus qu'imparfaitement la composition du sang; tels sont le mucus, le pus, et les flux intestinaux, qui contiennent du muco-pus mêlé avec d'autres éléments; ce sont là les produits que nous désignerons sous le nom d'exsudats.

Les liquides épanchés dans les grandes cavités séreuses et le tissu cellulaire, constituent le type de ce qu'on a appelé à tort les transsudats; bien que ces sérosités restent dans l'économie, il n'en est pas moins vrai qu'elles sont sujettes à des oscillations résultant d'une absorption et d'une exhalation alternative; ce sont donc des déperditions véritables que subit l'organisme, et cela aux dépens du sang; en effet, les hydropisies contiennent tous les éléments contenus dans le sérum; on y rencontre de l'albumine, des graisses et des sels inorganiques.

Le sucre et l'urée, qui font partie du sang normal, se retrouvent aussi dans les épanchements séreux. Lorsque l'urée s'accumule dans le sang, par suite d'une insuffisance du parenchyme rénal, ainsi qu'on l'observe dans les dégénérescences dites brightiques, le même principe filtre avec la plus grande facilité à travers les membranes séreuses et cellulaires, et se retrouve dans les liquides épanchés, mais en quantité variable, selon les membranes qui les fournissent.

Le sucre ne passe dans les urines que lorsque le sang en contient 1/100; dès lors, la glycose se manifeste aussi dans les liquides normaux ou pathologiques, et les sérosités morbides en contiennent des quantités très-faciles à apprécier, mais également variables selon les membranes sécrétantes.

Lorsque enfin la bile est arrêtée dans ses conduits excréteurs par un obstacle quelconque, elle ne tarde pas à être résorbée par les lymphatiques du foie; elle arrive ainsi dans le sang, où les matières colorantes biliaires se retrouvent sûrement, et dans les transsudations séreuses, où la biliverdine se constate presque aussitôt; les membranes séreuses deviennent même ictériques avant les autres tissus.

Ainsi, quelle que soit la composition du sang, le liquide hydropique la reflète jusqu'à un certain point; lorsque le sang est à l'état normal, ainsi dans l'hydropisie qu'on observe à la suite d'un obstacle à la circulation, le liquide épanché n'est autre que le plasma, mais dépouillé de globules, et presque toujours privé de fibrine; c'est donc le sérum du sang, mais ayant lui-même subi des modifications.

En effet, les membranes ne sont pas toutes également perméables pour tous les éléments du sérum ; il en résulte qu'en traversant les capillaires il subit de profonds changements. C'est l'eau du sang qui passe le plus facilement par les membranes ; c'est pourquoi les sérosités en contiennent 93,6 à 98,6 pour 100, tandis que le sang n'en renferme que 90,2 en moyenne.

Après l'eau, ce sont les matières salines et extractives qui ont le plus grand pouvoir de diffusion ; la quantité de sels contenus dans les hydropisies équivaut à peu près à celle que l'on retrouve dans le liquide originaire, c'est-à-dire 0,8 à 0,9 pour 100.

L'albumine éprouve une bien plus grande difficulté pour franchir les parois vasculaires; au lieu de 7 à 8 pour 100, on ne trouve dans les épanchements que 2,4 à 5,2 pour 100 de substance albumineuse.

Mais c'est la fibrine qui éprouve le plus de résistance à filtrer ; en supposant qu'elle préexiste toute formée dans le sang, ce que les travaux modernes mettent en doute, on peut affirmer qu'elle ne passe par les membranes que d'une manière exceptionnelle et en quantité minime ; c'est surtout dans les plèvres qu'on retrouve cette substance coagulable ; mais quelle en est l'origine spéciale ? est-elle le résultat d'un travail d'irritation locale (Virchow), ou bien n'est-elle pas l'effet de la globuline qui a la propriété de précipiter et de coaguler la fibrine liquide (Al. Schmidt) ? ou bien enfin s'agit-il d'un dédoublement plus prompt et plus complet de cette substance qui sous le nom de plasmine joue un si grand rôle dans le phénomène de la coagulation du sang (Denis, Robin) ? mais dans ces deux dernières suppositions, pourquoi la globuline ou la plasmine agissent-elles spécialement dans la plèvre ? ce sont autant de problèmes que nous chercherons à résoudre en étudiant le mécanisme de la formation du caillot et de la couenne.

Toujours est-il que l'influence de la paroi capillaire sur la nature des produits transsudés est aujourd'hui un fait incontestable ; l'on peut même, avec Carl Schmidt, assigner à chaque département vasculaire une perméabilité déterminée, principalement pour l'albumine; c'est la plèvre qui contient le liquide le plus albumineux (5,2 pour 100) ; puis dans une série descendante viennent l'hydropisie ascite (3,3 pour 100), l'hydropéricarde (2,4 pour 100), le liquide cérébro-spinal, et enfin la sérosité du tissu cellulaire.

La composition du sang exerce naturellement une influence sur ces diverses hydropisies, mais sous l'influence de la même cause, et chez le même malade, les différences n'en restent pas moins nettement accusées entre ces épanchements respectifs.

Applications à la pathologie. — D'après ces considérations, il est facile de prévoir que la persistance de l'hydropisie la plus albumineuse entraînera des conséquences plus graves, et la clinique vient confirmer encore la loi que nous avons formulée, à savoir, la proportionnalité entre la déchéance de l'organisme et la valeur histologique ou protéique des déperditions.

A la suite des pleurésies, même non purulentes, les malades présentent en effet un état d'anémie des plus marqués; l'ascite, et surtout l'œdème du tissu cellulaire, peuvent persister bien plus longtemps, sans imprimer au visage cette décoloration caractéristique des anémies albumineuses, sans faire subir aux forces une détérioration profonde.

Les épanchements pleuraux attaquent l'organisme avec d'autant plus d'énergie que la plupart du temps le tissu séreux participe à la maladie ; il se forme, par cela même, presque toujours des globules purulents qui se mêlent à la sérosité. Plus tard, la membrane devient le siége de végétations, sorte de néo-tissus, qui sont seuls capables d'opérer la résorption ; ce qui explique pourquoi les épanchements de la plèvre ne *peuvent* pas disparaître avant une certaine époque qui n'est jamais de moins de vingt à trente jours.

Or, ce travail local de néoplasie, soit reconstituante soit purulente, indique dans tous les cas la participation de la membrane à la formation comme à l'aggravation, comme enfin à la disparition de l'épanchement.

Il n'en est pas de même pour le péritoine ; ses capillaires sont plus perméables à l'eau et aux matières salines, mais le tissu fondamental de la séreuse s'oppose à la filtration de l'albumine; aussi le liquide, dont la composition est plus simple, peut s'épancher en grande abondance, sans compromettre gravement l'organisme; d'une autre part, et par sa simplicité, il se résorbe plus facilement, et cela sans que le péritoine s'organise à nouveau, comme on l'observe dans le tissu pleural.

Les mêmes remarques s'appliquent mieux encore au tissu lamineux ; les sérosités œdémateuses sont encore plus pauvres en albumine, mais plus riches en matières salines ; aussi lorsque l'œdème ne provient pas d'une affection rénale avec albuminurie, ainsi lorsqu'il résulte simplement d'un obstacle mécanique à la circulation veineuse, il est impossible que le plasma du sang s'altère au point de constituer une anémie globulaire ou albumineuse; il y a plus, dès que l'oblitération du vaisseau vient à cesser, la résorption de la sérosité a lieu sans difficulté et sans que le tissu lamineux subisse aucune modification organique.

Qu'on ne croie pas cependant, malgré cette inertie apparente du tissu connectif, qu'il ne constitue qu'un simple filtre, livrant passage indistinctement à tous les éléments du sérum: nous avons déjà fait remarquer la richesse de la sérosité œdémateuse en principes salins; il faut remarquer, en outre, avec Robin, que ces sels existent en proportions autres que dans le sang; donc, ce n'est pas une pure transsudation du plasma, mais une sécrétion, avec triage, se reproduisant, il est vrai, par de simples modifications dans les conditions physiques, c'est-à-dire dans la pression circulatoire.

Causes de la désalbuminémie. — Les saignées ont rarement pour effet une désalbuminose persistante du sang; elles n'entraînent qu'une partie restreinte de ce principe; il se répare facilement; la lymphe fournit, en effet, une quantité suffisante de matière protéique , qui jouit d'ailleurs d'une diffusibilité très-marquée.

Ce n'est qu'après des hémorrhagies considérables , surtout répétées, que les pertes d'albumine du sang sont irréparables. Chaque fois que l'albumine se perd d'une manière continue par une voie quelconque, le sang finit par n'avoir plus sa constitution normale. Ainsi, lorsque la déperdition d'albumine a lieu par les urines, quelle que soit du reste la cause ou le mécanisme de l'albuminurie, la désalbuminose peut être considérée comme infaillible dès que l'albuminurie a persisté un certain temps.

A la suite des dyssenteries, l'albumine est éliminée avec les matières intestinales; le sang ne tarde pas à s'appauvrir en matières protéiques, et le plus souvent il en résulte des infiltrations du tissu cellulaire, dont nous aurons bientôt l'explication.

Lorsque, par une cause quelconque, mécanique ou chimique, ces hydropisies se manifestent, comme le liquide épanché contient une certaine quantité d'albumine, le sang subit l'effet de ces transsudations du sérum.

Lorsque enfin il existe une double exsudation d'albumine, et par les veines, et par le liquide hydropique, ainsi qu'on l'observe dans la maladie de Bright, la désalbuminose du sang est inévitable.

Exsudations muqueuses.

Pour les liquides exsudés, on peut établir, comme pour les transsudats séreux, comme pour les sécrétions normales, une hiérarchie basée sur leur composition, c'est-à-dire sur la quantité de corpuscules et de principes albumineux.

La sécrétion du mucus, la suppuration, certaines diarrhées, exercent sur l'économie une dépréciation qui augmente proportionnellement au nombre et à la valeur organique de leurs éléments constituants; les hydropisies et l'albuminurie doivent leur action dépressive principalement à l'albumine dont elles dépouillent le plasma et par conséquent tout l'organisme; les exsudats muco-purulents agissent et par ce motif et par la perte des corps morphologiques.

Mucus. — Le mucus est, en effet, formé principalement par des cellules appelées corpuscules muqueux, par de nombreux débris d'épithélium, et par une substance protéique qui, sous le nom de mucine, donne la viscosité à ce liquide, dont elle forme les 5/100es.

Les catarrhes muqueux, qui ne sont que l'exagération de la sécrétion normale du mucus, entraînent la perte de ces éléments figurés et organiques, et finissent par modifier le sang, par amoindrir les forces. Les follicules muqueux et le tissu adénoïde des membranes muqueuses, qui fournissent ces exsudats, subissent eux-mêmes une altération qui peut se traduire par une diminution des corpuscules lymphoïdes, par conséquent des globules rouges qui en dérivent, au moins en grande partie.

Ces effets s'observent fréquemment à la suite du catarrhe chronique des bronches et de la bronchorrhée; mais c'est surtout chez les femmes atteintes de catarrhe utérin ou de leucorrhée que l'anémie se prononce. Notre regrettable collègue Becquerel avait signalé avec raison les différences qui séparent cette oligocytémie consécutive, et la chlorose vraie qui s'accompagne aussi de sécrétions utérines exagérées; l'anémie des leucorrhéiques ne réclame que le traitement des maladies de l'utérus, tandis que la chlorose guérit par les préparations ferrugineuses; j'ajoute à cette donnée de l'observation clinique que, si le fer guérit le catarrhe utérin des chlorotiques, c'est que cette sécrétion se rattache sans doute à une menstruation incomplète ou troublée, bien plutôt qu'à une lésion permanente de la membrane muqueuse.

Suppuration. — Le pus présente une composition plus complexe que le mucus; on y constate : 1° des globules qui offrent la plus grande analogie avec les leucocytes du sang; 2° une quantité très-marquée d'albumine (4 à 5 pour 100), une substance protéique très-définie appelée pyine, un acide azoté et des traces de leucine (Bödeker); 3° des graisses avec la cholestérine (1,09); 4° des sels solubles et des phosphates terreux avec du fer; 5° dans le pus séreux des individus affaiblis, une matière colorante bleue contenant du fer; c'est la pyocyanine (Fordos, Delore, Gubler). Ainsi le pus rappelle, pour ainsi dire, tous les éléments du sang, et comme sa formation résulte de la destruction du tissu connectif ou des épithéliums, elle atteint à la fois les solides et les liquides; de là l'aspect marastique, la pâleur, la faiblesse des malades qui ont subi des opérations graves, ou qui sont sous l'influence d'une suppuration ancienne et abondante, quelle qu'en soit l'origine; dans ces cas le sang n'est pas seul à se déprécier; tous les organes participent au marasme; l'état des reins mérite surtout de fixer l'attention de nos chirurgiens; l'affection brightique et particulièrement la dégénérescence amyloïde des artérioles et du parenchyme rénal est une des plus graves et des plus fréquentes conséquences des suppurations osseuses, ainsi que je l'ai constaté chez les enfants scrofuleux atteints de carie vertébrale ou de coxalgie suppurée ; l'albuminurie et l'hydropisie accompagnent souvent, mais non constamment, cette forme spéciale et mortelle de l'altération rénale chez les scrofuleux et les amputés.

Diarrhées stercorales, muqueuses, séreuses.

Les diarrhées réclament une étude spéciale ; le clinicien en a fixé depuis longtemps la valeur seméiologique ; plus récemment la chimie a tenté d'analyser ces déperditions si diverses ; c'est à la physiologie que je m'adresse pour prononcer en dernier ressort sur la valeur et l'origine de ces produits éliminatoires.

Or, les uns se rattachent à la série des substances naturellement contenues dans l'intestin ; d'autres ont leur origine dans le sang lui-même, dont le plasma transsude partiellement à travers les capillaires de l'intestin ; d'autres produits enfin sont élaborés ou exsudés par l'intestin lui-même ; de là les diarrhées stercorales, séreuses, exsudatives.

Diarrhées stercorales. — A l'état normal les matières excrémentitielles sont formées ainsi : 1° les résidus d'aliments non digérés ou non digestibles (cellules végétales, vaisseaux spiroïdes, grains de fécule, faisceaux musculo-tendineux, fibres connectives, vésicules graisseuses, tissu adipeux) ; 2° les liquides sécrétés par l'intestin, à savoir le mucus et le suc intestinal ; 3° le suc pancréatique et la bile.

La majeure partie de la bile est de nouveau résorbée ; l'autre partie se transforme dans le tube intestinal en matière résinoïde et autres produits de décomposition destinés à être éliminés (dyslysine, acide choloïdique, taurine, matière colorante modifiée). Les sels biliaires (cholates et choléates) ne se retrouvent dans les excréments que si les aliments parcourent l'intestin trop rapidement, s'il y a une diarrhée muqueuse, ou provoquée par l'usage des purgatifs salins, ou bien enfin si la sécrétion biliaire est exagérée, ce qui est difficile à démontrer.

Tous les autres éléments excrémentitiels proviennent des trois autres espèces de liquides digestifs ; telles sont d'abord les graisses, qui sont quelquefois en assez grande quantité pour donner la consistance de l'acide palmitique (selles graisseuses). Au groupe des matières grasses se rattachent la cholestérine, les acides gras, volatils ou fixes, les acides acétique et lactique, quelques traces d'albuminates, et d'une substance appelée excrétine. Un deuxième groupe est formé par les sels inorganiques, la plupart insolubles, surtout des phosphates terreux et ammoniaco-magnésiens, du fer et de la silice; les sels solubles, tels que les chlorures, les carbonates alcalins, ne passent en effet dans l'intestin en quantité marquée que si les matières n'y séjournent pas. L'eau, qui tient ces sels en dissolution, est représentée ordinairement par 73,3 parties contre 26,7 pour 100 de principes solides (Wehsarg); mais ces proportions augmentent d'autant plus que les aliments passent plus rapidement, contiennent eux-mêmes plus d'eau et sont plus difficiles à résorber.

Toutes ces substances graisseuses et acides, salines ou aqueuses, proviennent des sucs digestifs, chyme, mucus, bile. Si le flux intestinal ne comprend que les aliments indigestibles, il ne saurait produire d'inconvénient réel, mais s'il est entraîné au dehors des substances qui ne sont pas ordinairement réfractaires à la digestion, on voit bientôt se manifester les phénomènes de l'inanition, de l'amaigrissement et de l'anémie; c'est ce qui a lieu dans les lientéries chez l'adulte, et surtout chez l'enfant; mais ces lientéries constituent ordinairement une diarrhée complexe.

La perte des éléments de la bile n'est préjudiciable qu'autant qu'elle porte sur les sels biliaires; la déperdition du pigment et des matières résinoïdes peut s'exagérer impunément; chez les animaux auxquels on a pratiqué des fistules biliaires, l'amaigrissement survient rapidement et prend des proportions considérables, à moins qu'on ne multiplie beaucoup la ration alimentaire (Bidder et Schmidt). C'est qu'en effet toute la bile se perd en pareil cas; chez l'homme les flux biliaires sont rarement isolés, et c'est pourquoi leurs effets se distinguent difficilement des phénomènes des diarrhées muqueuses qui les accompagnent ordinairement.

Diarrhées muqueuses. — Sous le nom de diarrhées muqueuses, on devrait distinguer la perte du suc intestinal digestif, l'hypersécrétion de la membrane muqueuse et l'exsudation muco-purulente ; la théorie assigne sans doute à la déperdition du suc digestif et à la suppuration plus de gravité qu'au simple catarrhe muqueux; mais l'analyse n'a pas permis jusqu'ici de séparer le suc et le mucus, et le microscope n'a pas tracé de limites entre les cellules muqueuses et purulentes.

La pratique nous démontre, au contraire, une certaine affinité au point de vue de leur mode de formation; toutes les diarrhées muqueuses chroniques me semblent dépendre, ou d'une excitation locale (et c'est ce qui a lieu le plus souvent), ou d'un trouble dans la circulation, ou d'une perturbation dans l'influx nerveux.

Celle-ci ne produit que rarement une diarrhée persistante, à moins que les vaisseaux de l'intestin ne se paralysent, ne se dilatent, ainsi qu'on l'observe chez les animaux après l'extirpation du ganglion cœliaque (Budge). Il se forme alors une hypérémie, et c'est là en effet la circonstance qui favorise le plus la transsudation du sérum du sang et plus tard la formation de cellules et de mucus.

Sous l'influence des obstacles circulatoires, quels qu'ils soient, dans les maladies des organes respiratoires et du cœur, qui empêchent la déplétion de la veine-cave, dans les maladies du foie, qui s'opposent à la circulation du sang de la veine-porte, dans les hypérémies fluxionnaires intestinales, qui résultent d'un changement de la circulation périphérique, ainsi qu'on l'observe à la suite de vastes brûlures de la peau, l'intestin devient le siége d'un catarrhe simple, et plus tard de lésions plus graves, qui intéressent le tissu muqueux et déterminent des déperditions intestinales souvent mortelles. Les diarrhées muqueuses moins graves et qui s'arrêtent ordinairement aux effets de l'anémie, sont celles qui résultent d'une excitation locale de l'intestin ; sans parler des helminthes qui peuvent bien produire une irritation catarrhale dont le médecin n'a pas à tenir compte, car elle cède rapidement aux vermifuges, la cause la plus habituelle du catarrhe, c'est l'excitant physiologique lui-même, c'est la masse stercorale. Lorsqu'elle est arrêtée dans un point de son parcours , elle subit des décompositions anomales, et il se forme des substances qui produisent sur la muqueuse intestinale des effets d'irritation manifeste.

Or, les péritonites partielles sont fréquentes (Virchow); elles sont suivies de déplacements, torsions, flexions et rétrécissements de l'intestin, qui deviennent ainsi la cause des constipations, en même temps que le point de départ de la fermentation des matières fécales arrêtées dans leur trajet.

Ce genre d'irritation qui mérite de fixer toute l'attention des praticiens ne détermine ordinairement chez l'adulte qu'une sécrétion peu abondante d'un mucus épais, quelquefois même insuffisant pour constituer un flux diarrhéique; Niemeyer pense que la couche visqueuse de mucus qui recouvre la muqueuse intestinale peut s'opposer à l'absorption du chyle, enrayer ainsi la nutrition et produire l'anémie; mais si le catarrhe affecte le gros intestin, ce qui a lieu le plus souvent, la surface absorbante perd son importance. Ce n'est donc pas là son principal mode d'action.

Le mucus, sécrété dans l'intestin, semble, au contraire, agir par voie chimique, comme un ferment sur le contenu intestinal; sa décomposition, dès lors, est prompte et anomale, et il en résulte une grande quantité de gaz qui dilatent l'intestin; le ventre devient tendu, le diaphragme est refoulé vers le thorax, la respiration est gênée, les vaisseaux artériels sont comprimés, des manifestations congestives ont lieu vers la face et la tête; les malades se préoccupent sans cesse de leur état; de là tous les phénomènes de l'hypochondrie, ou le découragement le plus complet, provoqué par ces souffrances diverses.

Au milieu de ces alternatives douloureuses, la constipation tend à prédominer, et par conséquent à provoquer de nouvelles sécrétions muqueuses; ces matières qui sont évacuées en petite quantité sont ordinairement recouvertes de mucus vitriforme ou pyoïde.

De temps à autre, le flux prend des proportions plus marquées; d'énormes masses de mucus glaireux, entremêlé de matières fétides, sont évacuées d'une manière très-rapprochée, ce qui permet de supposer qu'il se forme alors dans l'intestin des produits de décomposition, qui font passer le catarrhe chronique à l'état aigu.

D'autres fois, des masses de mucus concrété sont rejetées sans matières fécales après des épreintes et des coliques vives; ces concrétions rappellent ordinairement l'albumine coagulée. mais elles prennent parfois la forme de longs cylindres enroulés comme des vers, et cette grossière analogie induit souvent les malades en erreur.

Ces diverses variétés de catarrhe muqueux chronique constituent une des maladies les plus fréquentes et les plus difficiles à guérir; les purgatifs qui semblent naturellement indiqués sont tout aussi contraires que les narcotiques; par ces moyens généralement usités, je voyais les malades promptement dépérir ou s'affaiblir; l'expérience m'a démontré la nécessité d'alimenter : 1° avec des substances à résidu considérable, comme le pain de son; 2° avec la viande crue; 3° en même temps, je prescris des douches ascendantes tièdes et la gymnastique.

Diarrhées formées par le sérum du sang. — Les transsudats intestinaux, dont la composition rappelle celle du sérum du sang, peuvent être provoqués facilement par la méthode expérimentale; certains purgatifs salins, ingérés à l'état de solution concentrée, produisent par voie d'endosmose et de diffusion le passage de la sérosité des capillaires intestinaux dans le tube intestinal; la plupart de ces purgatifs opèrent en même temps une irritation passagère de l'intestin, une hypersécrétion muqueuse, mais la nature des excréments prouve qu'il y a une véritable transsudation du sérum avec triage de ses éléments. En effet, l'analyse chimique y démontre l'albumine et les sels du sérum : l'albumine en petite quantité, la partie saline cinq ou six fois plus considérable que l'albumine, l'eau plus abondante que dans toute autre transsudation (Carl Schmidt).

Considérées au point de vue pathologique, les transsudations offrent trois types divers dans le choléra, dans la dyssenterie et la fièvre typhoïde; la diarrhée cholérique présentant la plus grande analogie avec la diarrhée de purgation.

Diarrhée cholérique. — Les selles cholériques sont caractérisées, non-seulement par la quantité d'eau, mais surtout par leur richesse en chlorures alcalins; le chlorure de sodium dépasse quelquefois à lui seul toute la masse des matières organiques; or, c'est là le sel qui domine dans le sérum du sang. Un autre caractère non moins remarquable est la quantité minime d'albumine (Carl Schmidt) ; en effet, les concrétions riziformes qu'on observe dans le choléra épidémique sont formées presque exclusivement par des masses épithéliales entremêlées d'un peu de mucus. — Ce sont là les éléments constants des selles cholériques; la bile manque presque absolument, de même que les acides gras volatils; on y trouve parfois une petite quantité d'urée, ou des sels ammoniacaux qui en dérivent.

La spoliation portant surtout sur les éléments aqueux et salins du sang, son albumine étant à peine compromise, on s'explique facilement la prompte réparation des déperditions pendant la convalescence, le rétablissement rapide du cholérique; les éléments histologiques du sang sont moins usés que le sérum, l'anémie est rare, ou du moins transitoire, et ce qui est plus rare encore, c'est la désalbumination du sang; aussi ce liquide n'offre-t-il aucune tendance à s'infiltrer dans le tissu cellulaire, les hydropisies sont tout à fait exceptionnelles.

Diarrhée dyssentérique. — La diarrhée dyssentérique présente des caractères et des conséquences entièrement opposés; la partie aqueuse et saline est à peine marquée; mais dès que la dyssenterie est arrivée à sa période de développement complet, les évacuations contiennent une grande quantité d'albumine, mêlée de mucus vitriforme et, à un degré plus avancé, d'exsudats fibrineux, de globules de sang et de pus. De pareilles pertes atteignent le sang jusque dans ses principes plastiques; de là un appauvrissement manifeste en albumine et en globules; de là la grande faiblesse qui suit les dyssenteries, l'anémie grave et persistante, et surtout l'anémie albumineuse avec toutes ses suites, c'est-à-dire avec les infiltrations œdémateuses des membranes.

Diarrhée typhique. — Les évacuations typhiques présentent des caractères mixtes. Par le repos, ces liquides se séparent en deux parties; l'une contient beaucoup de sels solubles, c'est-à-dire des chlorures, comme dans le choléra, mais aussi de l'albumine dissoute, comme dans la dyssenterie; le dépôt, ordinairement mêlé de résidus biliaires, renferme du mucus et une grande quantité de phosphate ammoniaco-magnésien cristallisé qu'on avait considéré comme caractéristique, mais qui se retrouve aussi parfois dans l'état physiologique.

DEUXIÈME SÉRIE. — ÉTIOLOGIE DES ANÉMIES DE PRIVATIONS.

A. — Anémies respiratoires, ou par privation d'oxygène.

Le fonctionnement normal des organes et la production des forces ne s'accomplissent qu'aux dépens des éléments histologiques et de leur incessante métamorphose. De ce travail intime et de la dépense qu'il entraîne avec lui, résulte la nécessité d'une réparation continuelle, indispensable à l'intégrité et à la permanence des organes. Ces moyens de reconstitution, nous les trouvons dans les substances alimentaires et, d'une autre part, dans l'oxygène atmosphérique qui est destiné à comburer toutes les particules nutritives, à révivifier tous les tissus organiques.

La respiration consiste précisément dans l'échange des gaz de l'atmosphère avec ceux de l'organisme, c'est-à-dire dans l'absorption de l'oxygène extérieur, et l'élimination de l'acide carbonique, produit de l'oxydation des tissus. — C'est le sang des capillaires pulmonaires, qui est le siége de cette diffusion des gaz en sens inverse. — Mais ce n'est là que la phase apparente de la respiration; celle-ci comprend en outre une action intime, qui a pour foyer le sang de la circulation générale. Dans son trajet à travers les artères, le sang débite l'oxygène aux divers organes, et recueille à son retour l'acide carbonique, qui provient des éléments comburés. Le liquide nourricier constitue par conséquent une sorte de milieu interne, où les parenchymes viennent puiser et se dépurer à la fois. Pour bien apprécier les troubles respiratoires et les anémies qui en sont la conséquence, il importe donc de connaître les gaz du sang, ainsi que les mélanges gazeux destinés à l'élimination.

Gaz du sang. — L'étude des gaz du sang considérés soit dans leur état de tension, soit dans leur combinaison chimique, peut seule nous expliquer le degré de résistance de l'homme aux variations des pressions atmosphériques, la facilité d'accommodation de notre organisme aux altitudes les plus opposées, et la rareté relative des anémies dans les régions élevées.

D'une autre part, l'analyse des résidus gazeux déversés dans l'air à la suite des combustions organiques, nous indique suffisamment pourquoi l'expiration, où l'acide carbonique prédomine d'une manière si manifeste, rend notre propre atmosphère irrespirable ; c'est là l'origine principale des anémies d'encombrement ; mais ce n'est pas la seule cause.

Atmosphères insuffisantes. — L'atmosphère environnante exerce une influence plus décisive encore sur la production de ces maladies. L'air n'est propre à la respiration qu'autant que ses éléments constituants conservent des proportions déterminées ; si la quantité d'oxygène s'abaisse d'une manière relative ou absolue, l'atmosphère, devenue insuffisante, ne se prête plus aux échanges gazeux, c'est-à-dire au renouvellement des gaz du sang ; de là des anémies par aération insuffisante, qui, bien que très-communes, sont cependant le plus souvent méconnues.

Partout où l'atmosphère est confinée, l'oxygénation devient incomplète, l'aglobulie se développe ; l'air restreint par l'espace commence, en effet, par être insuffisant, mais il ne tarde pas à se vicier par l'acide carbonique provenant de l'exhalation pulmonaire elle-même ; c'est donc à un double titre qu'une atmosphère limitée altère l'organisme. Mais, comme l'économie s'accommode jusqu'à un certain point aux milieux ambiants, l'altération ne se manifeste que d'une manière lente, insidieuse ; aussi, négligeant le point de départ, on a souvent pris pour des anémies spontanées et sans cause ce qui n'était que le résultat du déficit d'oxygène.

Atmosphères nuisibles et toxiques. — Si l'air ambiant contient lui-même un excès d'acide carbonique de provenance extérieure, si des gaz, soit indifférents, soit nuisibles, sont substitués ou mêlés à l'oxygène, ces atmosphères viciées ne se prêtent plus entièrement aux échanges de gaz ; c'est ainsi que le séjour ou le travail dans les mines, les boutiques éclairées au gaz, les cuisines, les fabriques d'aniline, finit par déterminer une série d'accidents qui constituent les anémies professionnelles ou par viciation de l'air.

Des lésions de l'appareil respiratoire. — Indépendamment de ces conditions de milieux, il faut tenir compte aussi du mauvais état des organes respiratoires. Qu'importe, en effet, que l'air soit de bonne qualité, si les poumons ne sont pas capables d'en absorber une quantité suffisante? C'est ce qui arrive chez les emphysémateux, les asthmatiques, les phthisiques, etc.; la circulation intra-pulmonaire diminue par suite de l'oblitération des capillaires; le sang n'est plus suffisamment mis en contact avec l'air extérieur; en un mot, il ne respire plus; il en résulte une anémie qui se traduit par une pâleur et une faiblesse faciles à constater dans la plupart des maladies respiratoires et cardiaques.

Au résumé, l'anémie peut se développer par une atmosphère insuffisante, par une atmosphère viciée, par les changements de pression barométrique, de température, d'hygrométrie et de lumière, enfin par les lésions de l'appareil respiratoire; de là: 1° les anémies par l'air confiné et l'encombrement; — 2° les anémies professionnelles par viciation de l'air; — 3° les anémies des altitudes et des pays chauds; — 4° les inoxydations résultant de la diminution des surfaces respiratoires.

NOTIONS PHYSIOLOGIQUES SUR LA RESPIRATION.

§ 1er. — **Des gaz du sang.**

Les gaz du sang qui constituent pour les tissus et les liquides de l'organisme une sorte d'atmosphère interne, ne diffèrent point de l'atmosphère extérieure par leur nature intime; mais ils s'en distinguent d'une manière absolue par leurs proportions respectives. Tandis que cent volumes d'air ambiant contiennent invariablement 20,81 d'oxygène, on trouve dans cent volumes de gaz du sang de 11 à 37 volumes d'oxygène; la moyenne, qui est de 28 pour 100, dépasse par conséquent de près d'un cinquième la quantité d'oxygène atmosphérique; mais cette donnée n'est pas l'expression réelle des faits; — ce qui est vrai, c'est que le sang artériel est généralement plus oxygéné que le sang veineux; c'est que l'un et l'autre varient selon les fonctions de l'organe auquel ils sont destinés, et surtout selon l'état d'activité ou de repos de cet organe.

Un autre fait non moins remarquable ressort de l'analyse comparative des deux mélanges gazeux interne et externe. L'acide carbonique, dont on retrouve à peine des traces dans l'air, figure au contraire dans les gaz du sang pour le chiffre énorme de 64 pour 100. Il en résulte naturellement une diminution proportionnelle de l'azote, dont on trouve à peine 7 volumes, au lieu de 79 contenus dans l'air extérieur.

Pour compléter ces premières notions sur la proportion respective des gaz du sang, il reste encore à déterminer l'espace qu'ils occupent dans le sang lui-même. Or, 100 centimètres cubes de sang contiennent de 45 à 50 centimètres cubes de gaz, dont 15 d'oxygène, 30 d'acide carbonique, 1 à 4 d'azote. Ici encore les chiffres n'expriment que des moyennes qui sont vraies pour l'acide carbonique, mais variables pour l'azote et plus encore pour l'oxygène; ainsi le minimum d'oxygène qui se retrouve dans le sang veineux du muscle au repos, n'indique que 5,9 tandis que le sang artériel de la carotide contient 18,3 pour 100 du même gaz. Ce sont les résultats fournis par les expériences de Cl. Bernard et Sczelkow qui opéraient sur 100 centimètres cubes de sang, c'est-à-dire sur 45 à 50 volumes de gaz. Si, à l'exemple de Setschenow, on calcule sur 100 volumes du mélange gazeux lui-même, on arrive, en doublant les chiffres 5,9 et 18,3, à une concordance parfaite avec les nombres 11 à 37 que nous avons formulés en commençant cette étude.

Oxygène. — Ses divers états dans le sang. — Les gaz présentent dans le sang deux états différents, une partie est simplement dissoute; l'autre est fixée ou combinée chimiquement avec les éléments du sang. La première seule suit la loi qui préside à l'absorption gazeuse par les liquides, ou la loi de Dalton. Tous les gaz dissous, que ce soit dans le sang ou dans tout autre liquide, tendent à diminuer avec l'augmentation de la température, à s'éliminer sous l'influence de l'abaissement de la pression extérieure, enfin, à se déplacer par l'action d'un gaz étranger. Or, la plupart de ces caractères manquent à l'oxygène interne ; son absorption est presque entièrement indépendante du degré de pression extérieure ; s'il en était autrement, on arriverait, comme l'observe judicieusement Longet, à cette conséquence, que dans les régions élevées où le baromètre ne marque que 0,385 millimètres, le sang des habitants devrait renfermer moitié moins d'oxygène que chez les populations des contrées maritimes, où la pression barométrique s'élève au double (0,760); mais rien de semblable n'a lieu; en voici la preuve expérimentale.

Lorsqu'on place le sang dans une atmosphère oxygénée, dont les pressions varient de 0,587 à 0,835 millimètres, on constate que 100 centimètres cubes de sang se chargent à peu près de la même quantité d'oxygène; elle ne varie que de 9,2 à 9,5 (W. Muller); ainsi, malgré les différences considérables de tension de l'air ambiant, la quantité de gaz absorbée par le sang est pour ainsi dire invariable.

L'introduction de l'oxygène se fait sous une pression quelconque; il y a plus, lorsque l'atmosphère est très-pauvre en oxygène, l'absorption continue; mais l'inverse n'a pas lieu; elle n'augmente pas avec le degré d'oxygénation de l'atmosphère.

Si l'oxygène est indépendant jusqu'à un certain point de la pression, il faut en conclure que la plus grande partie du gaz est fixée ou combinée chimiquement avec le sang; mais quels sont les principes du sang qui présentent de l'affinité pour l'oxygène? Si, à l'exemple de Lothar Meyer, on délaye le sang dans l'eau, la quantité d'oxygène chimique diminue, tandis que la portion dissoute du gaz augmente; c'est qu'en effet, en diluant le sang, on a amoindri l'action des éléments attractifs qui ne sont autres que les globules; si d'une autre part on opère, non plus avec du sang normal, mais avec du sérum pur, dépouillé par conséquent de globules, dès lors il n'y a plus de combinaison chimique; le gaz n'est plus que dissous et cela dans une proportion exactement pareille à celle qui représente le gaz suspendu dans le sang. On est donc conduit à admettre que le sérum n'agit que comme l'eau distillée; si, comme le dit Fernet, le sérum contient une petite quantité d'oxygène indépendante de la pression, cela tient peut-être à ce que ce plasma n'a pas été entièrement débarrassé des globules (Ludwig). La fibrine, d'après Harley, paraît aussi fixer une certaine quantité d'oxygène; mais il ressort des expériences précédentes, que ce pouvoir d'affinité appartient surtout, sinon exclusivement, aux globules rouges; l'oxygène se combine avec les substances contenues dans ces globules et surtout avec l'hémato-globine qui le porte aux divers tissus.

Mais ce n'est pas là et ce ne saurait être un composé fixe; la combinaison est assez faible pour que le gaz puisse abandonner facilement le principe fondamental du globule, c'est-à-dire l'hématine, et se porter sur les autres matériaux oxydables du sang ou des tissus. Ce qui prouve mieux encore l'instabilité de cette combinaison, c'est que l'oxygène peut en être partiellement dégagé par les procédés qui servent à l'élimination de l'oxygène simplement dissous, à la condition toutefois qu'ils soient employés avec plus d'énergie. Ainsi, en chauffant le sang jusqu'à l'ébullition ou en le soumettant au vide pneumatique complet, on obtient la portion du gaz qui est fixé; mais, pour déplacer complétement tout l'oxygène contenu dans le sang, il n'est pas de plus sûr moyen que l'oxyde de carbone. Imprégné de ce gaz, le sang prend cette couleur d'un rouge écarlate clair, si caractéristique des empoisonnements par la vapeur de charbon, et en même temps il devient incapable de conserver ou de contracter une combinaison chimique quelconque avec l'oxygène. Il faut donc que l'oxyde de carbone surpasse l'oxygène dans son pouvoir d'affinité pour les éléments du sang; l'oxyde carboneux se fixe en effet d'une manière intime et remplace complétement tout l'oxygène chimique. C'est Cl. Bernard qui a découvert ces lois si remarquables, vérifiées depuis par Lothar Meyer, par Hope, Klebs, etc.

Toutefois, ce qui prouve que l'oxygène est réellement combiné avec le sang, c'est que si l'on y ajoute certaines substances, comme l'acide tartrique, la pénétration des globules par l'oxygène devient telle qu'il ne peut plus en être chassé par aucun moyen, pas même par l'acide carbonique.

Oxygène ozonisé. — Les recherches modernes tendent à prouver que l'oxygène combiné avec l'hémoglobine présente cette modification qu'on appelle l'oxygène actif ou ozone; les globules jouissent en effet des mêmes propriétés que les substances ozonifères en général, telles que les sels ferreux, l'éponge de platine. Mis en contact avec un liquide ozonisé, comme l'huile essentielle de térébenthine, les globules ont le pouvoir de lui enlever l'ozone et de le transmettre aux corps facilement oxydables, ainsi à la teinture de gaïac, ainsi à l'iodure de potassium, dont l'iode mis à nu, bleuit par l'amidon. Le sérum et les autres éléments du sang n'exercent aucune modification sur ces réactifs ; il n'y a que les globules qui agissent, et parmi leurs principes constituants c'est l'hémoglobine ou plutôt l'hématine pure qui jouit de ce privilége, car on peut impunément éliminer ou précipiter la globuline à l'aide d'une courant d'acide carbonique ; rien n'est changé, après cette opération, dans les propriétés ozonifères du sang. Ces données intéressantes qui résultent des recherches de His et d'Alex. Schmidt, ont été modifiées par Schönbein, qui admet que l'oxygène est à l'état neutre, mais avec tendance à se décomposer en ozone et antozone. Dans tous les cas il faut admettre, et sur ce point on est d'accord, que l'ozone, au fur et à mesure qu'il se produit, sert aux oxydations lentes des tissus et éléments organiques.

Applications à la séméiologie de l'aglobulie. — Les globules sont les seuls éléments attractifs de l'oxygène, soit combiné, soit organisé, qui préside à la nutrition des tissus, aux métamorphoses intimes et au fonctionnement des organes ; si les globules viennent à diminuer, l'oxygène ne trouvant plus dans le sang ses principes d'affinité, il en résulte inévitablement une diminution des oxydations, surtout dans les organes qui consomment le plus d'oxygène, pour l'exercice de leurs fonctions ; les systèmes nerveux et musculaire seront les premiers atteints ; la sensibilité s'amoindrit ou s'exalte, les muscles respiratoires perdent leur énergie au point d'entraver les échanges gazeux ; l'innervation du cœur se trouble ou s'affaiblit ; dans tout l'organisme les combustions deviennent moins actives et la température s'abaisse.

Acide carbonique. — Ses divers états dans le sang. — Une grande partie de l'acide carbonique est à l'état de simple dissolution ; on l'obtient, en chauffant légèrement le sang ou en le délayant dans l'eau ; une portion plus considérable est fixée aux sels du sérum, mais peut s'obtenir par le vide pneumatique complet (Pfluger) ; enfin une fraction minime est à l'état de combinaison. Cent centimètres cubes de sang artériel (chez le chien) contiennent 31 à 34 centimètres cubes d'acide carbonique, dont 30 sont ou dissous ou légèrement adhérents ; il ne reste par conséquent que 2 1/2 ou 3 centimètres cubes, c'est-à-dire 1/10e d'acide carbonique combiné chimiquement. C'est donc le contraire de ce qui a lieu pour l'oxygène, dont les 4/5es sont combinés avec l'hématoglobine.

Si, comme nous venons de l'énoncer, le gaz carbonique est en partie libre, l'échange entre le sang et l'air doit s'opérer selon la loi de Dalton ; le sang qui aborde au poumon contient plus d'acide carbonique qu'il ne peut en contenir sous la pression de l'atmosphère ; par conséquent l'équilibre doit s'établir, et le sang cède de l'acide carbonique au milieu ambiant, tandis que l'inverse a lieu pour l'oxygène.

Quand l'air libre contient plus d'acide carbonique, les rapports entre les deux gaz carboniques vont se modifier ; s'il y a un surcroît d'acide carbonique à la fois dans l'atmosphère et dans le poumon, ce qui a lieu par exemple lors de la respiration dans un espace clos, il arrivera un moment où le gaz cesse d'être éliminé; finalement il peut même rentrer dans le sang (Regnault et Reiset, Wilh. Muller); tous ces faits s'expliquent par l'état de dissolution ou de faible adhérence du gaz.

La partie non dissoute de l'acide carbonique, au lieu d'adhérer aux globules comme l'oxygène, se trouve entièrement fixée au sérum, qui contient aussi la totalité du gaz carbonique. Le sérum exerce en effet sur l'acide carbonique une action à la fois dissolvante et chimique, qui est due à la présence des carbonates alcalins et du biphosphate de soude. Le sang contient environ 2 milligrammes de carbonate de soude ; des solutions aqueuses d'un à vingt milligrammes de ce sel étant mises en contact avec l'acide carbonique sous des pressions diverses, le carbonate simple absorbe un nouvel équivalent de gaz, et se transforme en bicarbonate ; le même phénomène peut se passer dans le sérum, mais comme il n'existe que fort peu de carbonate simple, on ne saurait attribuer à ce sel le pouvoir de retenir toute cette partie considérable de gaz qui est faiblement combinée. D'un autre côté, le sang artériel qui

8

devrait se comporter comme le sang veineux, ne renferme pas de gaz carbonique libre, on n'y trouve que 5 à 6 volumes pour 100 de gaz fixé. Ainsi, il y a dans le sang en circulation des conditions qui empêchent la formation permanente du bicarbonate. Il faut donc qu'un autre élément du sang contribue à retenir le gaz; c'est le phosphate de soude qui joue ce rôle (Fernet).

Les phosphates alcalins contenus dans le sang se montent en moyenne à 0,00034 ; une solution phosphatique d'une concentration à peu près analogue fixe l'acide carbonique; le phosphate tribasique se transforme en un sel nouveau, dans lequel à chaque équivalent d'acide phosphorique s'ajoutent deux équivalents d'acide carbonique.

Le pouvoir absorbant des phosphates est deux fois plus énergique que celui des carbonates ; aussi la diminution des phosphates qu'on observe, en passant du régime carnivore à l'alimentation végétale, est toujours compensée par les carbonates (Verdeil). Au résumé, l'action chimique du sérum sur l'acide carbonique, est due aux deux genres de sels; ils fixent une quantité de gaz égale à la moitié de celle qui entre en dissolution, tandis que le sang complet ne renferme qu'un dixième de gaz carbonique combiné.

Or, si le sang complet avec ses globules retient infiniment moins de gaz carbonique que le sérum, on est en droit de penser que les globules exercent sur l'acide carbonique du sérum une sorte de désagrégation, qui permet au gaz de se dégager plus facilement; c'est en effet ce qui ressort des expériences de Schöffer, Haidenhain, Preyer. Il résulte de ces mêmes recherches, que le sang artériel contient moins d'acide carbonique combiné, et en général moins d'acide carbonique que le sang veineux ; on ne trouve dans le liquide des artères que 5 à 6 volumes pour 100 de gaz carbonique; la raison en est simple ; les globules et l'oxygène qui prédominent dans ce liquide jouissent du pouvoir de déplacer l'acide carbonique.

§ 2. — Des gaz exhalés par le poumon.

De même que l'absorption de l'air, l'élimination des gaz du sang a lieu dans le poumon; mais on ne saurait en inférer que ce soit là le siége exclusif des combustions; les oxydations complètes ou imparfaites, les dédoublements, ont lieu, certainement, dans toute la masse du sang (Bernard, Estor et Saint-Pierre), et peut-être dans tous les tissus. Le poumon n'est que la voie des échanges gazeux qui s'opèrent entre le sang et l'atmosphère.

Celle-ci contient 21,8 d'oxygène pour cent volumes ; l'air expulsé par les organes respiratoires n'a plus que 16 volumes d'oxygène ; il disparaît donc 5 volumes d'oxygène. Cependant l'acide carbonique exhalé par un adulte à jeun ne figure dans chaque expiration que pour 4,38 ; l'oxygène absorbé ne se retrouve donc pas entièrement dans l'acide carbonique. En effet, un gramme d'acide carbonique et deux grammes d'oxygène présentent le même volume ; si tout l'oxygène était employé à oxyder le carbone, le volume de l'un devrait égaler le volume de l'autre, mais il n'en est pas ainsi; près de 5 volumes d'oxygène n'ont été remplacés que par 4,38 de gaz carbonique ; il existe donc un déficit de 0,40 à 0,50 p. 0/0 ou près d'un demi-volume d'oxygène, qui, n'étant pas utilisé pour la formation de CO^2, reste dans l'économie pour remplir d'autres usages. D'après les données de Lavoisier, confirmées par Regnault et Reiset, Boussingault, tout l'oxygène qui ne se transforme pas en acide carbonique sert à la formation de l'eau ; mais ce n'est là qu'une probabilité, car l'eau qui s'élimine peut bien être préformée dans le sang (Bernard, etc.). Ce qui est certain, c'est que l'acide carbonique ne représente nullement l'oxygène absorbé ; et par conséquent la respiration, ainsi que Lavoisier l'avait déjà indiqué, n'est pas seulement ni absolument une combustion. Si, en effet, dans l'air qui a servi à la combustion, et contenant 15 p. 0/0 d'oxygène, 2,3 d'acide carbonique, on plonge une bougie allumée, la lumière s'éteint, et cependant un oiseau peut vivre dans cette atmosphère. Réciproquement, dans un mélange composé par parties égales d'acide carbonique et d'oxygène, la bougie continue à brûler, tandis que l'animal ne tarde pas à succomber. C'est qu'en réalité la combustion cesse par défaut d'oxygène, et la respiration par excès d'acide carbonique ; dans ce dernier cas la diffusion ne peut plus s'accomplir entre les gaz du sang et ceux de l'atmosphère. La respiration pulmonaire n'est donc qu'un échange de gaz, comme l'ont démontré Vierordt, Longet, Cl. Bernard, Will. La preuve la plus convaincante est la variabilité du rapport de l'acide carbonique avec l'oxygène selon un grand nombre de circonstances, parmi lesquelles il faut citer l'alimentation, l'exercice musculaire, le développement progressif de l'individu, le travail de l'ovulation, enfin le type respiratoire lui-même. En moyenne, un adulte consomme par heure 33 grammes ou 23 litres d'oxygène (Dumas); étant à jeun et au repos, il n'exhale par les poumons que 15 à 20 litres d'acide carbonique, ce qui représente en poids 30 à 40 grammes d'acide carbonique ou 8 à 11 grammes de carbone (Longet). Le chiffre maximum résulte surtout des recherches de MM. Andral et Gavarret, qui observaient pendant 8 à 13 minutes, entre une et deux heures de la journée, à un même intervalle des repas, des individus âgés de 18 à 24 ans et pesant de 61 à 68 kilogrammes; or ce sont là les conditions les plus favorables à l'exhalation de l'acide carbonique, il n'est donc pas étonnant que Scharling, qui opérait avec un appareil imparfait et incapable de recueillir tout l'acide carbonique, n'ait obtenu que 17 litres d'oxygène au lieu de 20.

« L'activité de la fonction pulmonaire variant avec les diverses « heures du jour, et suivant l'état de veille ou de sommeil, « les résultats indiqués pour chaque heure ne peuvent pas « servir à calculer ce qu'un homme adulte exhale d'acide car- « bonique dans l'espace de 24 heures. » (Longet.)

Pour arriver à préciser cette quantité quotidienne d'une manière directe, des expériences furent instituées à l'aide d'un grand appareil respiratoire par Petthentkofer et Voït sur les animaux, et par Ranke sur lui-même; il résulte de ces analyses qu'un homme adulte exhale (par heure 33 grammes) par jour 791 grammes d'acide carbonique, contenant 215 grammes de carbone, auxquels il faut ajouter 8 grammes 2 décigrammes de carbone éliminés par les urines, au total 224 grammes.

Influence des régimes insuffisants ou imparfaits sur l'exhalation pulmonaire. — Ces quantités subissent de nombreuses modifications principalement par le régime. Il semble qu'en général la quantité de CO^2 exhalé doit augmenter en proportion du carbone ingéré avec les aliments; parmi les aliments riches en carbone, les fécules et les sucres, qui en même temps contiennent beaucoup d'oxygène, fournissent plus d'acide carbonique que les graisses et les albuminates; la raison en est simple ; dans les hydrocarbures, l'oxygène qu'ils renferment suffit pour oxyder l'hydrogène et former de l'eau, de sorte que la totalité de l'oxygène absorbé est employée à brûler le carbone et à le transformer en acide carbonique; au contraire par l'usage des viandes et des graisses, qui sont pauvres en oxygène, il se développe des produits de combustion intermédiaires et moins avancés que l'acide carbonique, et qui passent par les urines. Tout cela est vrai pour le rapport de l'oxygène à l'acide carbonique; mais en fait un régime exclusivement féculent aboutit aux mêmes résultats que l'abstinence, c'est-à-dire à une diminution des oxydations. Les hydrocarbures n'augmentent la quantité absolue d'acide carbonique, qu'en étant mêlés avec une nourriture suffisamment azotée ; c'est alors qu'on trouve le maximum d'exhalation, c'est-à-dire 252 grammes de carbone (Ranke). En ce cas le rapport de l'azote au carbone est de 1 à 12.

Pendant l'abstinence, les pertes de carbone ne se montent qu'à 185 (dont 4 par les reins) ; par une alimentation non azotée, la consommation de carbone ne dépasse pas sensiblement celle de l'abstinence ; elle s'élève à 204 grammes ; dans ces divers cas le rapport de l'azote avec le carbone est de 1 à 21 ou 25. Au contraire, par l'usage de 1832 grammes de viande, dose que l'homme adulte peut rarement continuer, le carbone éliminé s'élève à 249 grammes, dont 18 par les reins. C'est une nourriture mixte de substances azotifères et hydrocarburées qui donne la perspiration pulmonaire et cutanée la plus forte, 252 grammes, la sécrétion urinaire contenant 9 grammes, total, 261 grammes de carbone ; le rapport avec l'azote étant de 1 à 12 comme dans l'état normal. Ainsi, en prenant les limites extrêmes, on voit que l'exhalation d'acide carbonique varie de 180 à 252.

Influence du travail, de l'âge, du sexe, du type respiratoire sur l'exhalation d'acide carbonique. — Le travail musculaire est une autre cause d'augmentation de l'exhalation pulmonaire ;

il se développe de la chaleur destinée à se transformer en travail mécanique ; or cette chaleur ne saurait être attribuée qu'à l'usure de certains principes de la substance musculaire ; la théorie indique donc un surcroît de combustions ; nous verrons plus tard si l'expérience est d'accord avec ces données.

Les divers âges exercent sur les combustions une influence contraire ; d'après le travail d'Andral et Gavarret, la respiration, qui serait moins active dans l'enfance que dans l'âge adulte, atteindrait son maximum d'intensité vers trente ans, et diminuerait ensuite graduellement jusqu'à la fin de la vie ; les enfants de 8 à 15 ans ne consomment en moyenne que 7 grammes 42 de carbone en une heure ; de 15 à 20 ans, cette consommation s'élève à 10 grammes 76, et de 20 à 30 ans elle est de 12 grammes ; mais d'après les remarques de Longet, on ne peut déduire de ces expériences la consommation de carbone pour un kilogramme du poids corporel ; dans la série des âges, le poids varie tellement qu'il ne saurait être négligé ; si, en effet, à l'exemple de Scharling, on calcule par kilogramme, on arrive à cette conclusion que l'enfant consomme 0,25 de carbone par kilogramme et par heure, tandis que l'adulte ne consomme que 0,12 en moyenne. Le maximum de la puissance respiratoire se manifesterait donc dans l'enfance ; mais Gavarret a démontré que les variations de poids amenées par le développement individuel, ne coïncident pas exactement avec celles de l'activité respiratoire, et ne suffisent pas pour infirmer les résultats indiqués.

Chez la femme, depuis la puberté jusqu'à la ménopause, les oxydations sont moins énergiques que chez l'homme ; mais lorsque la menstruation vient à cesser, l'exhalation d'acide carbonique augmente à nouveau ; il semble que la perspiration pulmonaire remplace la fonction de l'ovulation et la déperdition de sang qui l'accompagne.

Enfin le type respiratoire n'est pas sans influence sur le phénomène de l'exhalation pulmonaire ; tous les gaz de même nature qui sont mis en contact directement ou par l'interposition d'une membrane, tendent à se mêler jusqu'à ce que la tension soit la même partout, et cette loi s'applique aux gaz dissous dans les liquides ; or le sang contient plus d'acide carbonique

que l'air des poumons ; il doit donc y avoir une exosmose de ce gaz à travers les capillaires pulmonaires ; d'une autre part, les aréoles pulmonaires contiennent plus d'acide carbonique que les voies aériennes supérieures ; il doit y avoir de même un courant d'acide carbonique du dedans au dehors, ou du poumon vers l'atmosphère, qui n'en contient que des traces ; on peut s'en assurer par le tableau suivant, qui montrera les différences des trois mélanges gazeux, non seulement au point de vue de l'acide carbonique, mais encore de l'oxygène et de l'azote qui font partie intégrante de ces mélanges. Dans cent volumes de gaz on trouve :

	Acide carbonique.	Oxygène.	Azote.
Dans le sang......	64,70	28,20	7,10
Dans l'air expiré...	4,38	16,03	79,55
Dans l'air extérieur.	0,04	20,81	79,15

Parmi ces divers gaz, l'acide carbonique présente dans le sang et le poumon une pression telle qu'il tend naturellement à la diffusion ; si la respiration vient à se ralentir, l'air séjourne plus longtemps dans la cavité pulmonaire, dès lors il se charge d'un excès d'acide carbonique qui se constate dans l'air expiré. Mais la quantité absolue de gaz carbonique exhalé pendant un temps déterminé est moindre que par les respirations accélérées. Ainsi 12 expirations par minute donnent trois litres d'air expiré contenant les 43 centièmes de son volume d'acide carbonique, ou 129 centimètres cubes d'acide carbonique ; si on exécute 24 respirations par minute, il s'élimine 6 litres d'air qui ne renferment que les 35 centièmes ou 210 centimètres cubes d'acide carbonique ; par conséquent les respirations les plus lentes sont celles qui fournissent la moindre quantité absolue d'acide carbonique par minute, mais aussi la plus forte quantité *relative* de ce gaz dans l'air expiré.

PATHOGÉNIE DES ANÉMIES RESPIRATOIRES.

Les données de la physiologie sont en parfait accord avec l'observation des faits, pour justifier les divers genres d'anémies respiratoires que nous avons déjà indiqués sommairement, à savoir : 1° les anémies par l'air confiné et l'encombrement, c'est-à-dire par l'insuffisance de l'atmosphère; 2° les anémies professionnelles par viciation de l'air; 3° les anémies des altitudes, des pays chauds; 4° les altérations du sang qui résultent de la réduction des surfaces respiratoires.

§ 1. Anémies par l'air confiné.

Lorsque la respiration se fait dans un espace limité, c'est-à-dire dans l'air confiné, il en résulte pour l'organisme des effets nuisibles qui sont dus à une double cause, à savoir : l'usure de l'oxygène, et l'altération de l'atmosphère par les produits de l'exhalation pulmonaire et cutanée.

Mais à quel moment l'oxygène devient-il insuffisant, et quelle est la limite inférieure de la respirabilité de l'air? Deux circonstances importantes font varier cette limite; c'est le renouvellement de l'air, et l'étendue de l'espace respiratoire. On peut respirer pour ainsi dire impunément dans un espace restreint, si l'air se renouvelle sans cesse; par contre, si l'homme respire une atmosphère qui est constamment la même, quand même la capacité de la demeure serait plus étendue, de graves inconvénients peuvent en résulter; en voici la raison.

Un individu sain, par une respiration normale, rend un tiers de litre d'air contenant 4,38 d'acide carbonique pour cent volumes d'air; par son séjour dans un espace restreint, l'homme altère sa propre atmosphère; on a beau ajouter de l'oxygène à l'air ainsi vicié, on ne réussira pas à détruire l'effet pernicieux de l'acide carbonique. Une atmosphère qui contiendrait un centième d'acide carbonique suffirait déjà, même quand elle renferme encore 18,4 pour cent d'oxygène pour troubler peu à peu l'hématose et produire finalement la débilitation anémique. Ainsi les effets des atmosphères circonscrites sont dus à l'augmentation de l'acide carbonique, bien plus qu'à la diminution de l'oxygène; et cela est si vrai que chez les animaux renfermés dans un espace clos, la mort peut arriver quant l'atmosphère contient encore autant d'oxygène que l'air extérieur (Bernard). La contre-épreuve n'est pas moins péremptoire : en ayant le soin de faire dégager et d'exclure tout l'air expiré, on peut faire respirer impunément un mélange artificiel contenant à peine 14 pour cent d'oxygène, c'est-à-dire les 2/3 de l'oxygène de l'air ambiant. La ventilation, c'est-à-dire le renouvellement de l'air joue donc un rôle décisif dans la respirabilité des atmosphères et, par conséquent, dans le mode de production des anémies par l'air confiné.

Supposons maintenant que le renouvellement de l'air reste à peu près constant, et voyons ce qui se passe dans les atmosphères confinées ; ici c'est l'étendue de l'espace qui réglera les troubles fonctionnels : un oiseau peut vivre dans une cloche de 2 litres, l'air ne contenant que 3,50 d'oxygène, mais si la cloche n'a qu'un litre de capacité les accidents se manifestent, même si l'air est plus oxygéné ; l'espace restreint avec son atmosphère oxygénée est donc plus funeste qu'un espace plus considérable avec une atmosphère moins vivifiante ; c'est qu'en effet dans le premier cas le sang se charge rapidement de l'acide carbonique expiré, et en même temps il absorbe moins d'oxygène (Bernard) ; une atmosphère chargée d'acide carbonique rend les échanges impossibles entre les gaz du sang et le milieu ambiant ; le sang qui arrive dans le poumon est du sang veineux déjà chargé de CO^2 ; or, le sang ne peut céder son acide carbonique et absorber l'oxygène que si le gaz extérieur présente des proportions inverses ; quand la composition de l'air respiré se rapproche de celle des gaz expirés, l'acide carbonique s'accumule dans le sang, et l'absorption d'oxygène sera d'autant plus difficile qu'il ne saurait déplacer ni remplacer l'acide carbonique qui est plus soluble dans le sang. Ainsi, dans les deux cas, l'air confiné n'agit que parce que les échanges sont devenus difficiles ; les expériences de Bernard, Lothar Meyer, W. Müller tendent à prouver que l'acide carbonique n'a pas d'autre action, et qu'il ne présente pas de qualités toxiques.

Toutes ces données s'appliquent à l'influence des habitations sur la santé de l'homme ; en supposant un adulte enfermé dans une enceinte de 10 mètres, où l'air n'est pas renouvelé, l'atmosphère, d'après les recherches de MM. Andral et Gavarret, contient au bout de deux heures au moins 42 litres ou 4 millièmes 2/10 d'acide carbonique, après huit heures près de 10 millièmes. — Dans une enceinte de 20 mètres, l'air contiendrait encore 42 litres, mais ce chiffre ne représente, en réalité, relativement à l'espace total qu'une proportion moitié moindre, c'est-à-dire 2 millièmes. Si la proportion d'acide carbonique atteignait 4 centièmes, ce qui équivaut au chiffre de l'expiration normale, on serait en droit de supposer que la totalité de l'air contenu dans l'enceinte a traversé les voies respiratoires.

Avant une pareille saturation, l'atmosphère a cessé depuis longtemps d'être respirable ; il suffit de 4 millièmes pour produire des troubles dans les échanges gazeux. Or, pour que cette proportion ne soit pas dépassée, il faut à un adulte qui respire 17 fois par minute, et rend en une heure 510 litres d'air ou 21 litres d'acide carbonique, il faut, dis-je, environ 4 mètres cubes d'air nouveau par heure, ou au moins 8 à 9 mètres cubes pour deux heures ; mais, comme il s'exhale en outre par heure environ 46 à 47 grammes de vapeur d'eau qui sature l'air et le rend moins propre à la respiration (Gréhant), comme enfin une partie de l'oxygène est consommée et l'acide carbonique augmenté par les appareils de chauffage et d'éclairage (Tardieu), on arrive à cette conclusion, que la demeure de l'homme, étant supposée close, devrait pouvoir fournir 10 mètres cubes d'air par heure ou 240 mètres cubes par jour ; un pareil espace doit mesurer 6 mètres en tous sens. Si on suppose que nous ne séjournions que huit heures sur vingt-quatre dans une même chambre, comme elle ne présente, en général, que 2 mètres ou 3 tout au plus de haut, elle devrait encore mesurer 6 mètres. — Mais ces diverses conditions sont rarement réunies ; de là une cause constante d'insalubrité.

Une seule circonstance peut atténuer les mauvais effets du confinement, c'est l'accoutumance ; toutefois elle n'agit qu'à un certain degré, et ne saurait lutter contre les causes délétères qui nous entourent.

Anémies d'encombrement et d'agglomération. — Lorsqu'un espace limité est occupé habituellement ou pendant une grande partie du jour, par plusieurs individus à la fois, l'agglomération finit par entraîner de sérieux inconvénients, très-manifestes chez les artisans qui vivent en famille dans une même chambre ; les effets de l'encombrement s'observent souvent dans les ateliers, les casernes, les crèches, les hôpitaux, les prisons. Il est rare que ces divers établissements présentent une capacité suffisante pour fournir à chacun ce qu'on pourrait appeler la ration atmosphérique normale, c'est-à-dire environ 10 mètres cubes d'air nouveau par heure. Comme chaque individu déverse dans le milieu ambiant 20 litres d'acide carbonique par heure ou 880 litres par jour (Andral et Gavarret), il en résulte une viciation permanente de l'air, augmentée encore par les produits des combustions.

A cette cause d'insalubrité vient s'ajouter une autre non moins importante, qui a été mise en évidence par le professeur Gavarret; ses expériences démontrent que si l'air vicié est impropre à la respiration, ce n'est pas seulement à cause de l'acide carbonique qu'il contient, mais par la présence de miasmes putrides, résultant de la transpiration cutanée et pulmonaire. Quand on place des animaux dans une atmosphère non renouvelée, à laquelle on restitue l'oxygène à mesure qu'il disparaît, en même temps qu'on absorbe l'acide carbonique à mesure qu'il se forme, des accidents graves, souvent mortels, résultent de ces causes d'altération, indépendantes de l'oxygénation, indépendantes de l'excès d'acide carbonique.

Pour toutes ces raisons, l'anémie d'encombrement s'observe si fréquemment dans les cités populeuses ou industrielles, qu'on peut la considérer, pour ainsi dire, comme une maladie endémique. Dans toutes les grandes villes, la nourriture, même celle des classes ouvrières, est, à de rares exceptions près, plus abondante et plus substantielle que celle des habitants des campagnes, et cependant que de tempéraments épuisés, que d'individus décolorés, fatigués, anémiques! Cela, dira-t-on, était vrai il y a quelques années encore, lorsque des familles nombreuses, entassées dans des rues étroites et obscures, semblaient se disputer l'espace et le soleil; mais aujourd'hui que tous ces logis malsains ont disparu, que les quartiers insalubres ont été déblayés, que de vastes rues et des boulevards plus vastes encore traversent la ville en tous sens, maintenant que l'air et la lumière circulent partout, l'anémie ne peut plus être qu'un fait exceptionnel ou local! Avec la cause initiale, la conséquence a dû cesser! Sans doute tous ces travaux ont leur incontestable utilité, mais il y a des nécessités fatales ; dans ces villes splendides, à mesure que les rues s'élargissent, a-t-on agrandi en même temps la surface des constructions, de manière à fournir aux habitants un cubage d'air suffisant ? Si on avait pu satisfaire à cette deuxième condition, le problème de l'oxygénation serait résolu ; mais si les habitations ne répondent pas aux besoins d'aération, si l'espace intérieur, qui est le milieu respiratoire le plus directement, le plus souvent utilisé, ne contient pas la ration atmosphérique, l'hématose en subira infailliblement les conséquences ; de là vient que l'anémie s'est perpétuée même dans les familles riches. Après cela il n'y a plus à s'étonner de la fréquence de la maladie, chez les artisans logés dans ces étroites mansardes servant à la fois de chambre et d'atelier, chez les petits négociants relégués dans les arrière-boutiques humides, sans ventilation, imprégnées de fumées et de gaz délétères, enfin chez les ouvriers agglomérés dans les ateliers où se réunit la double influence de l'air confiné et des émanations insalubres développées par les différentes industries. Au résumé, l'anémie domine la pathologie des villes.

Comme conséquence de cette vérité universellement reconnue, il est un autre fait non moins avéré, c'est la rareté de la pléthore vraie : on trouve chez un grand nombre d'adultes ou de vieillards, des stases sanguines dans les veinules ou les capillaires de la face, c'est-à-dire des pléthores vasculaires donnant lieu à des apparences de forces, mais l'état pléthorique, c'est-à-dire avec prédominance réelle du sang ou des globules, ou des forces, est au moins problématique dans les grands centres de population. Aussi, pour expliquer les résultats heureux de la thérapeutique de Broussais, au Val-de-Grâce, et devant l'évidence actuelle des faits, si manifestement contraires à l'usage immodéré des saignées, on est conduit à se demander, la part une fois faite aux exagérations enthousiastes, si le tempérament des individus a subi, depuis quarante ans, un changement si radical ? Cette question semble être résolue par nos médecins militaires, par ceux même qui exercent sur le théâtre de la pratique de Broussais ; les soldats, pas plus que les autres classes de la population, n'ont échappé aux conséquences progressivement funestes de l'encombrement et des agglomérations; malgré l'incontestable amélioration des conditions hygiéniques, le casernement a des inconvénients inévitables.

La même question a été agitée récemment au sein de la Société médicale des hôpitaux civils; on discutait ce que les anciens désignaient sous le nom de constitutions épidémiques stationnaires, et les partisans de cette doctrine, parmi lesquels je citerai mon ami Chauffard, reconnaissaient implicitement l'existence actuelle d'une constitution médicale essentiellement asthénique, du *mode mou,* pour parler le langage de Raymond de Marseille. Est-ce l'asthénie, ou ne serait-ce pas plutôt l'anémie? Je soumets cette question à mes savants collègues.

§ 2. — Anémies par les atmosphères nuisibles et toxiques.

Il est un certain nombre de gaz appelés indifférents, qui peuvent être respirés sans dommage, tout en étant impropres à l'entretien de la respiration; tels sont l'hydrogène, l'azote, et jusqu'à un certain point l'acide carbonique, qui présente, en tous les cas, le fâcheux privilége de s'opposer aux échanges avec les gaz du sang.

On considère généralement comme irritants les gaz qui ne peuvent être respirés en certaine quantité sans déterminer une convulsion réflexe de la glotte; tels sont l'oxygène ozonisé, le chlore, l'iode, l'acide sulfureux et nitreux, l'ammoniaque.— Enfin un certain nombre de gaz déterminent des accidents d'empoisonnement: c'est, avant tout, l'oxyde de carbone, qui déplace l'oxygène et se combine avec les globules d'une façon indissoluble; on doit considérer comme toxique l'hydrogène sulfuré qui se dégage de certains terrains plâtreux (Chevreul); l'hydrogène arsénié est un poison violent; enfin les carbures d'hydrogène, comme la benzine, l'aniline, déterminent, en s'évaporant, des modifications profondes dans la composition du sang.

Anémies professionnelles, par l'atmosphère des cuisines, des boutiques, des fabriques d'aniline, des mines. — Il est certaines professions qui s'exercent au milieu d'un air vicié par l'acide carbonique, ou par les hydrocarbures, et souvent par des mélanges gazeux plus complexes.

Dans les cuisines, l'espace est ordinairement restreint, la température élevée, et l'air imprégné de vapeurs de charbon, c'est-à-dire d'acide carbonique avec traces d'oxyde de carbone; la santé des femmes qui respirent cette atmosphère ne tarde pas à en éprouver les effets nuisibles, surtout quand les fourneaux sont placés dans le sous-sol, alimentés par le charbon de terre, avec un appel insuffisant, et une ventilation incomplète; dans ces conditions, on observe souvent et indépendamment de toute cause de déperdition, les signes de l'anémie, c'est-à-dire de la pâleur, de la faiblesse des membres, des vertiges, des céphalalgies. On a donné une singulière interprétation de ce fait; comme l'aglobulie se traduit souvent par le défaut d'appétit, on a prétendu que la préparation des mets suffit pour en inspirer le dégoût; de là, une dyspepsie secondaire et l'impossibilité de réparer le sang. Il serait plus rationnel d'intervertir la proposition, et de dire que l'anémie détermine l'anorexie et la difficulté de digérer. Toujours est-il, comme le dit Tardieu, que la combustion du charbon dans les cuisines y répand des vapeurs nuisibles à la santé, et cependant rien n'est plus facile que d'obtenir une ventilation suffisante, et par conséquent plus de salubrité.

Les mêmes inconvénients, quoiqu'à un degré moindre, se retrouvent dans les magasins ou boutiques éclairés au gaz et chauffés avec la houille; ces deux combustions jettent dans l'atmosphère de l'hydrogène carboné, de l'acide carbonique, parfois mêlé avec des traces d'oxyde de carbone, et ces mélanges impurs qui altèrent si profondément la composition de l'air, finissent par produire parfois un véritable état d'anémie.

Anémies des mineurs. — Parmi les professions qui s'exercent au milieu d'une atmosphère impure, il faut citer en premier lieu le travail des mines; après l'infarctus charbonneux des poumons, appelé improprement asthme charbonneux, l'affection morbide qui atteint le plus souvent les mineurs, c'est l'anémie; elle figure dans la nosologie des districts houilliers pour un cinquième du nombre total des maladies (81 sur 480 maladies). On a l'habitude de citer comme type, l'épidémie qui a frappé les ouvriers de Schemnitz en 1785, et celle d'Anzin, dont Hallé publia en 1803 une relation faite de seconde main, n'ayant observé, lui-même, que quatre malades qui furent amenés à Paris. Des coliques violentes, des hémorrhagies intestinales, des palpitations, une faiblesse extrême, la bouffissure du visage; tels étaient les symptômes principaux de cette grave maladie. Il est bien évident que les pertes hémorrhagiques, les douleurs gastro-intestinales, et la diffluence du sang (signalée en Hongrie), n'ont aucune espèce de corrélation avec l'aglobulie; faut-il rapporter ces accidents au scorbut de terre, comme le pense Tardieu, ou bien à un empoisonnement par l'hydrogène sulfuré? Cette question n'a plus qu'un intérêt rétrospectif, car depuis le commencement du siècle, il ne s'est plus rien présenté de semblable à l'attention des observateurs, mais tous ont signalé l'anémie, résultant de la viciation de l'atmosphère.

L'air des mines est en effet altéré par divers gaz, dont les uns proviennent de la combustion, les autres naissent de l'acte respiratoire du travailleur. Par ces deux causes, l'oxygène subit une diminution très-marquée ; l'acide carbonique augmente au contraire d'une manière notable ; en outre l'atmosphère contient des traces d'hydrogène carboné, d'oxyde de carbone, d'hydrogène sulfuré, et une quantité normale d'azote. Les analyses chimiques pratiquées avec le plus grand soin par F. Leblanc et plus récemment par Kurbon, fixent le chiffre de l'oxygène à 15 ou 18,4. Le principe des oxydations subissant une diminution de 2 1/2 pour 100 devient insuffisant, et cela d'autant plus que l'espace est plus restreint ; d'une autre part, l'acide carbonique, qui figure au minimum pour 0,13 et peut augmenter jusqu'à 1 pour 100, n'atteint certes pas à beaucoup près les proportions immédiatement dangereuses, il faut de 12 à 15 pour 100 d'acide carbonique pour produire l'asphyxie ; mais nous dirons avec Gavarret : Un centième d'acide carbonique mêlé à l'air fait supposer que le quart de cet air confiné a passé par les voies respiratoires ; nous dirons avec le conseil de salubrité de la province de Liége : L'acide carbonique à cette dose peut déterminer sur la santé une action lentement nuisible ; malgré l'accommodation de l'organisme à ce milieu vicié, il en résulte finalement une diminution de l'activité ou du nombre des globules, c'est-à-dire une anémie.

En même temps le sucre hépatique subit alors une diminution qui nuit à l'intégrité des globules (Malk, Lehmann.)

Anémie des ouvriers des fabriques d'aniline. — Dans la fabrication des couleurs d'aniline, les ouvriers sont exposés à des troubles gastriques, des céphalées et des vertiges, parfois à des syncopes, de l'analgésie, et des accidents cérébraux graves ; tous ces phénomènes sont ou passagers ou exceptionnels ; mais un effet constant de ces émanations est de donner à tous les ouvriers un aspect anémique qui contraste singulièrement avec la conservation des forces ; c'est là ce qui ressort des intéressantes recherches de mon ami Bergeron. Comme la décoloration des téguments ne s'accompagne cependant ni de palpitations, ni de souffle vasculaire, signes habituels de l'anémie, il ne s'agirait donc pas d'une véritable aglobulie, mais d'une simple décoloration du sang, par l'action que les vapeurs carburées, bien plus que la diminution de la proportion d'oxygène, feraient subir à la forme des globules. L'aniline, ainsi que l'a démontré Wurtz, n'est qu'un azoture d'un radical monoatomique $C^{12} O^{5}$, appelé phényle, qui forme aussi le radical de la benzine ; or, les expériences récentes sur la benzine, la nitrobenzine et l'aniline, démontrent que ces diverses substances agissent comme des poisons actifs sur le sang et le système nerveux ; tout tend à faire croire qu'elles attaquent primitivement les globules qui subissent ainsi une diminution de volume, et se racornissent comme par l'action exosmotique des alcalis concentrés ; dès lors, le pouvoir réfringent de ces hématies s'amoindrit, le sang devient plus clair, et les téguments perdent leur teint normal ; en supposant que la coloration du sang dépend uniquement d'une cause physique (ce que nous discuterons plus tard en étudiant la pâleur anémique), on comprendra facilement pourquoi les ouvriers se décolorent dès les premiers jours de travail, dès la première impression de l'aniline sur l'organisme, et pourquoi leur santé se conserve assez longtemps intacte pour permettre au système nervo-sanguin de fonctionner ; mais cette immunité ne persiste pas ;

l'anémie qui se manifestait à peine sur les traits du visage, se traduit finalement par le cortége habituel de ses symptômes.

§ 3. — Anémies des altitudes et des pays chauds.

Influence de la pression barométrique, de la température et de la lumière sur les oxydations. — Si, comme nous l'avons démontré, l'oxygène est en grande partie combiné chimiquement avec les globules, il ne doit point subir de modifications appréciables sous l'influence des variations de pression atmosphérique ; en effet, l'absorption de l'oxygène est à peu près la même, quelle que soit la densité de l'air, quelle que soit la pression barométrique. Sans parler des oscillations soit soudaines soit régulières du baromètre, qui, suivant la juste remarque du professeur Gavarret, ne doivent pas entrer en ligne de compte avec la diminution permanente de pression, nous trouvons des différences énormes dans les altitudes des lieux habités, sans que les populations soumises à ces pressions extrêmes éprouvent la moindre trace de dégénérescence ; aux bords de la mer, avec une hauteur barométrique de 760 mètres, à Paris, où elle est de 756 en moyenne, à Mexico où elle s'abaisse à 583, dans toutes ces localités, la vie des êtres organisés ne subit aucune modification ; il y a deux manières d'interpréter cette persistante régularité des oxydations ; on peut supposer avec Gavarret que, sous une pression barométrique très-faible, la proportion des gaz du sang se modifie de manière à se mettre en équilibre avec les pressions extérieures ; mais cette sorte d'équilibration des gaz internes avec l'atmosphère ne peut s'appliquer qu'aux gaz libres ou dissous ; il faut toujours en venir à une deuxième explication pour les gaz combinés chimiquement ; je veux parler de leur absolue indépendance des pressions extérieures, telle que W. Müller l'a prouvée expérimentalement. Cependant, dans ses recherches sur les climats des altitudes du Mexique, Jourdanet, sans tenir compte de ces expériences, pose en principe que si à la hauteur de 500 à 1000 mètres l'oxygène continue à être absorbé en quantité normale, l'oxygénation devient au contraire insuffisante à 2000 mètres ; les altitudes de ce genre agiraient à la manière des saignées ; celles-ci, en diminuant les globules, enlèvent les éléments attractifs de l'oxygène; celles-là, en diminuant la pression barométrique, raréfient l'oxygène du sang et déterminent ainsi le développement des anémies; l'altération de l'hématose serait même portée au point d'entraver l'acclimatement de la race blanche dans ces régions élevées. Or, rien n'est moins démontré que la diminution de l'oxygène du sang; c'est tout au plus si elle est possible pour l'oxygène dissous. D'une autre part, le docteur Coindet, dans ses remarquables lettres adressées à Michel Lévy, a démontré que la proportion d'acide carbonique exhalé reste sensiblement la même aux différentes altitudes observées; chez les Français en voie d'acclimatement au Mexique, on a seulement trouvé la moyenne d'acide carbonique expiré un peu inférieure à celle qui est fournie par les indigènes. Le fait le plus remarquable qui ressort de ces recherches, c'est la modification du type respiratoire chez les Européens non acclimatés; les respirations se ralentissent, mais elles deviennent d'autant plus amples et profondes qu'elles sont plus rares. — Or, ainsi qu'il résulte des expériences de Vierordt, il suffit de ce changement de type respiratoire, pour que l'acide carbonique soit exhalé en moindre quantité, du moins d'une manière relative; ainsi, si une expiration expulse 3,000 centimètres cubes d'air, l'acide carbonique y est représenté par 5,4 pour cent volumes d'air expiré; si l'expiration comprend 12,000 centimètres cubes, l'acide carbonique ne figure plus que pour 4 centièmes; l'abaissement de l'exosmose carbonique signalé par Coindet s'explique donc par le changement du mécanisme respiratoire.

Mais cette perturbation est loin d'être irrévocable, il s'établit bientôt une sorte d'accommodation entre la fonction respiratoire et le milieu ambiant; celle-ci reprend son rhythme, devient même souvent plus accélérée, et tout semble rentrer dans l'ordre. L'oxygénation du sang, et l'exhalation d'acide carbonique ne paraissent donc subir aucune modification permanente, qui puisse expliquer la production des anémies; si la maladie existe en réalité, il faut en chercher d'autres causes. Or, l'anémie n'appartient pas exclusivement aux habitants des plateaux élevés de l'Amérique du Sud; on retrouve cet état morbide dans tous les pays chauds des diverses parties du monde, chez les indigènes plus encore que chez les émigrants; j'ai pu constater chez les habitants de l'Égypte, de l'Italie méridionale, de l'Espagne, du Brésil, l'extrême fréquence de l'anémie, qui se développe parfois au point de simuler l'ictère; c'est même cette teinte jaunâtre qui en fait souvent méconnaître la nature, en raison des maladies du foie qui dominent dans ces contrées; mais en réalité, la coloration anormale trouve sa raison d'être dans l'altération du sang, qui se traduit d'ailleurs par le cortége habituel des phénomènes de l'aglobulie (excitabilité, vertiges, etc.) et se guérit comme elle par les préparations ferrugineuses. Ces anémies, selon la judicieuse remarque de Tardieu, ne sauraient avoir d'autre cause que la température élevée; la dilatation de l'air par la chaleur semble devoir le rendre insuffisant pour la respiration; mais la composition de l'atmosphère est invariable; l'influence de la chaleur se traduit directement sur les fonctions des nerfs et surtout des muscles respirateurs. Les basses températures activent les combustions et augmentent par conséquent l'émission de l'acide carbonique; les températures élevées produisent un effet opposé; elles enrayent l'émission de l'acide carbonique; mais est-ce en empêchant sa production normale, ou n'est-ce pas plutôt en ralentissant les respirations? s'il en est ainsi, la chaleur n'agit que sur le mécanisme respiratoire. Quoi qu'il en soit, l'anémie des altitudes, qu'il ne faut pas confondre avec le mal des montagnes, n'existe pas dans nos contrées, même sur les plateaux les plus élevés des Alpes ou des Pyrénées; cette circonstance seule suffit pour inspirer le doute sur la nature véritable des anémies du Mexique; les dépressions barométriques n'influencent pas sensiblement l'économie, et l'anémie des altitudes de l'Amérique se confond avec l'anémie des pays chauds; c'est la température seule qui agit en pareil cas sur la sanguification.

L'influence de la lumière sur l'organisme et sur les oxydations qui s'y produisent, est bien moins démontrée que l'action de la température; en général, on a jugé par analogie avec ce qui se passe dans le règne végétal; sous l'influence de la lumière solaire, les plantes fonctionnent comme des appareils réducteurs qui décomposent l'acide carbonique, c'est-à-dire fixent le carbone et restituent l'oxygène; au contraire, dans l'obscurité tous ces phénomènes sont enrayés ou du moins atténués. L'absence de lumière agit-elle de même sur l'homme? la pâleur habituelle des habitants des grandes villes a été attribuée au manque d'insolation ; les individus relégués par la misère dans les quartiers sombres, dans les rez-de-chaussée obscurs, ne se distinguent pas seulement par la décoloration de la peau ; d'après Michel Lévy, ils ont les chairs molles, bouffies; ils sont frappés d'atonie et sujets aux accidents de l'hydrohémie. Mais ces graves désordres ne peuvent être dus qu'à l'intervention de causes plus actives, de circonstances plus débilitantes, telles que la misère, qui condamne ces malheureux, à la fois, à l'inanition et à l'inoxydation. Pour dégager la question, il faut supposer l'alimentation normale; cela étant admis, on constate que chez les mineurs la viciation de l'atmosphère, chez les prisonniers le défaut d'oxygène, jouent certainement un rôle plus important dans la production de l'anémie, que ne pourrait le faire la privation de lumière ; sans pouvoir nier ses effets, on peut donc en contester le danger, et à plus forte raison la théorie qui leur sert de base ; entre l'organisme animal et le règne végétal, il n'y a, en effet, aucune analogie quant à l'action solaire ; la lumière produit sur la plante précisément l'inverse de la respiration dans la série animale ; les végétaux exhalent l'oxygène et fixent le charbon, tandis que les animaux absorbent l'oxygène et rejettent l'acide carbonique.

§ 4. — Anémies par lésions des organes respiratoires et cardiaques.

Un grand nombre de maladies du poumon et du cœur déterminent un obstacle à la circulation pulmonaire, une oblitération ou une destruction des capillaires du poumon. Ainsi, chez l'asthmatique, les poumons emphysémateux ne conservent ni l'élasticité, ni l'étendue normale de la surface respiratoire ; puis une lésion plus grave se manifeste, c'est la destruction d'un grand nombre de capillaires, qui réduit singulièrement le champ de l'hématose ; le sang du cœur droit ne trouve plus dans les vaisseaux du poumon un espace assez marqué pour circuler librement, ni pour subir, dans un temps donné, le contact de l'air ; de là, une condition chimique défavorable aux échanges gazeux qui constituent la respiration, c'est-à-dire une oxygénation insuffisante.

Dans le catarrhe chronique, cette gêne de la respiration, cette oxydation amoindrie, se compliquent de sécrétion muqueuse, et ces circonstances réunies déterminent souvent l'anémie.

Chez les phthisiques, les causes sont plus complexes encore; à l'insuffisance de la surface respiratoire, à la production incessante du muco-pus, s'ajoutent l'usure des tissus par la fièvre hectique, et l'engorgement tuberculeux des ganglions lymphatiques, lequel empêche la formation des globules.

Anémie d'origine cardiaque. — Les affections cardiaques produisent le même résultat que l'emphysème. Les malades, au premier abord, paraissent pléthoriques, au point de faire croire à l'indication de la saignée ; mais ce n'est là qu'une apparence ; tôt ou tard, l'anémie se manifeste, même indépendamment du catarrhe bronchique, qui est d'ailleurs si fréquent dans ces maladies.

L'air n'est pas vicié, les poumons fonctionnent, mais la circulation pulmonaire et générale est incomplète ; le nombre des globules qui s'imprègnent d'oxygène, c'est-à-dire qui respirent, tend sans cesse à diminuer ; donc, il y a une véritable privation d'oxygène ; de là, l'anémie si fréquente par suite des maladies du cœur.

B. — Anémies alimentaires et dyspeptiques.

Inanitions physiologiques. — Les anémies par nutrition insuffisante ont leur type exagéré dans l'inanition, ou abstinence absolue des aliments ; l'inanition produit sur l'organisme des effets qui présentent et des analogies et des dissemblances avec les phénomènes de l'anémie ; par la privation d'aliments, les échanges moléculaires et les résorptions sont profondément modifiés ; mais le sang n'en éprouve qu'une influence indirecte et relative : s'il est atteint dans ses globules, c'est au même titre que les autres tissus et parallèlement à eux. Au contraire, dans les anémies résultant de la soustraction directe du sang, il y a une tendance immédiate à la réparation des éléments ; les nutritions ne subissent que des changements temporaires, et ce sont les fonctions surtout du système nervo-musculaire qui reçoivent l'atteinte la plus grave. Dans l'anémie, l'altération du sang domine toute la série des phénomènes morbides ; dans l'inanition, elle n'est qu'un résultat concomitant de la dénutrition générale, et ne suffit pas pour expliquer les désordres fonctionnels.

Les différences qui séparent l'inanition et les anémies d'origine hémorrhagique se retrouvent, quoique atténuées, dans les alimentations insuffisantes ou incomplètes ; ce sont des anémies de misère qui intéressent le praticien et l'hygiéniste ; c'est à ce genre spécial et trop fréquent de dépérissements que Bouchardat a consacré ses nombreuses et belles études.

Inanition des dyspeptiques. — Dans l'ordre pathologique, les conditions de l'anémie sont si variées qu'elles semblent devoir échapper à une formule générale ; cependant, en analysant ces causes et surtout leur mécanisme, on arrive à conclure qu'il s'agit toujours, ou d'un obstacle sur le trajet des conduits alimentaires, ou bien d'un défaut d'élaboration dans le tube digestif, ou bien enfin d'une altération des glandes annexes et des liquides qu'ils sécrètent.

Les rétrécissements de l'œsophage, du cardia, du pylore, agissent d'après le premier mode, en empêchant les aliments d'atteindre les viscères digestifs. Dans l'estomac et les intestins, les aliments doivent subir l'action chimique du suc gastrique et intestinal, l'action physique des parois musculaires ; or, les contractions et les sécrétions sont toutes sous l'influence de l'influx nerveux ; dès que l'innervation vient à être affaiblie par des causes morales ou excitée par des douleurs physiques, il en résulte constamment des troubles dans l'assimilation ; l'anémie, qui en est l'inévitable conséquence, s'observe même parfois au milieu des conditions hygiéniques les plus favorables ; c'est dans les préoccupations de toute espèce qu'il faut chercher l'origine de ces inanitions dyspeptiques, qu'on constate chez un grand nombre d'individus appartenant aux classes élevées de la société : ils restent pauvres au milieu des richesses ; leur misère vient du système nerveux qui s'épuise.

Des accidents graves se manifestent plus sûrement encore à la suite des maladies du tube digestif, telles que les dyspepsies par altérations des glandes de l'estomac ou des intestins, les dégénérescences cancéreuses, les ulcères simples; j'ai vu les mêmes résultats se produire à la suite de ces constipations rebelles, d'origine atonique ou hémorrhoïdale, qui déterminent finalement une desquammation épithéliale mêlée de mucus concret; que ce soit la sécrétion muqueuse, comme je l'ai déjà indiqué, ou bien l'atonie du tube digestif, toujours est-il qu'il y a là une cause fréquemment méconnue d'anémie, principalement chez les hystériques et les hémorrhoïdaires.

Il reste à signaler, comme causes d'anémie, les lésions des glandes annexes et de leurs sécrétions. L'influence de la bile sur la digestion, principalement sur l'absorption des matières grasses, ne saurait être contestée; de plus, si la bile n'est pas sécrétée en quantité normale, ses matériaux de résorption manquent à l'intégrité du sang, qui ne saurait se réparer que par une ration alimentaire double ou triple de la ration normale; enfin, le foie lui-même exerce une action directe sur la production des globules; donc, les maladies de cet organe sont, à plusieurs titres, d'une extrême importance dans l'étiologie des anémies.

Les dégénérescences du pancréas sont plus fréquemment négligées dans la pathogénie des anémies, sans doute à cause des difficultés inhérentes au diagnostic; mais la présence des matières grasses dans les selles constitue un indice séméiologique d'une valeur réelle. La mort d'un grand dignitaire de l'État a été attribuée à une lésion de ce genre. L'examen histologique, pratiqué par le professeur Robin, ne permet pas de mettre en doute l'influence de cet organe sur la production de l'anémie.

NOTIONS PHYSIOLOGIQUES SUR L'ALIMENTATION.

§ 1. — De l'aliment et des principes alimentaires; leur origine et leur transformation.

L'aliment, et je prends pour exemple la chair musculaire, est ordinairement un mélange de substances organiques et minérales dont la plupart sont utiles, mais dont quelques-unes sont impropres à la nutrition. Le principe alimentaire, au contraire, est utilisé entièrement pour la reconstitution des parties de l'organisme qui se détruisent par l'oxydation. Or, l'économie se compose de deux groupes de matières organiques et de certains corps inorganiques qui sont d'une importance moindre dans la composition des tissus. Les matières organiques, c'est-à-dire les albuminates et les hydrocarbures (graisses, fécules, sucres) subissent tous, dans l'économie, soit des combustions, soit des dédoublements isomériques; lorsque l'oxydation est complète, il en résulte de l'eau, de l'acide carbonique, qui s'éliminent principalement par le poumon et la peau; si la décomposition s'arrête à un degré intermédiaire, il se forme, aux dépens des albuminates, de la leucine et tyrosine, de la créatine, de l'acide urique et enfin de l'urée, qui est le produit le plus oxydé de cette série chimique. — Pour remplacer les éléments constituants qui ont subi ces diverses métamorphoses complètes ou imparfaites, l'organisme ne saurait utiliser que des composés qui puissent :

1° S'assimiler par le sang, soit directement, soit après avoir subi l'action des sucs digestifs;

2° Se modifier par l'élément comburant de l'organisme, c'est-à-dire par l'oxygène;

3° Servir à la reconstitution des tissus comburés ou éliminés en nature.

Ces caractères se retrouvent le plus sûrement dans les substances qui concordent chimiquement avec les principes constituants du sang ou des organes; mais cela ne suffit pas, car si ces corps sont déjà oxydés comme l'urée, ils ne peuvent plus remplir aucun but. Les éléments chimiques primordiaux, comme l'azote, le carbone, le chlore, le soufre, qui font cependant partie intégrante de tous les parenchymes et liquides, ne sont pas plus aptes que les substances oxydées à couvrir les pertes; à l'état d'isolement, les corps simples ne sauraient ni entrer, ni rester dans le sang, sans en altérer la texture, sans en compromettre la composition, et quand même ils seraient absorbés, ils n'en seraient pas moins incapables de refaire la synthèse des principes constituants de l'organisme. L'oxygène seul fait exception, mais par son action comburante, il se distingue de l'aliment qui est destiné à la combustion.

Cependant Magendie, se plaçant à un point de vue exclusivement chimique, catégorise les aliments en azotés et non azotés; le rôle de l'azote dans la nutrition est d'autant plus facile à apprécier que la réparation des éléments organiques ne saurait avoir lieu sans son intervention directe ou indirecte, mais il n'est pas possible d'estimer un composé alimentaire par sa richesse en azote, et sa présence ne suffit même pas pour constituer une qualité nutritive.

Aliments organiques azotés. — Parmi les aliments azotés, il faut compter les albuminates de l'œuf, du suc des muscles, la plasmine et l'hémato-globuline du sang, la caséine du lait, la gélatine des divers tissus épidermiques; la plupart proviennent du règne animal; mais qu'on ne s'y trompe pas, ce n'est pas là leur origine unique. L'albumine se retrouve dans divers végétaux, dans les graines émulsives, les fruits des légumineuses. La caséine végétale existe dans ces mêmes fruits et les graines oléagineuses. Dans les graines des graminées, il y a une substance très-azotée, appelée gluten avec ou sans mucilage. Ainsi les aliments des deux règnes présentent, au point de vue de leur composition, une analogie complète; nous venons de le prouver pour les principes azotés; il n'y a, à cet égard, entre eux que des différences de quantités. Quant aux autres principes, ces nuances s'effacent plus encore.

Aliments organiques non azotés. — Les aliments organiques non azotés, c'est-à-dire les matières amylacées, saccharines et graisseuses, se retrouvent également dans les deux règnes. L'amidon forme la base des graines des graminées, des légumineuses, de la pomme de terre; le sucre existe dans la séve et les fruits d'un grand nombre de plantes, mais se rencontre également sous une forme spéciale dans le lait. Les autres hydrocarbures, la gomme, la cellulose, ne paraissent jouir d'aucune propriété nutritive; ainsi leur nombre est aussi restreint que leur rôle est important dans l'alimentation; il y a plus, les substances amylacées subissent dans le tube digestif une transformation presque complète en sucre de raisin, de sorte qu'à vrai dire, il n'y a, dans les deux premiers groupes d'hydrocarbures, que la glycose qui soit directement nutritive.

Les corps gras, quelle qu'en soit la provenance, pénètrent ordinairement dans l'économie sous leur état primitif, c'est-à-dire sous forme d'oléine, de palmitine et de stéarine; toutefois d'autres graisses, ainsi la butyrine, la caprine provenant du beurre, les graisses propres à certaines plantes et graines oléagineuses peuvent également être utilisées comme principes alimentaires.

Devant cette similitude parfaite, il est inutile de tenir un compte absolu de cette distinction radicale qu'on a établie entre les deux genres de régimes animal et végétal; il suffit de savoir que rien ne peut remplacer les corps albuminoïdes; mais cette proposition une fois admise, il en découle deux conséquences des plus importantes au point de vue de l'alimentation : toutes les matières albuminoïdes peuvent être substituées l'une à l'autre, pourvu qu'elles n'aient pas subi une oxydation préalable; ainsi l'albumine, la fibrine, la caséine, produisent le même effet.

Une autre conséquence est celle-ci : que ces substances proviennent du règne végétal ou animal, il importe peu; chez les herbivores, l'alimentation protéique tire son origine des plantes, mais s'adapte aux tissus de l'animal tout aussi facilement que la chair musculaire se fixe dans la trame des carnivores. Chez l'homme, que l'azote provienne de la viande ou du lait, qu'il soit fourni par les légumineuses ou les céréales, le résultat sera identique, si les quantités d'azote, relativement à l'oxygène, sont les mêmes. Il n'y a donc plus à s'émerveiller des effets du régime végétal; les progrès accomplis par l'analyse chimique nous expliquent comment la vie peut se maintenir par l'usage exclusif de certaines substances végétales; l'austérité de certains ordres monastiques n'est plus un problème pour la science.

§ 2. — Combustion et fixation des aliments.

Les matières organiques (albumine, graisses, sucres) ne s'adaptent à l'économie et ne remplissent leurs usages respectifs qu'en subissant des métamorphoses en rapport avec leur constitution atomique. Toutes les substances alimentaires comprennent au moins trois éléments primitifs, le carbone, l'hydrogène, l'oxygène; les composés protéiques, renfermant un élément de plus, l'azote, forment les substances quaternaires; celles-ci, plus que les corps ternaires, se dissocient d'une manière incomplète; elles ne se consument pas entièrement, et l'azote ne s'en dégage point sous la forme gazeuse; aussi, son exhalation par le poumon n'augmente jamais, du moins d'une façon appréciable, sous l'influence du régime protéique; l'azote a son principal émonctoire par les reins, et s'élimine avec les urines sous forme d'urée; c'est là le produit d'oxydation le plus avancé que fournisse la combustion des matières albuminoïdes; c'est en urée qu'elles se transforment presque en totalité. Tout ce qui des albuminates n'aboutit pas à ce produit ultime, forme de l'acide urique, de la créatine, de la leucine ou tyrosine; ces dérivés de l'albumine sont tous plus oxydables que l'urée, car l'acide urique, en subissant une nouvelle oxydation, fournit de l'urée, plus de l'acide oxalique; la créatine, en s'oxydant, donne lieu également au développement de l'urée, plus de la sarcosine; l'urée est donc le principal déchet azoté des albuminates, et cela est si vrai qu'il peut servir de mesure à la combustion des matières protéiques. On peut juger du degré d'avancement de l'oxydation de ces divers produits, en étudiant ce qui reste d'oxygène relativement au carbone; pour un équivalent d'oxygène, l'albumine contient 3 3/4 équivalents de carbone, la créatine 2, l'acide urique 1 1/2 et l'urée 1 équivalent de carbone.

Pour ce qui est du carbone lui-même et de l'hydrogène, ils sont éliminés par l'intestin, sous forme de matières biliaires, ou bien, en tant qu'acides gras volatiles, par la sueur, ou bien enfin en acide carbonique et en eau, par le poumon. Quant au soufre, qui fait également partie de ces matières organiques, il se métamorphose en sulfate alcalin, qui passe par les urines, et en taurine, qui constitue le copule de l'acide taurocholique de la bile.

Le sucre n'entre dans la contexture des tissus que pour une part secondaire, excepté pendant la période intra-utérine; qu'il provienne du dehors ou du foie, il passe dans la veine hépatique, se consume imparfaitement par l'oxygène des globules, en se transformant en CO^2 et en eau; après l'extirpation du foie, la proportion d'acide carbonique expiré diminue en effet de la manière la plus manifeste (Moleschot).

Les matières amylacées s'oxydent de la même façon que les diverses espèces de sucres. Les matières grasses enfin subissent le même sort; si une fraction s'élimine par les excréments sous forme de glycérolés, la majeure partie est brûlée, transformée en acide carbonique et en eau, qui s'exhalent par les voies pulmonaires.

§ 3. — Du pouvoir plastique et thermogène des aliments.

L'étude des aliments, d'après leur composition chimique, en était arrivée au point qu'on croyait pouvoir estimer la valeur d'un principe alimentaire d'après sa richesse en azote ; les substances privées d'azote étaient pour ainsi dire déclassées, lorsque Liebig établit entre les aliments une distinction fondée sur leurs divers usages; une première classe d'aliments est destinée à la réparation et au développement des organes de l'économie; c'est le propre des matières albuminoïdes, qui pour ce motif doivent prendre le nom d'aliments plastiques. Une deuxième classe est formée par les matières grasses amyloïdes et sucrées qui, à l'aide de l'agent comburant, c'est-à-dire de l'oxygène, servent à faire les frais de la combustion organique et de la calorification ; c'est pourquoi ils sont désignés généralement sous le nom d'aliments respiratoires.

Quelque ingénieuse et plausible que soit cette dichotomie, elle ne saurait cependant s'appliquer d'une manière absolue ; en effet, les aliments dits plastiques contribuent largement au développement de la chaleur par leur transformation en urée, acide urique, créatine. Berthelot a prouvé que les oxydations, même incomplètes, et que les dédoublements isomériques produisent souvent autant de calorique que les combustions les plus complètes. Il y a plus, ces aliments plastiques peuvent se métamorphoser en sucre et devenir ainsi un aliment respiratoire. Lorsqu'on nourrit un animal exclusivement avec la fibrine, on retrouve dans le foie de la matière glycogène, qui n'a pu se former qu'aux dépens de la substance protéique (Claude Bernard, Lehmann).

Enfin, les parenchymes eux-mêmes et tous les éléments organiques peuvent, sous l'influence des causes morbides, subir une dégénérescence ou une infiltration graisseuse. Cet état régressif n'est souvent que l'exagération de l'état physiologique; la graisse, en effet, se retrouve dans tous les organes, dans toutes les cellules glandulaires, musculaires ou nerveuses, mais surtout dans le tissu connectif; une certaine quantité des aliments respiratoires, c'est-à-dire graisseux, amyloïdes ou saccharins, se dépose dans la trame organique, soit en nature, soit après avoir subi la transformation adipeuse; la graisse surtout fait partie constituante de nos organes au même titre que les corps albuminoïdes; elle contribue à la contexture, à l'organisation des tissus, et en même temps elle sert de réserve alimentaire. Lorsque l'organisme est privé de nourriture, ou ne reçoit qu'une alimentation insuffisante, il brûle d'abord la graisse de réserve, puis le sang et les parenchymes, de telle sorte que les substances qui avaient fait partie intégrante de sa trame organique fournissent des matériaux à l'oxygène absorbé et deviennent ainsi des aliments respiratoires. Or, parmi ces substances, un certain nombre, selon la judicieuse remarque de Longet, appartient à la classe des aliments plastiques, qui vont désormais jouer un rôle absolument inverse : la loi de Liebig se trouve donc en défaut, par cela même qu'un aliment plastique peut se transformer en principe combustible. La proposition inverse n'est pas moins vraie, puisque les aliments thermogènes, comme la graisse et le sucre, se retrouvent dans la composition de nos tissus.

Au résumé, cette doctrine est en opposition jusqu'à un certain point avec les faits d'observation ; mais de plus, elle est en contradiction avec les lois de la transmutation des forces appelées calorique, mouvement, telle que nous l'enseigne la physique appliquée à la physiologie. Dans l'état actuel de la science, on ne peut plus admettre que certains aliments soient destinés exclusivement à la formation de la chaleur, car la calorification n'est pas un but ; elle n'est qu'un résultat des métamorphoses chimiques, quelles qu'elles soient, qui s'opèrent dans l'organisme; la chaleur peut se former aux dépens des substances azotées aussi bien que des corps ternaires ; elle peut se développer par la simple hydratation des organes (Berthelot); elle peut résulter de la transformation du mouvement en chaleur, ainsi que nous le démontrerons par la suite; les aliments dits thermogènes n'ont donc aucun privilége spécial, et la théorie de Liebig n'a rien d'absolument vrai.

§ 4. — Appréciation du pouvoir nutritif des aliments.

La manière d'estimer la valeur nutritive des aliments repose sur des données très-diverses; le plus souvent on s'est contenté de déterminer la composition élémentaire des aliments, c'est-à-dire leur richesse en carbone et en azote; d'autres procédés consistent à préciser non-seulement les quantités absolues des éléments, mais leur rapport avec l'oxygène; c'est là un véritable progrès; enfin, le dernier moyen d'appréciation, plus pratique quoique moins correct, au lieu de pénétrer dans la constitution atomique de l'aliment, se borne à calculer la quantité respective de principes alimentaires, comme la graisse, l'eau, l'albumine, etc.

Connaître la proportion d'azote ou de carbone que renferment les aliments, ne permet pas de leur assigner leur véritable rang hiérarchique; cette notion ne résout qu'une partie de la question; en effet, les divers composés azotés qui peuvent se rencontrer dans un aliment végétal ou animal ne sauraient être tous également utilisés dans le travail nutritif; que l'on compare la viande, le thé, le café, le pain, qui contiennent tous des principes azotifères, ou bien encore que l'on mette en parallèle ces principes eux-mêmes, ainsi la syntonine, la théine, la caféine, le gluten, on constatera dans tous les cas les différences les plus marquées; c'est qu'en effet l'azote doit être, relativement à l'oxygène, dans des proportions telles que le composé immédiat soit accessible encore à l'oxydation; le principe le plus azoté et le moins oxydé doit donc être le plus apte à la réparation de nos tissus. A ce titre, la fibrine et l'albumine tiennent le premier rang; au contraire l'urée, qui est un produit entièrement oxydé, ne peut plus servir à l'alimentation, bien qu'il renferme près de 46 pour 100 d'azote.

La gélatine, qui contient un chiffre assez élevé d'azote, ne possède cependant que des qualités alimentaires très-douteuses;

de tous les composés azotés, c'est celui qui a été le plus discuté. La question fut soulevée par Darcet, à l'occasion des soupes dites économiques préparées avec la gélatine des os de boucherie. Donné et Magendie dénièrent toute propriété alibile à cette substance; cependant, les recherches de William Edwards et Balzac ne la condamnèrent pas d'une manière aussi absolue ; en effet, les expériences récentes de Bischof et Voït ne permettent pas de mettre en doute que la gélatine ne puisse tenir lieu d'une portion de la matière azotée nécessaire à la nutrition. Un chien de 33 kilogrammes, qui mange 200 grammes de viande et 100 grammes de gélatine, perd journellement 134 grammes de son poids; quand la ration de gélatine est portée à 200 grammes, les déperditions se réduisent à 77 grammes; ainsi, cette substance a une utilité relative incontestable, mais elle ne saurait subvenir aux frais de la reconstitution organique; il faudrait des quantités bien supérieures à celles que l'appareil digestif peut supporter.

Nous venons d'apprécier la valeur plastique des principaux groupes d'aliments; il s'agit maintenant de déterminer leur pouvoir calorifique. D'une manière générale, on peut dire qu'il dépend également de leur degré d'oxydabilité; or, celle-ci ne résulte pas de la quantité de carbone et d'oxygène, mais du rapport de ces éléments avec l'oxygène.

Le carbone et l'hydrogène, pour se transformer en acide carbonique et eau, exigent d'autant plus d'oxygène que le composé alimentaire en contenait moins; la pauvreté en oxygène et la richesse en hydrocarbone constituent la meilleure condition thermogène d'un aliment.

Sous ce rapport, on peut établir la hiérarchie suivante : d'abord les graisses, puis les substances albumineuses et musculaires, et en troisième lieu les matières amylacées et saccharines. Les graisses qui sont riches en carbone et hydrogène et pauvres en oxygène (79 C 11 H 10 O), exigent 292 parties d'oxygène pour brûler 100 parties de graisse. Les matières protéiques qui sont un peu plus oxygénées (47 C 5 H 13 O et 35 N), n'usent que 153 parties d'oxygène pour oxyder les trois autres éléments; enfin, les matières amylacées qui renferment moitié oxygène (44 C 6 H et 50 O), ne consument que 118 parties d'oxygène pour 100. La valeur des hydrocarbures comme combustible alimentaire, semble donc être en raison inverse de leur quantité d'oxygène. Si l'oxygène prédomine, on doit supposer qu'il satisfait toutes les affinités du carbone ; la portion de carbone qui reste disponible pour entrer dans des combinaisons nouvelles, sera seule douée de puissance calorifique. D'une autre part, dans ce calcul, il ne faut pas tenir un compte exclusif du carbone ; l'hydrogène joue un rôle plus marqué, car sa combustion produit plus de calories. Ainsi, le sucre de lait et la stéarine renferment à peu près la même quantité d'hydrogène, par rapport au carbone ; mais dans le sucre de lait, il existe autant d'équivalents d'oxygène qu'il y a d'équivalents d'hydrogène, et par conséquent cette substance n'est combustible qu'en raison de son carbone ; dans la stéarine, au contraire, on trouve pour chaque partie d'oxygène 9 parties d'hydrogène ; la stéarine est donc supérieure comme aliment thermogène. Ainsi, ces aliments n'ont pas de valeur absolue ni par la quantité d'azote, ni par la quotité de carbone ; leur puissance réside surtout dans les proportions de ces corps simples, relativement à l'oxygène.

Cependant, les analyses les plus minutieuses ne nous apprennent rien de ce rapport ; aussi nous savons que les viandes et le blanc d'œuf contiennent environ 13 d'azote, pour 100 parties de matières sèches, que la chair de certains poissons est pourvue de la même quantité à peu près, que les divers fromages ne renferment que 5 à 6, et le lait 1,5 pour 100 (Schlossberger et Kemp.) ; mais cette notion si importante ne suffit pas pour donner une idée de la force biochimique de ces divers aliments, parce qu'elle ne donne pas la corrélation exacte de l'azote, du carbone, de l'hydrogène avec l'oxygène.

A défaut de ces analyses proportionnelles, il faut tenir compte du mode d'association des matières albumineuses, graisseuses, sucrées de chaque aliment. Liebig, fidèle à sa doctrine, classe sous un seul chef toutes les matières non azotées, pour les opposer aux substances dites plastiques des aliments ; en supposant que celles-ci soient représentées par 1, on trouve que certaines viandes, comme le gibier, contiennent à peine 1 à 2/10 de principes ternaires, que les viandes de boucherie en renferment 1,7 à 3, les légumes secs environ 2, le lait 3 à 4, les farines 4,6 à 5,7; enfin, les pommes de terre et le riz ont 11 à 12 parties de substances non azotées pour une partie de principes plastiques. Mais il me semble plus rationnel de dire avec Payen et Moleschott, que 100 grammes de viande des mammifères contiennent 73 parties d'eau, 17,4 d'albuminates, 2 à 3,7 de graisse, le reste étant formé par les matières extractives, les déchets et les sels; que la chair des oiseaux est moins riche en graisse; que celle des poissons ne contient au contraire que 13,7 d'albuminates avec 4,6 de graisse, et qu'enfin dans le lait il y a proportions à peu près égales de matières protéiques (3,9), de graisse (4,9) et de sucre (4,3): c'est donc le lait qui constitue une alimentation complète dans le sens chimique du mot (Prout).

§ 5. De l'usage des substances inorganiques et principalement des matières salines.

L'aliment organique, quel qu'il soit, ne suffit pas à la reconstitution ni à la conservation des tissus et liquides animaux; car il entre dans leur composition une quantité considérable d'eau et de sels minéraux, particulièrement du chlorure de sodium et des phosphates. L'importance physiologique du sel est rendue manifeste par sa présence dans le sérum du sang et dans plusieurs liquides de l'économie; mais la plus grande partie traverse rapidement l'organisme et s'élimine par les urines; aussi la proportion de sel marin qui existe dans les aliments est, en général, insuffisante pour reconstituer nos organes, stimuler les fonctions digestives, activer la nutrition. Boussingault a prouvé, en effet, par les expériences les plus précises, que le sel ne possède, par lui-même, aucune valeur nutritive; les animaux n'augmentent pas de poids lorsque la ration d'entretien est additionnée de sel; mais il en résulte dans le mouvement nutritif une activité marquée, qui se traduit par le développement des forces et une vitalité accusée des divers tissus. Bischoff a démontré d'une manière plus directe l'augmentation des métamorphoses nutritives par le sel marin; ce physiologiste a constaté que chez le chien nourr de viande et de sel, il s'élimine chaque jour près de 6 grammes d'urée en plus que par le régime ordinaire. Barral expérimentant sur les moutons a vérifié le même fait. Mais comme le sel, en provoquant la soif, augmente l'absorption de l'eau ainsi que la sécrétion urinaire, n'est-ce pas à l'une ou à l'autre de ces circonstances qu'il faut attribuer l'élimination exagérée de l'urée? les recherches récentes de Voït démontrent, en effet, qu'il suffit de faire absorber une plus grande quantité d'eau pour activer le travail nutritif et l'émission de l'urée; or, si la proportion d'eau ingérée reste normale, l'urée venant à passer néanmoins en excès dans les urines, ne peut provenir que d'une hypersécrétion des urines, qui entraînent au dehors plus de principes solubles; en ce cas, l'eau est puisée dans les parenchymes; le sel favorise, par conséquent, l'endosmose de l'eau par les vaisseaux, et provoque ainsi des métamorphoses actives dans les tissus organiques.

Les phosphates ne sont pas moins répandus dans l'économie que les chlorures ; le phosphate calcaire ou potassique prédomine dans tous les éléments histologiques, surtout dans le tissu osseux, et se retrouve également dans les liquides; ces sels prennent leur origine dans les matières protéiques, qui contiennent toutes du phosphore et de la chaux ; mais cette quantité est-elle suffisante pour couvrir les pertes, qui se font principalement par les urines ? Chossat a fait des expériences sur les oiseaux pour prouver qu'un régime dépourvu de matière calcaire finit par produire le dépérissement; Mouriès attribue à cette privation les accidents les plus sinistres ; mais tout ce qu'on peut affirmer, « c'est que le rôle du phosphate calcaire dans l'organisme ne se borne pas seulement à nourrir le système osseux. » (Longet.)

Le fer fait également partie intégrante de nos organes ; ses usages seront l'objet d'une discussion qui trouve naturellement sa place dans l'étude thérapeutique des anémies.

§ 6. — Ration normale de l'homme.

Pour arriver à préciser le moment où commence l'insuffisance alimentaire, il importe de connaître, au préalable, quels sont les besoins nutritifs de l'homme, quelle doit être sa ration normale ou d'entretien. On appelle ainsi la quantité d'aliments nécessaire pour subvenir entièrement aux métamorphoses nutritives de chaque organe, et en même temps à la conservation du poids total du corps. Quels sont donc les moyens physiologiques de fixer les lois du régime? Ce n'est évidemment pas la détermination des quantités ingérées ou absorbées, car celles-ci n'indiquent pas les quantités nécessaires; l'organisme n'est pas une machine qui n'emprunte au dehors que ce qu'elle peut consommer; il peut y avoir un excès de substances livrées à la digestion, ou bien encore de matériaux absorbés par les vaisseaux; c'est même la règle générale. L'absorption est une fonction pour ainsi dire indifférente, un procédé physique, qui se règle uniquement sur la masse d'aliments introduits, se poursuit tant que les conditions physiques de l'endosmose continuent à agir, et ne s'arrête jamais instinctivement quand les appétits sont satisfaits. Tous les principes nutritifs sont absorbés en proportion directe de l'apport; la graisse seule ne comporte qu'une assimilation restreinte; mais ici encore les limites sont tracées par le pouvoir endosmotique et l'imprégnation de l'épithélium intestinal; l'absorption s'exerce donc aveuglément, son degré d'activité n'est pas la mesure du besoin normal.

Chez l'individu sain, qui est arrivé à son développement complet, il y a deux manières de juger l'équilibre trophique entre les recettes alimentaires et les déperditions organiques: le premier consiste à déterminer si la masse totale du corps reste la même; lorsque l'alimentation est insuffisante, la combustion s'exerce aux dépens de la substance des organes, le corps diminue proportionnellement aux pertes qu'il subit; si au contraire la quantité de matières absorbées dépasse les besoins réels, elles s'accumulent dans divers élements histologiques principalement sous forme de graisse, et constituent la réserve nutritive. Ainsi, connaissant la quantité d'aliments ingérés, et tenant compte du poids corporel, on peut évaluer avec quelque précision le résultat de la nutrition en général.

La question peut être résolue par un deuxième moyen plus précis: il consiste à comparer, au point de vue de l'analyse élémentaire, les produits éliminatoires avec les substances ingérées; pour que l'économie conserve son intégrité, on doit trouver une véritable équation moléculaire entre les ingesta et les excreta; c'est donc un procédé rationnellement applicable à la détermination de la ration d'entretien. Toutefois il est à remarquer que les déperditions sont plutôt un effet de la quotité absorbée, qu'un régulateur de la recette. Lorsque l'alimentation ne produit pas une augmentation de poids corporel, elle entraîne toujours une perte relative à l'apport; ainsi l'excès de nourriture au delà des besoins réels se manifeste toujours par des métamorphoses excessives; et comme, sous l'influence du régime de luxe, les sécrétions sont toujours de même nature que dans l'état normal, l'albumine en trop donne toujours de l'urée en plus; mais, comme les matières protéiques qui ont servi à la nutrition des tissus, entre autres des muscles, se traduisent également par l'élimination de l'urée, les produits excrétés n'indiquent pas la source de leur formation. Cette réserve étant faite, on peut dire que si le poids du corps reste stationnaire, si en d'autres termes les dépenses doivent s'équilibrer avec les recettes, entre les quantités d'azote et de carbone absorbées et les quantités éliminées, la balance doit être égale; cette sorte de bilan est donc la meilleure mesure des besoins nutritifs.

Modes d'élimination de l'azote et du carbone. — Les substances provenant de la décomposition soit des matériaux constitutifs de l'organisme, soit des aliments, s'échappent par trois voies principales : 1° la surface respiratoire et cutanée, par laquelle passent les produits d'oxydation complète, comme l'acide carbonique et l'eau ; 2° l'appareil urinaire qui excrète les composés intermédiaires, tels que l'acide urique, la créatine, et l'urée, résultant d'une combustion imparfaite des albuminates; 3° l'intestin qui, chez l'homme, n'entraîne au dehors que les produits de digestion non assimilables, tandis que chez les herbivores c'est l'appareil excréteur le plus important. Si, pénétrant plus avant dans le mode d'élimination des produits rétrogrades, on ne tient compte que du carbone et de l'azote qui en font partie intégrante, on arrive à cette loi générale, à savoir : que la plus grande partie du carbone sort par le poumon sous forme d'acide carbonique, et l'azote par les urines sous forme d'urée.

Dans les conditions normales de la vie, il se perd journellement 28 grammes d'urée, qui représentent près de 18 grammes d'azote. Ajoutez à ce chiffre 1 gramme d'azote contenu dans l'acide urique et la créatine de l'urine, et 2 grammes d'azote éliminés par l'intestin et vous aurez un total de 21 grammes d'azote en vingt-quatre heures. Ainsi avec un travail physique nul ou modéré, l'homme doit trouver dans sa ration quotidienne 21 grammes d'azote, et d'une autre part, 230 grammes de carbone. Si ses aliments ne lui fournissent pas ces quantités sous une forme assimilable, le déficit nutritif entraînera une diminution du poids du corps.

De nombreuses expérimentations sur l'homme et les animaux semblent justifier ces indications; dans toutes ces recherches, l'azote éliminé a été calculé principalement, sinon uniquement, par l'urée, et le carbone par l'acide carbonique exhalé. Si ces moyens d'appréciation sont exacts, il sera facile d'établir la statique chimique de l'organisme; il suffira, pour cela, de connaître les quantités d'azote et de carbone contenues dans le régime et de les comparer avec celles qui abandonnent l'économie sous les formes indiquées.

La question préalable à résoudre est donc celle-ci: l'urée de l'urine est-elle la mesure exacte de la transmutation des substances protéiques ou des tissus organiques? En d'autres termes, tout l'azote se retrouve-t-il dans l'urée? Lehmann, expérimentant sur lui-même, prend, dans l'espace de vingt-quatre heures, une quantité de viande contenant 30 grammes d'azote, cependant il n'en retrouve dans les urines que 24; il manque donc un cinquième; ce déficit que Barral a trouvé même plus considérable sur lui-même, et Bischof sur un chien, ce déficit est constant, et indépendant de la quantité de nourriture; que le régime soit en défaut ou au contraire excessif, on rend toujours moins d'azote par les urines qu'on n'en prend par les aliments. Une seule circonstance fait exception; elle est relative à une alimentation qui couvre exactement les dépenses non-seulement d'azote mais encore de carbone; c'est ce que nous démontrerons par les travaux importants de Voït et de Ranke. Dès que cette double équation n'est pas concordante, l'urine ne contient plus tout l'azote absorbé ; qu'advient-il de ce qui ne reparaît pas dans les urines? Si, en même temps que le déficit se montre, le poids corporel augmente, on est en droit de supposer que l'azote manquant s'est fixé dans l'organisme : si au contraire le poids du corps reste stationnaire, on ne peut plus faire que trois suppositions : ou bien l'azote reparaît dans l'air expiré, ou bien il est éliminé par la peau, sous forme de carbonate d'ammoniaque, ou bien enfin on doit le retrouver dans la sueur ; or, quand l'azote est expiré, ce qui est loin d'être constant, il l'est en quantité pour ainsi dire inappréciable ; d'une autre part, la respiration cutanée ne fournit que des traces d'azote ou de carbonate d'ammoniaque ; il reste donc la sécrétion de la sueur, qui entraîne de l'urée et de l'acide sudorique (Favre et Funke) ; la déperdition de l'azote par les téguments est incontestable, mais elle ne saurait comprendre la cinquième partie de l'azote absorbé, c'est-à-dire tout ce qui ne se retrouve pas dans l'urine. On doit donc supposer quelque erreur d'analyse ou d'expérience ; en effet, Voït a précisé les conditions qui permettent de retrouver tout l'azote dans l'urine ; pour apprécier le mouvement nutritif, et calculer les effets des diverses alimentations, le critérium, c'est donc l'urée pour la nourriture azotée, l'acide carbonique pour les substances hydrocarbonées.

Régime normal. — Par le régime ordinaire, un homme sain qui pèse 70 kilogrammes et qui observe le repos, rend de 24 à 30 grammes d'urée ; lorsque la recette azotée reste la même, les oscillations de l'urée continuent plusieurs jours ; mais bientôt elle devient stationnaire ; alors la quantité d'azote éliminée par l'urée concorde parfaitement avec l'azote introduit par les aliments ; il est donc toujours possible, avec une alimentation déterminée, de régler exactement l'élimination de l'urée, de façon à ce que les excrétions en contiennent journellement autant qu'il entre d'azote dans l'économie. Toutefois l'équation ne s'établit chez l'homme qu'à une condition complexe, c'est que non-seulement la dépense de l'azote, mais aussi celle du carbone soit intégralement couverte par les ingesta correspondants, et cela pendant toute la période de l'expérimentation. Selon la variation des rapports de l'azote et du carbone contenus dans la nourriture, l'élimination de l'azote subit de nombreuses oscillations ; mais il se fixe de plus en plus dans les organes, c'est-à-dire, s'élimine d'autant moins par les reins que l'absorption du carbone augmente et se rapproche de la normale. Or, nous savons qu'un individu sain, au repos et au régime mixte, exhale en moyenne 216 grammes de carbone ; *si la nourriture contient l'équivalent du carbone dépensé, et si l'azote absorbé satisfait aux besoins normaux (21 grammes par jour), la dépense d'azote se réglera exactement sur la quantité absorbée.* Toutes les expériences pratiquées par Bischof et Voït sur les chiens, et par Ranke sur lui-même, à l'aide du grand appareil respiratoire institué à Munich, confirment cette loi de nutrition.

Hope et Botkin en fournirent une nouvelle preuve. Un chien nourri exclusivement de viande perd de son poids, en même temps qu'il élimine une plus grande quantité d'urée ; 74 parties d'azote s'éliminent sur 88 parties ingérées. Si on ajoute à ce régime une certaine ration de sucre ou de graisse, le poids de l'animal augmente, mais en même temps l'urée diminue, et on n'en trouve plus que 47 sur 88.

On attribue, dans ce cas, l'augmentation de la masse corporelle à la formation de la graisse aux dépens du sucre ; mais il se peut aussi que le sucre étant facilement oxydable, empêche l'oxygène d'agir sur les albuminates, d'où il résulte qu'ils subissent eux-mêmes une transformation en graisse, et celle-ci se dépose dans la trame adipeuse. Que, du reste, l'engraissement soit direct ou le résultat d'un travail rétrograde, il importe peu ; ce qui est certain, c'est qu'en pareil cas les dépenses de carbone et d'azote sont entièrement couvertes. Or, la nutrition exige, pour que la recette d'azote soit utilisée, que le carbone soit intégralement restitué. Toute infraction à cette loi est fatalement suivie d'inanition lente.

PATHOGÉNIE DES ANÉMIES ALIMENTAIRES ET DYSPEPTIQUES.

L'anémie peut se développer : 1° par une alimentation insuffisante ; 2° par un régime défectueux, c'est-à-dire, qui ne contient pas les proportions normales d'azote ou de carbone; 3° par suite des affections du tube digestif et de ses annexes qui empêchent l'assimilation.

§ 1er. — Des anémies par alimentation insuffisante. Inanitions.

Les alimentations insuffisantes déterminent à la longue les mêmes phénomènes que l'abstinence. Il résulte des travaux de Chossat, Boussingault, Bidder et Schmidt, et des recherches plus récentes de Bischoff et Voït, Panum, Ranke, que si l'organisme, ne recevant du dehors que l'oxygène atmosphérique, reste privé de toute nourriture, il peut, pendant plusieurs jours, vivre de sa substance constitutive ; c'est là l'inanition.

Déperdition des éléments histologiques. — Pendant tout le temps que dure l'inanition, les fonctions du cœur et de la respiration continuant à s'exercer nécessitent une dépense de forces constante, quoique réduite au minimum. A cette dépense correspondent des oxydations qui sont toujours, du moins au point de vue de leur composition, les mêmes que dans l'état physiologique ; l'urée et l'acide carbonique continuent à se produire et à s'éliminer. Or, comme l'aliment fait défaut, leur origine ne peut être que dans les tissus et humeurs de l'économie, c'est-à-dire dans la graisse de réserve, la trame des muscles et parenchymes, et finalement dans les principes albuminoïdes du sang.

De là, comme phénomène initial, une perte de poids corporel qui, très-marquée le premier jour, à cause de l'élimination des dernières masses alimentaires, continue ensuite uniformément pendant toute la durée de l'inanition; dès que cette déperdition atteint 40 centièmes du poids primitif, elle est incompatible avec la vie ; la limite est reculée à 51 centièmes lorsqu'il existait un engraissement préalable. « En nourrissant un animal d'une manière insuffisante, au lieu de le « priver totalement d'aliments, on retarde, il est vrai, plus ou « moins l'époque de la mort; mais on n'altère en rien la loi « d'après laquelle la mort arrive; dans l'un et l'autre cas, « l'animal meurt dès que le poids initial a diminué des 40 « centièmes. » (Bouchardat.)

Ce n'est pas tout que d'avoir fixé la loi de la perte intégrale du corps, il importe de connaître le déchet proportionnel que subissent les divers organes, systèmes et liquides de l'économie. C'est la graisse qui se perd d'abord, et cette dépréciation frappe uniformément la graisse préexistant dans l'organisme, c'est-à-dire les matériaux constituant la réserve nutritive ; à la fin de l'inanition, elle a disparu dans la proportion d'au moins 80 centièmes (Bidder et Schmidt), et de 93 centièmes, d'après Chossat.

Le système musculaire est atteint gravement comme le tissu graisseux ; les 66 centièmes de la substance charnue disparaissent pendant l'expérience ; les calculs de Chossat, qui avait surestimé la perte de la graisse, ont par cela même amoindri le degré de la fonte musculaire. Aussi les animaux consument successivement leur graisse, leur chair ; ils deviennent pour ainsi dire autophages.

Du sang dans l'inanition. — Pendant que la graisse et les muscles subissent une si grave dépréciation, que devient le sang ? Chossat avait manifestement surfait les déperditions du liquide nourricier, en les fixant arbitrairement à 60 centièmes de la quantité normale ; les expériences de Valentin et de Heidenhain, et les recherches récentes de Panum, sont d'accord pour infirmer ce résultat ; afin d'apprécier la proportion totale du sang, ces expérimentateurs se sont servis de la méthode de Welker, qui consiste à délayer le sang et à le comparer ensuite avec une plaque colorée par l'hématine (voir page 23). Panum, pour éviter toute erreur, chercha à établir d'abord la quantité normale de sang chez le chien, et la quotité relative au poids de l'animal ; en faisant les mêmes recherches sur un chien mis à l'abstinence des aliments solides, il constata d'abord que la contenance des globules en hématine ne se modifie pas sensiblement pendant l'expérience ; d'une autre part, la masse du sang elle-même, dans ses rapports avec le poids du corps, reste à peu près la même ; enfin, la quantité de sang peut bien diminuer d'une manière absolue, mais cette diminution n'est pas plus marquée que celle du poids de l'individu.

Si le sang ne se déprécie pas en totalité, cependant il subit des modifications dans sa composition intime : sur une jeune fille tenue pendant quinze jours à une diète rigoureuse, Denis a vu l'eau du sérum s'élever de 787 (chiffre moyen) à 829 ; cette dilution du sang, cette tendance à l'hydrémie, a été vérifiée par tous les observateurs.

Une autre altération généralement admise depuis les recherches de Lecanu, de Gavarret, de Poggiale, c'est l'abaissement du chiffre des globules ; cependant Panum, en pratiquant les analyses d'après la méthode de Scherer, est arrivé à des résultats différents ; or, s'il y a une diminution absolue de la masse sanguine, il doit y avoir nécessairement une diminution absolue du nombre des globules, ce qui s'accorde parfaitement avec les conclusions de Gavarret et les analyses de Lecanu, qui a vu les globules s'abaisser de 127 à 82 ; mais au moment où cet examen a été pratiqué, le corps n'avait-il pas perdu déjà un tiers de son poids ? S'il en est ainsi, on peut dire des globules ce que nous avons dit du sang total, c'est que leur diminution est proportionnée aux déperditions en général, mais ne saurait être ni la cause, ni le point de départ des autres phénomènes de l'inanition. Il en est tout autrement dans l'aglobulie d'origine hémorrhagique ; entre celle-ci et l'aglobulie qui succède à l'inanition, il y a donc à établir une distinction radicale qui domine toute la thérapeutique de ces deux classes d'anémies.

La fibrine ne se modifie pas plus que l'élément globulaire ; elle n'est donc pas, comme on le croit généralement, la matière nutritive des organes ; car, s'il en était ainsi, elle devrait diminuer plus rapidement que les parenchymes, et c'est le contraire qui a lieu. C'est l'albumine qui diminue de la manière la plus manifeste, et cela dès les premiers jours ; la dépréciation est de près de 50 pour 100 ; on peut donc lui attribuer quelques propriétés nutritives.

Au résumé, l'inanition ne déprécie le sang et ses globules que proportionnellement aux déperditions corporelles ; l'aglobulie n'est donc pas primitive, il se développe au contraire une tendance manifeste à l'hydrémie vraie, c'est-à-dire, avec perte d'albumine ; or, nous savons que l'analbuminémie présente des conséquences bien autrement graves que l'anémie globulaire.

Urines de l'inanition. — L'urine, pendant les trois premiers jours de l'inanition, diminue plus vite que le poids du corps ;

pendant les jours suivants, la diminution est proportionnelle à celle du corps. En même temps, la sécrétion éprouve des changements considérables : l'acidité normale de l'urine persiste ; les acides phosphorique et sulfurique tendent même à augmenter, le chlorure de sodium disparaît au contraire rapidement, et, dès le cinquième jour de l'expérience, il n'y en a plus de traces ; mais le phénomène le plus remarquable est la diminution de l'urée ; l'autophagie, très-manifeste le premier jour, donne encore lieu à une quantité d'urée assez marquée ; l'usure des tissus semble devoir donner les mêmes résultats, c'est-à-dire les mêmes produits éliminatoires azotés, qu'une nourriture azotée ; on en avait conclu *a priori* que l'urée qui représente la dénutrition des organes devait se maintenir au chiffre normal ; or, il n'en est rien. Dès le surlendemain, chez le chien, il ne s'élimine plus que 8 grammes d'urée, le sixième jour 4 grammes, et moins de 1 gramme le dix-huitième jour.

La production de l'urée s'amoindrit avec les progrès de l'inanition, ce qui prouve que les oxydations s'affaiblissent partout, surtout dans les tissus organisés. Les mêmes phénomènes s'observent chez l'homme. Après une abstinence de vingt-quatre heures, il ne rend plus que 17 grammes d'urée (ou 9 grammes d'azote). Qu'on ne croie pas d'ailleurs que l'azote qui manque, en pareil cas, se retrouve dans aucun autre principe de l'urine ; l'acide urique qui, dans l'état normal, est représenté par une moyenne de 0,50 par jour, tombe à 0,33 par le fait de la diète. Par rapport à l'urée, l'acide urique diminue également ; ce rapport n'est plus que 1:71 au lieu d'être de 1:45, chiffre normal.

Pendant que l'urée et l'acide urique diminuent et que les chlorures disparaissent, il se manifeste une autre altération grave, c'est l'albuminurie, qui n'a cependant pas de connexité positive avec aucun des phénomènes indiqués, pas même avec la disparition des sels. E. Rosenthal a constaté en effet, que si on ajoute 2 à 3 grammes de sel marin à une alimentation insuffisante, il reparaît dans les urines, mais l'albumine ne disparaît pas immédiatement. Cette albuminurie ne peut être attribuée qu'à deux causes, ou une lésion des reins ou la dilution du sang ; or, les urines ne contiennent dans ce cas ni globules sanguins, ni corpuscules de pus, ni épithéliums, ni cylindres fibrineux; tout ce qui, dans les urines, indique une dégénérescence ou une irritation des reins, semble donc manquer d'une manière absolue; les reins n'éprouvent d'ailleurs pas de modification appréciable de poids par le fait de l'inanition (Chossat). Cependant, il est douteux que l'hydrémie suffise pour provoquer le passage du sérum à travers les tubes urinifères; l'examen histologique des reins n'a jamais été pratiqué, pas même par Rosenthal; les urines n'ont pas été examinées au point de vue des épithéliums; on est donc en droit de supposer qu'une modification intime s'établit dans la texture rénale, soit primitivement, soit sous l'influence de l'altération du sang, qui ne serait par conséquent qu'une circonstance adjuvante, une cause prédisposante de dénutrition du rein.

Combustions respiratoires. — Température. — Les phénomènes respiratoires se modifient comme les oxydations des tissus organiques; pendant les premiers jours, la quantité d'acide carbonique exhalée correspond exactement à la perte totale du poids, de sorte que chaque kilogramme du poids corporel fournit chaque jour la même quantité d'acide carbonique que dans l'état de santé; plus tard, les rapports changent; chaque portion de la trame organique semble former et éliminer une plus grande quantité d'acide carbonique; mais, considéré dans son ensemble et pendant *toute* l'inanition, l'organisme rend moins d'acide carbonique. Ainsi, chez l'homme, au lieu de 216 grammes, le poumon n'expire plus que 185 grammes de carbone; cette fonction est donc moins atteinte que la formation de l'urée; mais chez les animaux arrivés à la limite extrême de la vie, l'émission de carbone s'affaiblit rapidement.

En somme, l'absorption d'oxygène s'amoindrit régulièrement du début jusqu'à la fin de l'expérience; l'animal brûle les matériaux graisseux, puis les chairs, de sorte que le rapport de l'oxygène à l'acide carbonique s'établit alors à peu près comme s'il s'agit d'une alimentation graisseuse, puis d'un régime protéique insuffisant.

La faiblesse des oxydations détermine une débilitation considérable, une circulation plus faible, une respiration plus lente, mais surtout un abaissement de la température; le premier jour, il y a un refroidissement marqué, puis il n'est plus que de 3 degrés par jour ; les variations diurnes continuent ; pendant le sommeil, la chaleur se perd ; enfin, quand elle est descendue à 25 degrés, l'animal meurt.

Digestion et absorption. — L'abstinence prolongée détermine dans le tube digestif des modifications telles, que la sécrétion du suc gastrique est enrayée, que la digestion devient difficile ou impossible ; aussi, après la diète, on ne doit revenir que graduellement à l'alimentation normale.

Une diète rigoureuse présente donc ce premier danger ; elle en entraîne un autre, c'est la difficulté de l'absorption à une certaine période de l'inanition ; en effet, chez les malades soumis à l'abstinence, les matériaux de résorption sont puisés pour ainsi dire exclusivement dans les tissus adipeux et musculaires ; si les suppurations diminuent, si les ulcères se tarissent, si les éruptions pâlissent, c'est que les sécrétions s'arrêtent, mais d'une manière temporaire ; en tous les cas, l'absorption est loin de s'exercer sur les produits morbides ; il suffit de citer les épanchements séreux ou fibrineux, les inflammations parenchymateuses, que l'on voit résister aux diètes les plus absolues.

§ 2. — Des anémies par alimentations défectueuses.

Nourriture exclusivement hydrocarbonée. — Le régime non azoté produit rapidement les mêmes désordres que l'abstinence ; l'amaigrissement porte principalement sur les tissus organisés ; il en résulte que l'urée, qui se maintient d'abord à son chiffre normal, finit par diminuer et tomber au minimum, exactement comme dans la diète absolue. L'acide urique diminue aussi, mais dans des proportions moindres ; par un régime mixte, son rapport avec l'urée s'exprime par 1,45 ; sous l'influence du régime hydro-carboné, il n'est plus représenté que par 1,61. L'élimination du carbone, au contraire, se maintient dans la moyenne physiologique pendant un assez long temps ; l'acide carbonique continue à se former aux dépens des aliments féculents et, d'une autre part, aux dépens de la graisse de réserve ; mais comme l'azote absorbé ne suffit pas pour couvrir les pertes de même nature, l'activité nervo-musculaire s'amoindrit et les oxydations des matières hydrocarbonées, d'origine externe ou interne, finissent par s'enrayer à leur tour. On a donc tous les effets de l'inanition.

Nourriture exclusivement animale. — Il paraît étrange qu'une nourriture exclusivement animale puisse produire l'inanition; cependant rien n'est plus exact. Magendie, en nourrissant un chien avec la fibrine, le vit bientôt dépérir; cette expérience, qui a été confirmée par tous les physiologistes, ne saurait s'expliquer par l'ancienne doctrine, qui attribue aux aliments albuminoïdes un pouvoir plastique et une propriété nutritive irréprochable; aussi, a-t-on pensé que le dépérissement était dû en ce cas au dégoût, à la difficulté de digérer; mais la vérité est celle-ci : pour que l'azote absorbé puisse couvrir la dépense d'azote, il faut qu'il y ait en même temps équation entre la recette et la perte de carbone; c'est une confirmation irréfutable de la loi posée par Voït. — La nourriture de l'homme ne peut être exclusivement animale; bien que dans ces dernières années on ait singulièrement préconisé et exagéré ce genre de régime, il produit des inconvénients graves, quoique différents de ceux de l'alimentation défectueuse. La digestion et l'absorption ne s'accomplissent plus d'une manière complète; chez un homme qui prendrait 1500 à 2000 grammes de viande par jour, le pouvoir digestif ne s'exerce plus que sur les 8 à 9/10 de l'aliment. Un autre fait bien plus étrange s'observe en pareil cas; le poids corporel éprouve une sensible diminution; les quantités les plus considérables d'albuminates ou de syntonine musculaire qu'un homme puisse ingérer et surtout digérer ne suffisent pas pour couvrir les pertes; qu'arrive-t-il en effet en pareil cas? Les chairs et le sang ne s'usent plus que modérément, et cette transformation ne suffit pas pour fournir le carbone qui doit s'exhaler naturellement; la proportion de charbon contenue dans la chair dépasse à peine celle qui est expirée pendant l'inanition ; donc la dénutrition doit porter sur les tissus de l'organisme ; ils s'épuisent en carbone, sans pouvoir s'annexer l'azote.

Les composés azotifères s'éliminent, en effet, d'une manière excessive; l'ingestion de 1800 grammes de viande donne à Ranke 86 grammes d'urée, au lieu de 28, chiffre normal; l'acide urique, d'une autre part, s'élève proportionnellement;

et contracte relativement à l'urée le rapport de 1:36 et même 1:23 (le rapport normal est de 1:45); ainsi le régime exclusivement azoté augmente à la fois l'urée et l'acide urique; mais cette augmentation ne se fait pas immédiatement en proportion directe de l'apport; elle n'est sensible qu'après vingt-quatre heures révolues, puis elle continue le jour suivant.

A un moment donné, si on pouvait obtenir l'équilibre nutritif par l'usage exclusif de la viande, il faudrait toujours tenir compte du régime antérieur. Un chien habituellement nourri de viande consomme pour sa ration journalière d'entretien environ 40 grammes de viande pour chaque kilogramme du poids de l'animal; si la ration n'est plus que de trente-quatre grammes, l'amaigrissement commence.

Il en est de même chez l'homme; on ne saurait impunément rationner l'individu habitué à une alimentation de luxe. Cette circonstance doit toujours être présente à l'esprit du praticien, qui prescrit un régime spécial.

Pour compléter l'histoire des alimentations exclusives ou insuffisantes, il nous reste à parler des maladies populaires, qui résultent de ces graves défauts de l'hygiène publique.

Inanitions épidémiques. Dans certaines contrées pauvres ou privées de voies de communication, les mauvaises récoltes, les années de sécheresse qui compromettent les pâturages, les épizooties qui sévissent sur le bétail alimentaire, finissent par produire parfois des ravages considérables. La rareté et le renchérissement des viandes, conséquence inévitable de ces périodes calamiteuses, déterminent toujours l'insuffisance alimentaire ou le défaut d'azote; dans tous les cas, les populations affamées ou mal nourries ne tardent pas à subir les effets d'une inanition lente, dont les phénomènes présentent, dans leur manière d'être et dans leur enchaînement, l'identité la plus absolue avec ceux de l'abstinence. Pour s'en convaincre, il n'est malheureusement pas nécessaire de remonter aux siècles précédents. En 1818, il régna en Belgique une famine dont Mersman a tracé le plus saisissant tableau. En 1843, Virchow fut délégué pour étudier les moyens de combattre les effets de la misère qui désolait les villages de la Silésie. Plus près de l'époque actuelle, on a pu observer en Irlande les suites désastreuses de l'usage exclusif des pommes de terre. Enfin, en 1865, la chaleur et la sécheresse qui régnèrent en Hongrie amenèrent la perte des fourrages, et par suite la mort du bétail; il en résulta une famine des plus graves. Dans toutes ces pénibles circonstances, les effets ont été et sont toujours les mêmes.

La pâleur et l'amaigrissement constituent les premiers signes qui caractérisent la dénutrition; puis les mouvements deviennent lents et faibles; les digestions se troublent, et bientôt se manifeste la série des altérations du sang. Par suite de la privation d'aliments, les matières plasmatiques du sang s'usent pour l'entretien du fonctionnement organique; puis, comme elles ne sont pas remplacées, le sang devient séreux, en même temps que les globules diminuent d'une manière absolue, et que l'albumine subit une dépréciation de plus de moitié : si les lésions et leurs causes persistent, il peut en résulter une désalbuminémie et par conséquent une disposition à l'hydropisie. En 1771, Arand observa à Eichfeld l'*hydrops famelicus* avec toutes ses conséquences; mais de pareils phénomènes sont au moins rares. Virchow, qui a observé la famine de Spessart et en même temps une épidémie de typhus pétéchial, n'a pas constaté les infiltrations séreuses; il conclut de là que ce phénomène ne se produit qu'autant qu'il se joint à une autre cause, telle qu'une intoxication paludéenne, un état cachectique.

§ 3. — Des anémies d'origine dyspeptique.

A côté des anémies de privations doivent naturellement figurer celles qui résultent d'un défaut d'assimilation; il suffit que les digestions soient troublées pendant un certain temps pour qu'il s'en suive une inanition semblable à celle qui résulte d'une alimentation insuffisante. Quand le suc gastrique est diminué ou altéré par suite des lésions des glandes à pepsine, lors même que ces lésions n'auraient pas le caractère des dégénérescences, la dyspepsie qui en est la conséquence entraîne la dénutrition d'une manière fatale; il n'en est pas de même lorsqu'il s'agit de dyspepsies dites nerveuses, et surtout de gastralgies; les troubles nervo-musculaires de l'estomac, tels que les crampes, les anesthésies et les hyperesthésies de l'organe, peuvent persister longtemps, sans que la nutrition en souffre. La raison en est bien simple : la sécrétion du suc gastrique n'est que médiocrement influencée par l'innervation; nous le prouverons en parlant des phénomènes digestifs qui ont lieu chez les anémiques.

Les dyspepsies et leurs diverses formes ont, en effet, le double privilége d'être à la fois causes et symptômes des anémies. En tant que causes, elles produisent les anémies d'inanition ; en tant que signes des anémies en général, elles contribuent souvent à aggraver l'état des malades.

C. Anémies d'épuisement nervo-musculaire. Alimentation de l'ouvrier.

Dans les traités classiques de physiologie et de médecine, la fatigue musculaire est indiquée sans hésitation comme une source d'appauvrissement du sang, comme une cause d'anémie; mais la preuve n'en a jamais été fournie, et les données récentes de la science expérimentale ont mis en doute et le fait et l'explication. Le travail excessif ne se borne pas à altérer les globules; il lèse profondément tous les tissus, et cela est si vrai que, chez les animaux surmenés, il est facile, d'après les recherches de Bouley, de provoquer les maladies les plus graves, entre autres la morve. L'exercice musculaire est, dans de larges limites, un véritable bienfait. Mais dès que la dépense de forces est exagérée ou continue, il en résulte une détérioration de tout le système musculaire, et par suite un dépérissement bien autrement grave que l'anémie globulaire. Le travail physique produit donc moins ou plus qu'une anémie. Mais quelle est la limite du travail, et quand commence l'abus des forces ? Quel est le genre de nourriture approprié au développement des forces musculaires ? La solution de ces questions, qui touchent de si près l'hygiène sociale, exigera de nombreux développements. Il importe de savoir : 1° les transmutations intimes qui s'opèrent dans le muscle pendant le travail, soit modéré, soit excessif; 2° la transformation des affinités chimiques en travail mécanique ; 3° enfin les modifications que le travail imprime à l'organisme dans les conditions hygiéniques normales ou défectueuses.

§ 1er. — Oxydation du muscle.

La composition du muscle comme ses propriétés physiques diffèrent absolument, selon qu'il est à l'état de repos, de contraction, de fatigue. Dès que le muscle est excité à prendre l'état actif, ses oxydations se multiplient, ses forces augmentent, son travail mécanique commence. Si ce travail est exagéré, les produits d'oxydation s'accumulent dans l'organe, dont ils gênent le fonctionnement, c'est la fatigue ; si enfin le muscle cesse d'absorber l'oxygène, il entre dans cette phase mortelle appelée rigidité cadavérique, qui peut, au milieu de la vie, envahir un muscle ou un groupe musculaire isolé. La composition chimique diffère naturellement dans ces divers états du muscle.

Oxydation pendant le repos et l'action. — La substance musculaire, abstraction faite des tissus tendineux et connectifs, se compose de trois séries fondamentales: les corps protéiques, leurs produits d'oxydation incomplète (créatine, sucre, acides), les produits ultimes et gazeux de combustion. A ces principes essentiels, il faut ajouter les matières salines, formées surtout par les phosphates potassique et magnésien, qui rappellent les sels des globules.

(*a*) *Corps albumineux constituants : musculine et myosine.* — Tant que le muscle est excitable, c'est-à-dire vivant, ses fibres contiennent une solution concentrée de plusieurs corps albumineux, dont l'un a été désigné sous le nom de syntonine par Lehman et de musculine par Robin, l'autre constitue la myosine. La musculine est soluble dans l'acide chlorhydrique dilué, et ce caractère la distingue de la fibrine du sang autant que des autres corps protéiques ; mais des doutes se sont élevés sur l'autonomie de cette substance, en tant que corps préexistant dans le muscle. Ce qui est certain, c'est qu'elle ne prend pas une part exclusive à la constitution de la partie contractile.

Une matière protéique, à la fois soluble et coagulable, a été découverte par Kühne, qui l'a extraite du muscle à l'aide d'une solution de sucre. Ce suc musculaire, qu'on a appelé myosine, est singulièrement influencé par la température : plus celle-ci est élevée, plus le suc albumineux se coagule rapidement ; à 45 degrés sa coagulation est instantanée ; aussi, chez les mammifères, la mort a lieu infailliblement à 49 degrés de chaleur ; la myosine du cœur se fige et enraye ses mouvements (Bernard). C'est encore la coagulation qui détermine les phénomènes de la rigidité cadavérique et de la fatigue.

Outre la myosine et la musculine, le muscle contient encore des traces d'albumine qu'on peut entraîner par une injection d'eau ; le suc spécial reste dans la trame fibrillaire.

(*b*) *Produits dérivés de la musculine : créatine, acide urique.* — Dans le muscle, on trouve un grand nombre de produits d'oxydations. Les plus importants sont la créatine et la créatinine, dont l'ensemble se monte chez les mammifères à 18 pour 100, au repos, et à 21 pour 100 pendant la contraction (Sarokin) ; dans le dernier cas, c'est la créatine qui subit la principale augmentation : elle dépasse alors de plus de moitié la proportion de créatinine. Toutes deux dérivent des corps albuminoïdes du muscle, et ce qui le prouve, c'est que la créatine, en passant par le sang, où elle prédomine, se transforme d'une part en urée et d'autre part en créatinine, et c'est sous cette dernière forme qu'elle est éliminée par l'urine.

Outre ces produits régressifs, le muscle contient de l'acide urique et des substances qui s'en rapprochent ; c'est la sarkine, la xanthine, l'hypoxanthine, qui sont toutes isomères.

Inosite, glycose. — Scherer a constaté dans le cœur, de l'inosite qui diffère du sucre de raisin en ce qu'il n'est ni fermentescible ni susceptible de réduire la liqueur de Fehling. Cette substance, qu'on a retrouvée dans certains parenchymes (Valentiner), dans les urines pathologiques (Gallois), et même dans les urines saines, semble manquer dans les muscles de la vie de relation ; mais il existe dans tous les muscles une quantité très-appréciable de glycose analogue au sucre hépatique et diabétique. Déjà soupçonné par Poiseuille et Lefort, indiqué par Samson, démontré par Rouget dans les muscles de l'embryon, où il est à l'état de matière glycogène, le sucre a été retrouvé par Meisner dans la substance musculaire en général, même quand l'alimentation ne comprenait ni fécule ni sucre. Comme c'est dans le muscle et non dans le sang que la matière saccharine a son siége, on peut supposer qu'elle n'est qu'un produit du dédoublement ou de l'oxydation des matières protéiques. Si Meisner l'a constatée principalement dans le muscle au repos, Ranke a au contraire prouvé qu'elle ne se développe que pendant et par la contraction.

Acide lactique. — Le muscle qui a conservé ses propriétés vitales, à moins d'avoir été épuisé par le travail, fournit un suc constamment neutre ou alcalin. Dubois-Reymond a prouvé, contre Liebig, qu'un fragment de muscle pris sur le vivant, ou sur un animal qui vient de mourir sans convulsions, présente toujours l'une ou l'autre des réactions indiquées, même si on a eu soin de vider les vaisseaux par un courant d'eau, pour éviter l'immixtion du sang, qui est alcalin. L'acidité est, au contraire, manifeste pendant la vie, lorsque le muscle a été fatigué, ainsi à la suite de convulsions, de tétanos, soit spontané, soit provoqué par la strychnine ou par des courants électriques répétés. La preuve de cette influence s'acquiert facilement, si l'on compare sur le même animal empoisonné par la strychnine les muscles en général avec ceux des membres inférieurs, dont on a préalablement coupé le nerf sciatique, de façon à enrayer les convulsions locales. Le même phénomène se développe aussi sur les muscles qui subissent la rigidité cadavérique ; il suffit de les exposer à une température de 45 degrés pour qu'à l'instant même ils deviennent rigides et en même temps acides. Dans tous ces cas, la réaction est due à l'acide lactique ; cet acide se forme dans le muscle lui-même et ne préexiste pas dans le sang, car on peut enlever impunément tout le sang sans détruire l'acidité du muscle. Quand l'organe est épuisé par des contractions successives, l'acide lactique s'accumule dans le suc musculaire, dont il détermine bientôt la coagulation. Par le fait des contractions, le sucre augmente et subit, selon toutes les probabilités, la fermentation lactique. On sait aujourd'hui que tous les sucres, c'est-à-dire non-seulement le sucre de lait, mais aussi la glycose et l'inosite, peuvent, en se décomposant, donner naissance à l'acide lactique.

(c) *Échanges gazeux ou respiration des muscles.* — Si la transformation de la musculine et de la myosine en principes régressifs n'est pas directement démontrée, il ne reste, au contraire, aucun doute sur les oxydations complètes qui s'opèrent dans le muscle; il absorbe, en effet, l'oxygène et dégage l'acide carbonique; c'est la preuve d'une respiration intime, qui peut s'opérer même dans le muscle entièrement isolé et privé du sang qu'il contenait. Lorsque, ainsi préparé, on plonge le muscle dans l'oxygène, il conserve son irritabilité bien plus longtemps que dans les autres gaz (Humboldt). Il continue à absorber l'oxygène, et en même temps à former de l'acide carbonique, surtout si on excite le nerf moteur. Ces phénomènes sont plus marqués pendant la vie; les échanges gazeux acquièrent toute leur intensité pendant l'excitation, c'est-à-dire pendant la contraction du muscle : on peut s'en assurer en comparant le sang du muscle au repos avec celui du muscle qui fonctionne. Le sang veineux contient en moyenne 6,71 pour 100 d'acide carbonique de plus que le sang artériel. Pendant la contraction, la différence s'élève à 10,79 pour 100 (Sczelkow). L'acide carbonique exhalé par le muscle lui-même augmente dans des proportions encore plus marquées; il peut s'élever de 82 à 180; mais il est un fait important à noter, c'est que l'absorption d'oxygène n'augmente jamais de plus de 50 pour 100. Pendant la contraction, il y a pour un volume d'oxygène absorbé, plus d'acide carbonique expiré qu'au repos, c'est-à-dire que la plus grande partie de l'oxygène absorbé est utilisée pour la formation de l'acide carbonique. On peut donc affirmer que les oxydations sont toutes augmentées, mais surtout celles qui sont complètes.

Au résumé, la chair musculaire se détruit pendant et par le travail qu'elle fournit. Les résultats de cette usure sont, d'une part, les dérivés azotés, la créatine, l'acide urique, la sarkine; d'autre part, des dérivés hydrocarbonés (sucre et acide lactique); enfin des produits ultimes (acide carbonique). C'est là la doctrine qui a régné jusqu'à ce que Bischof et Voït vinrent soutenir que le travail ne désagrége et ne détruit pas les éléments du muscle. Nous discuterons cette opinion qui est contraire à toutes les idées reçues.

Oxydations pendant la fatigue musculaire. — Tous les genres d'excitants n'exercent pas le même effet sur le muscle, et son irritabilité varie sans cesse. Si elle augmente, par exemple, avec la quantité d'oxygène qu'il renferme (Humboldt, G. Liebig), avec la force du courant musculaire, il arrive cependant un moment où toutes les excitations produisent les mêmes résultats : après des contractions répétées ou prolongées, le fonctionnement même du muscle finit par abaisser la force musculaire pour un certain temps, et cette dépréciation s'appelle la fatigue. Quelle en est la cause réelle ? Est-ce l'usure de l'oxygène, ou l'accumulation des produits d'oxydation dans le muscle, ou le défaut d'éléments nouveaux préparés pendant le repos ? Les produits régressifs s'accumulent manifestement dans le sang. Lorsque, en effet, on soumet une grenouille à l'action de la strychnine jusqu'à ce qu'il n'y ait plus de contractions réflexes, et qu'on enlève tout le sang en saignant l'aorte, les mouvements reparaissent par des excitations électriques, qui jusque-là étaient restées impuissantes. Ainsi, la soustraction du sang intra-musculaire enlève les agents de l'épuisement. Or, comme le sang, ainsi que nous le démontrerons, loin d'être contraire à l'action du muscle, lui est pour ainsi dire indispensable, ce sont les produits anormaux qui lui impriment des qualités nuisibles. Dès l'instant qu'ils sont entraînés par la circulation, la fatigue cesse. Ce qui prouve que c'est bien le suc musculaire, devenu acide, qui est la cause de l'épuisement, c'est que, si on injecte ce liquide, on diminue graduellement l'irritabilité du muscle, qui dès lors ne se contracte plus que faiblement, et si on opère sur le cœur, il ne se remet plus.

Parmi les matières contenues dans le plasma musculaire, c'est surtout l'acide lactique qui agit ; car, si on l'injecte seul, il tue immédiatement le cœur et les autres muscles, après une excitation préalable. En ce cas, il suffit de neutraliser l'acide pour que le phénomène fasse défaut.

Au résumé, le muscle qui est fatigué n'est pas encore épuisé ; la fatigue résulte de l'accumulation des produits de décomposition dans le muscle. Ce n'est pas le tissu contractile qui manque, et il n'est pas besoin de nouveaux matériaux pour fortifier le muscle fatigué ; mais les anciens produits doivent être éliminés, sinon la motricité s'épuise totalement (Ranke).

Influence du sang sur les oxydations et les forces du muscle. — Les oxydations que nous venons d'étudier s'activent pendant les contractions, s'exagèrent pendant la fatigue; les contractions elles-mêmes ne peuvent avoir lieu pendant la vie que par l'excitation nerveuse, soit qu'elle provienne des centres nerveux, soit qu'elle émane du système nerveux périphérique sous forme directe ou réflexe. Elle s'exerce par le nerf moteur qui jouit d'une irritabilité propre, facile à vérifier et prompte à se perdre par la section du nerf. Mais outre cette excitabilité d'emprunt, le muscle possède une autre excitabilité spéciale et parfaitement distincte, car, tandis que la première se perd ordinairement quatre jours après la destruction du nerf, la seconde peut persister trois mois et plus : c'est ce qui ressort clairement des recherches de Longet. Mais il est un caractère commun aux nerfs comme aux muscles, c'est de ne pouvoir fonctionner que par le sang. Le sang artériel apporte à tous ces organes les matériaux de nutrition; si on le supprime soit par la ligature du vaisseau, soit par une compression, soit par une oblitération, toute fonction cesse. Ainsi, chez le chien, si on lie ou si on comprime l'aorte, les mouvements du train postérieur s'affaiblissent et ne peuvent plus se manifester qu'après un repos assez prolongé; les nerfs conservent bien encore quelques heures leur irritabilité, mais l'excitation ne produit plus que des effets peu marqués; les muscles ne perdent leur irritabilité que plus tard, il suffit même de la présence d'une très-petite quantité de sang pour qu'ils se rétablissent, tandis que les nerfs ne peuvent pas revivre, même si on leur restitue le sang. La sensibilité se paralyse le plus ordinairement après que les mouvements sont affaiblis, et elle disparaît des extrémités vers les centres; l'inverse a lieu pour les mouvements. Tous ces phénomènes sont manifestement le résultat de l'arrêt de la circulation, ainsi qu'il résulte des expériences de Sténon, Brown-Séquard et surtout des injections pratiquées par Vulpian à l'aide de poudres inertes dans les vaisseaux. Privé de sang artériel, le muscle ne trouve plus d'oxygène pour respirer; puis, les matériaux pour opérer ses échanges intimes venant à leur tour à manquer, il meurt; la substance musculaire s'altère; le fluide coagulable se concrète, en même temps qu'il se développe une réaction acide de tout l'organe; le contenu des canalicules musculaires se durcit, prend un aspect terne, la fibre ne peut plus se plisser et elle perd son irritabilité ; tout le muscle prend une consistance pâteuse, devient plus court et plus épais ; enfin son courant électrique disparaît ; c'est là la rigidité cadavérique, qu'on considérait autrefois comme une contraction ultime, mais qu'on sait maintenant (Kühne) être le résultat d'une coagulation ultime. Quand un muscle privé de sang oxygéné a perdu son irritabilité et sa texture normale, il peut se rétablir, tant que la coagulation et la rigidité ne sont pas encore entièrement développées. Il suffit d'y faire pénétrer l'oxygène, soit en levant les ligatures artérielles soit en y injectant du sang artériel ; Brown-Séquard prétend même que ce résultat peut s'obtenir quand déjà la rigidité a commencé, mais Kühne n'a pas réussi.

L'influence du sang sur la musculation est telle, qu'en le supprimant on peut produire une rigidité cadavérique artificielle sur l'animal vivant ; il suffit de lier les artères pour que la roideur partielle se développe dans les muscles privés de sang ; puis, si on relâche la ligature, l'irritabilité reparaît, et on peut ainsi pendant vingt à cent vingt minutes provoquer la mort et la revivification du muscle. En même temps il se développe dans le muscle rigide un fluide très-acide qui disparaît lorsqu'on rétablit la circulation, tandis que tous les autres muscles restent normaux ; ainsi la rigidité artificielle ne diffère pas dans sa nature, mais seulement dans son mode de production, de la roideur cadavérique chez les mêmes animaux ; l'une et l'autre résultent de la suppression de l'action du sang.

§ 2. — De l'origine et de la transmutation des forces.

Dans l'organisme il y a des forces latentes qui se transforment sans cesse en forces vives ou actives ; les premières sont représentées par l'oxygène absorbé, et d'une autre part par les corps oxydables qui pénètrent dans l'économie sous forme d'aliments. Par la décomposition de ces corps et leur transformation en produits d'oxydation, c'est-à-dire en eau, acide carbonique, ou même en produits moins avancés comme l'urée, les affinités chimiques subissent de profondes modifications qui se traduisent par des déplacements moléculaires, de véritables mouvements intimes ; les forces représentées par ces affinités cessent d'être latentes ; elles se dégagent pour ainsi dire et prennent la forme active. Ces forces vives sont la chaleur, l'électricité et le travail mécanique. Or il est démontré aujourd'hui, depuis le mémorable travail du docteur Mayer, de Heilbronn, qu'elles peuvent toutes se transformer l'une dans l'autre, et cette transmutation est telle qu'il ne se perd aucune force, comme il ne se perd aucun atome dans le monde physique ; cette loi qui a reçu depuis quelques années de si nombreuses applications en mécanique, se trouve être également vraie et utile dans l'ordre biologique ; Helmholtz et Clausius en Allemagne, Joule en Angleterre, Béclard, Hirn, Regnauld, Verdet, Gavarret, en France, l'ont prouvé d'une façon irréfutable.

Mesure du travail et de la caloricité. — En mécanique on appelle *forces* toutes les causes du mouvement de la matière pondérable. Lorsqu'une machine à vapeur soulève un fardeau, c'est la force expansive de la vapeur, en d'autres termes, c'est le *calorique* qui est employé à surmonter l'action de la pesanteur ; le calorique constitue donc une force, et à ce titre elle ne peut être évaluée que par ses effets. Ce qu'on appelle la température d'un corps, et ce que nous mesurons avec nos thermomètres, n'indique que la *force calorique* actuellement *libre* dans ce corps ; mais le thermomètre ne précise point la quantité de chaleur absolue ; celle-ci varie non-seulement selon l'intensité de la chaleur du corps, mais selon son volume ; en combinant ces deux éléments, on peut arriver à une mesure correcte, c'est ce qu'on fait en physique ; on appelle unité de chaleur ou calorie, la quantité de chaleur nécessaire à un kilog. d'eau à 0, pour élever sa température de 1 degré centigrade.

Voyons maintenant ce qu'est le travail. Lorsqu'une force motrice détermine le mouvement d'un corps, sa vitesse ne dépend pas seulement de l'intensité de cette force, mais de l'espace que parcourt ce corps ; c'est ce double produit qui exprime l'action réelle, et constitue ce qu'on nomme le travail mécanique ; la quantité d'action qu'il faut dépenser pour soulever un kilog. à un mètre de hauteur, en une seconde, c'est ce qu'on appelle le kilogrammètre.

§ 3. — Sources de la chaleur.

Le corps de tous les êtres vivants constitue une source de chaleur, un foyer continu ; si le calorique qui s'y développe sans cesse n'en élève pas indéfiniment la température, c'est parce que les pertes externes de chaleur sont égales aux quantités de chaleur produites intérieurement, et sont d'ailleurs réglées par l'organisme lui-même, de manière à ce que la température de chaque être reste constante à un demi degré près, malgré les variations de température du milieu ambiant. Cette chaleur interne n'est pas, comme on le croyait autrefois, créée de toutes pièces par la puissance vitale ; la vie ne peut créer avec rien aucun des éléments pondérables ou impondérables qui constituent l'être vivant, *nihil ex nihilo ;* l'organisme ne peut qu'utiliser les éléments qu'il trouve dans le monde physique, et je me hâte d'ajouter que tout ce qu'il a utilisé de force ou de matière ne peut plus rentrer dans le néant : *nihil in nihilum.*

Pour ce qui est de la chaleur, elle se forme dans tous les organes qui sont le siége d'une oxydation, c'est-à-dire partout, à l'exception des tissus cornés ; quand le corps est en repos, ce calorique disparaît par le fonctionnement physiologique ; toute la puissance du cœur se transmet à la masse du sang, et se détruit par le frottement du liquide contre les parois des vaisseaux, surtout des capillaires, en développant la vitesse et le travail mécanique. Quand le corps est en mouvement, il se forme et de la chaleur et du travail mécanique, tous deux dans les muscles, qui sont les seuls organes doués d'une véritable motricité. Lorsqu'enfin les contractions musculaires s'appliquent à un travail statique, la chaleur développée est moins forte que par le mouvement proprement dit ; c'est ce qui résulte des belles recherches de Béclard sur la transmutation des forces.

Au résumé, l'origine des forces peut se formuler ainsi : toute force active, dans l'organisme, n'est que la résultante des forces préexistant à l'état de tension ; toute force active dérive, en fin de compte, soit d'une décomposition chimique de la matière organique, soit des affinités qui se détruisent pendant les oxydations.

Pour maintenir l'équilibre dans l'organisme il faut toujours une certaine somme d'oxydations; elle est indispensable à l'accomplissement des fonctions essentielles de la vie, c'est-à-dire des contractions du cœur, des mouvements respiratoires, et de la calorification. A ce minimum de forces correspond le minimum des métamorphoses intimes. Si les forces sont employées en plus comme dans le travail effectif des muscles de la volonté, ou bien encore si la chaleur animale se perd comme dans les climats froids, les oxydations augmentent; il en résulte une formation et une perte plus notable de produits régressifs, entre autres de l'acide carbonique; de là la nécessité d'une réparation plus complète, en d'autres termes, d'un régime plus substantiel ou plus approprié. Tous les aliments peuvent développer ces forces, car il n'en est aucun qui ne puisse se prêter aux transformations; il n'existe pas de principe nutritif exclusivement plastique ni calorigène, et la division classique des substances alimentaires ne saurait trouver ici son application. Il n'en est pas moins vrai que, selon la dépense de forces musculaires, il y a un bilan à établir, une part à faire à chacun des deux genres de régimes.

L'état du système musculaire au moment de son fonctionnement influe singulièrement sur la qualité et la quantité de matériaux à exploiter. Depuis longtemps on sait que le muscle n'emprunte pas toute sa force aux nerfs moteurs, mais qu'il peut être considéré comme une sorte de machine avec un ressort tendu, qui ne reçoit du nerf que l'impulsion nécessaire pour entrer en action, et par conséquent pour transformer sa force tensive en force vive; celle-ci une fois mise en jeu dure tout le temps de la contraction, aussi bien pendant le raccourcissement du muscle, que dans la période de rétablissement.

L'excitation nerveuse n'est là que pour déterminer la combustion des matériaux oxydables du muscle, combustion qui mesure, comme nous l'avons dit, la somme des forces libres; mais le degré et l'intensité des oxydations ne dépend qu'en partie de l'action nerveuse.

Le muscle lui-même exerce une influence considérable sur ce résultat; ainsi, toutes conditions nerveuses étant égales, le mouvement de décomposition comprend d'autant plus d'éléments, que le muscle est plus tendu au moment de l'excitation nerveuse, et que sa tension augmente pendant le cours de la contraction. De deux muscles égaux et également innervés, celui qui subit pendant la contraction la tension la plus énergique, produira aussi le plus d'acide lactique, de chaleur et de force mécanique. Ainsi, après l'excitation nerveuse, le muscle continue à subir une oxydation qui, par conséquent, dégage de nouvelles forces pendant tout le temps de la contraction. On peut juger ainsi de la part à faire à l'influx nerveux, à l'état physique du muscle, au processus chimique qui s'y opère. Quel que soit du reste l'état antérieur des muscles, quel que soit le régime préalable, on peut tenir comme certain que le rapport des divers éléments combustibles qui se combinent avec l'oxygène est toujours le même. Il résulte de là que la chaleur développée à chaque instant dans notre corps est toujours rigoureusement proportionnelle au poids d'oxygène absorbé en un temps donné. Selon l'âge, le sexe, la constitution ou l'état de santé des individus, la quantité d'oxygène absorbée par heure (par conséquent la quantité de chaleur développée) varie d'une personne à l'autre entre 28 et 40 grammes ; mais chez tous, chaque gramme d'oxygène consommé produit à très-peu près 5 calories, c'est-à-dire cinq fois la chaleur nécessaire pour élever d'un degré la température d'un kilogramme d'eau à zéro; par conséquent, celui qui absorbera 28 grammes d'oxygène produira 140 calories; en inspirant 40 grammes il donne naissance à 200 calories; c'est là ce qui explique en partie le degré de résistance des divers individus, mais ce qui l'explique mieux encore, c'est l'énergie avec laquelle l'organisme retient la chaleur produite, et la manière dont il l'utilise.

§ 4. — De la transformation de la chaleur en travail mécanique.

Après avoir défini les sources du calorique, l'unité de chaleur ou calorie, l'unité de travail ou kilogrammètre, nous sommes à même de formuler la théorie mécanique de la chaleur. Si une machine thermique, si compliquée qu'elle soit, produit un certain travail mécanique, c'est aux dépens d'une quantité correspondante de chaleur, en d'autres termes, s'il se produit du travail, il disparaît de la chaleur. De plus, la quantité de chaleur disparue et la quantité correspondante de travail apparu ont entre elles un rapport qui est toujours le même, quelles que soient les conditions dans lesquelles le phénomène se produit; c'est ce rapport constant, unique, qu'on appelle l'*équivalent mécanique* de la chaleur.

Il résulte des expériences les plus variées que l'équivalent mécanique de la chaleur est représenté par le nombre 425, c'est-à-dire, une calorie perdue produit 425 kilogrammètres de travail; il suffit donc, pour savoir le nombre de kilogrammètres de travail, produit par la disparition d'un certain nombre de calories, de multiplier ce dernier nombre par 425.

Chaleur produite par le déplacement du corps. — Lorsque nous montons un escalier ou une montagne, les muscles par leurs contractions élèvent successivement le centre de gravité du corps, en surmontant la résistance qu'oppose le poids du corps; il y a ici une action évidente, dont le résultat définitif est d'élever la masse du corps, c'est là un travail effectif. Or toute production de travail suppose une perte de calorique; c'est ce qui a lieu en réalité. Admettons qu'un homme du poids de 75 kilos s'élève de 400 mètres par heure, et que pendant cette ascension il consomme par la respiration 100 grammes d'oxygène par heure; on sait déjà que chaque gramme d'oxygène fournit 5 calories; 100 grammes d'oxygène doivent produire 500 unités de chaleur; mais, par la mesure directe de la chaleur, on ne trouve en fait que 430 calories; il s'en perd donc 70; c'est précisément ce qu'a coûté le travail de 30,000 kilogrammètres produits.

Supposons maintenant que le même expérimentateur descende de 400 mètres par heure, tout en continuant à absorber 100 grammes d'oxygène par heure; au lieu de 500 calories, on en trouve cette fois 570; c'est ce qu'ont produit 30,000 kilogrammètres de travail *non dépensé;* c'est l'organisme qui en a recueilli le bénéfice. En effet, pendant la marche descendante le corps tend à descendre par son propre poids, en surmontant la résistance musculaire; cette résistance n'est qu'un travail en pure perte, et toute perte de travail tourne en bénéfice de calorique.

Ainsi, dès qu'on fournit un travail externe positif, le gramme d'oxygène absorbé donne moins de 5 calories, chiffre correspondant à l'état de repos; dès qu'on fait un travail négatif, le gramme d'oxygène rend plus de 5 calories. Dans l'un et l'autre cas, la chaleur totale est toujours proportionnée exactement à la valeur totale du travail fourni ou perdu. Le moteur animé est donc soumis aux lois générales de la théorie mécanique de la chaleur.

En voici une nouvelle preuve : « Lorsque nous marchons « sur un sol horizontal, le centre de gravité du corps s'élève « et s'abaisse alternativement de hauteurs égales; il y a donc « production et perte alternatives de travail externe, et il doit « y avoir une dépense et une production alternatives de force « calorique qui se balancent et donnent zéro pour résultat « final. » (Hirn.)

On croit généralement que chacun des modes de locomotion constitue un travail; pour le physicien, il n'y a que la marche ascensionnelle qui forme un travail réel et par conséquent coûte du calorique à l'organisme; la marche descendante est, au contraire, un bénéfice de calorique pour l'organisme. Quant au mouvement horizontal, il ne produit aucune perte, aucune augmentation de chaleur.

Toutes ces données ont été vérifiées par l'expérimentation; Hirn a fait construire dans ce but une chambre respiratoire munie de tuyaux où l'air inspiré et l'air expiré sont mesurés, analysés à chaque instant de l'opération; cette chambre contient en outre un calorimètre, et un appareil à palettes sur lesquelles l'expérimentateur peut élever le poids du corps. (Pour plus de détails voir le mémoire de M. Hirn.)

Voici maintenant les objections à la première partie de la doctrine : puisqu'il se consomme du calorique dans notre organisme quand nous fournissons un travail externe, comment se fait-il qu'une marche ascensionnelle, loin de rafraîchir le corps, amène au contraire rapidement un état de caloricité quelquefois intolérable? Dès que nous commençons à gravir, les battements du cœur s'accélèrent, la respiration s'élève de 18 à 30 ; le volume d'air inspiré s'accroît de 500 à 2,300 litres; la quantité d'oxygène absorbée, qui est de 30, augmente jusqu'à 130 grammes par heure; or, en supposant même une consommation active du calorique par le travail, il n'en reste pas moins un excès souvent considérable de chaleur. Comment l'expliquer? L'organisme est pourvu d'un véritable régulateur de la température : c'est le système nerveux ; c'est lui qui, chez l'homme robuste, habitué à la marche, fait que l'excès de chaleur produite est pour ainsi dire nul ; l'homme qui exécute avec intelligence un travail mécanique quelconque ne met en activité que les seuls muscles qui servent à produire ce travail; les appareils respiratoire et circulatoire ne sont que médiocrement excités, tandis que l'homme qui met en jeu des forces ou des muscles inutiles à son but exagère en pure perte l'action des grands systèmes calorifiques et développe ainsi une quantité très-grande de chaleur qui ne sert pas à l'action dynamique (Hirn).

Dans tous les cas, les pertes de calorique tendent à devenir égales à la production; dans ce but l'organisme dispose de deux moyens : pour se débarrasser de tout excès de chaleur, il nivelle graduellement sa température avec la température extérieure, quand celle-ci est plus basse que la chaleur animale; mais lorsque cette ressource manque, il s'opère un autre genre de déperdition de calorique; elle est due à la perspiration cutanée et pulmonaire. Ainsi s'explique la disparition de l'excès de chaleur, quel que soit le milieu ambiant; ainsi encore peut-on comprendre pourquoi le travail externe s'accompagne en définitive d'un refroidissement effectif.

Tout ce que nous venons de dire de la marche s'applique aux mouvements partiels.

Chaleur produite par les mouvements partiels. — Par ses recherches très-ingénieuses, Béclard tend à prouver que quand nous soulevons un poids par la flexion du bras, la température s'abaisse dans tous les muscles qui concourent à cette flexion, et fournissent ce *travail* externe ; que les mêmes muscles, au contraire, *s'échauffent* lorsque nous laissons lentement le poids ramener le bras à sa position première ; qu'enfin la température reste invariable lorsque le bras se meut horizontalement, c'est-à-dire lorsqu'il n'y a pas de travail externe produit, ni de travail perdu. Pour arriver à ces résultats, Béclard institua plusieurs séries d'expériences dans lesquelles il compare les contractions musculaires suivies d'effet mécanique, avec les contractions qu'il appelle statiques, et qui ne se traduisent par aucun travail extérieur. Une de ces expériences les plus probantes consiste à monter avec le bras droit un poids déterminé, en lui faisant parcourir un espace de 16 centimètres, puis à recommencer ainsi pendant cinq minutes, sans avoir à soutenir ce poids pendant la descente ; on obtient ainsi une diminution de température de 0,16, par cela même que la montée du poids constitue un travail effectif.

Puis, au lieu d'employer la puissance musculaire du bras à soulever un poids, si l'expérimentateur maintient ce poids en équilibre pendant ce même laps de temps, il ne fait en réalité qu'un travail négatif, qui ne doit pas modifier la température primitive, et c'est, en effet, ce qui a lieu. Au contraire, lorsque nous soulevons un poids, nous transformons notre calorique en travail mécanique ; nous usons, nous perdons du calorique exactement comme dans l'expérience de Hirn, lorsque nous élevons notre propre corps à une certaine hauteur.

Voici encore un exemple confirmatif. L'individu qui soulève et qui abaisse alternativement un poids perd de la chaleur dans le premier moment, mais la regagne dans la deuxième action ; dans le premier cas, il a fait un travail effectif ; dans la deuxième phase, un travail négatif ; les résultats opposés se compensent.

De nombreuses objections ont été faites aux recherches et aux résultats annoncés par Béclard ; en réalité les différences accusées dans ces diverses expériences sont insignifiantes ; ainsi la chaleur enlevée par le travail mécanique positif n'est que de 1 à 2/10 de degré. Béclard a prévu la difficulté et l'a résolue partiellement en invoquant la perte de calorique par les surfaces d'évaporation ; mais cela ne suffit pas ; si en effet les températures ne diffèrent pas dans les deux séries d'expériences, c'est que le travail qui consiste à soulever et à *tenir* soulevé un poids n'est qu'un travail statique ; or, par cela même il est incapable d'user la chaleur, c'est-à-dire, de diminuer la température du muscle d'une manière notable, comme la station debout diminuerait la chaleur du corps.

A cette remarque fondamentale, il faut ajouter une autre non moins péremptoire ; c'est que la température des muscles augmente en raison directe de leur tension antérieure ; cette donnée ressort clairement des recherches de Heidenhain, sur la température considérée dans un muscle isolé.

Chaleur produite par la contraction d'un seul muscle. — Becquerel et Breschet, et surtout Helmholtz avaient dejà prouvé que la contraction d'un muscle en élève la température ; mais ils n'avaient fait la part ni du genre de travail utile ou négatif, ni de la tension antérieure du muscle ; il appartint à Heidenhain de démontrer que plus les forces tensives étaient développées dans un muscle au moment de sa contraction, plus l'action musculaire produit de chaleur. De deux muscles également innervés, également excités, celui qui est le plus chargé, le plus tendu, est aussi celui qui développe le plus de chaleur. Dans l'état naturel, le muscle est tendu par l'élasticité, force physique incapable de produire ni d'augmenter la chaleur ; d'une autre part, par la tonicité musculaire ou tension vitale à laquelle préside le système nerveux. Lorsque cette force constante est augmentée par une nouvelle excitation, c'est alors que la chaleur augmente le plus manifestement, mais la transformation de la tonicité en force active pendant la contraction ne dépend pas uniquement de l'intensité de l'excitation des nerfs moteurs ; cette transmutation est bien plutôt déterminée par l'état du muscle, c'est-à-dire par sa tension avant et pendant l'action ; en un mot, la somme des forces effectives augmente en proportion de la tension ; toutefois, au delà d'une certaine limite, cette loi cesse d'être vraie, car si le musle est surchargé, son énergie diminue.

Tous les faits concordent avec cette donnée ; en supposant une excitation nerveuse toujours la même dans toutes les expériences, voici en effet ce qu'on observe :

1° Si on charge les muscles avec des poids de plus en plus considérables, on voit, pendant l'excitation, augmenter à la fois le travail mécanique et la chaleur, celle-ci progressant plus lentement. Mais, au delà d'une certaine surcharge, la chaleur ainsi que le travail tendent à diminuer, et c'est la température qui baisse le plus rapidement;

2° Si, le muscle étant chargé graduellement, on l'*empêche de se raccourcir* pendant l'excitation, le travail est annihilé, mais la *chaleur* produite est considérable ; dans ce cas, la tension dépasse de beaucoup pendant le travail ce qu'elle était au début ;

3° Si, étant chargé d'un poids déterminé, le muscle se contracte librement, il développera peu de chaleur en se contractant, c'est-à-dire en travaillant; mais il suffit qu'on s'oppose à la contraction du muscle et, par conséquent, qu'on empêche le travail, pour qu'à l'instant même la chaleur augmente. En pareil cas le travail non utilisé s'est transformé en chaleur. C'est donc la confirmation complète de la loi des mutations de forces.

Ainsi, pour Heidenhain, la chaleur ne se développe pas par le fait seul du travail, mais en raison de la tonicité vitale ; c'est elle qui se transforme directement en travail mécanique; la tension tonique du muscle est donc le vrai régulateur des effets mécaniques qui se produisent.

A vrai dire, il importe peu que ce soit la tension ou le calorique qui se transforme en travail mécanique ; toujours est-il qu'il y a là un exemple manifeste de la transmutation réciproque des forces vitales et mécaniques. Je me hâte d'ajouter qu'il faut remonter plus loin encore, c'est-à-dire aux forces chimiques ; ce sont les affinités moléculaires qui, en se modifiant, produisent la chaleur, et par conséquent constituent la force initiale.

Résumé. — La chaleur des muscles n'augmente manifestement qu'en raison directe de l'état préalable de la tonicité du muscle.

Le travail mécanique effectif utilise avant tout cette tonicité, puis la chaleur développée pendant la contraction.

Les forces soit tensives, soit thermiques, soit mécaniques, ne peuvent se transformer l'une dans l'autre qu'en s'accompagnant d'une modification chimique du muscle.

Nous avons déjà démontré ces oxydations du muscle ; il s'agit maintenant de déterminer quelle est l'influence de la musculation sur l'état chimique de l'organisme.

§ 5. — Chimie de l'organisme pendant le travail musculaire.

Pendant et par la contraction, le muscle subit deux genres d'oxydations : l'une, qui est complète, se traduit par une élimination d'acide carbonique en quantité supérieure à celle de l'oxygène absorbé ; l'autre genre d'oxydation est imparfait ; il se borne à transformer les corps albumineux du muscle en une série de dérivés appelés créatine, acide urique, sarkine, dont aucun n'est aussi oxydé que l'urée. Pendant cette double série de phénomènes, que deviennent les combustions de tout l'organisme ? Il était naturel de supposer que les influences locales musculaires retentiraient sur le reste de l'économie, et en effet, à en juger par les combustions respiratoires, on devait conclure à une suractivité générale pendant l'exercice musculaire.

Le travail active la combustion du carbone. — L'absorption d'oxygène est manifestement exagérée par le travail physique. Lavoisier a déjà démontré que la consommation d'oxygène est alors deux fois et demie plus considérable que pendant le repos (63 litres d'oxygène au lieu de 26 par heure). D'une autre part, les produits éliminatoires, surtout l'acide carbonique, augmentent dans des proportions plus marquées encore. Valentin, Scharling, Andral et Gavarret, E. Smith et presque tous les observateurs l'ont vérifié. Mais voici l'école physiologique de Munich, représentée par Bischof, Voït et Ranke, qui conteste, sinon le fait, du moins son interprétation. Ce n'est pas *pendant* et par l'exercice que l'émission d'acide carbonique s'accroît ; il est impossible, d'après ces physiologistes, d'établir la corrélation de ces deux phénomènes. Pendant le travail, on peut même noter une diminution de l'exhalation gazeuse ; mais si on observe *une plus longue période*, c'est-à-dire durant le repos qui suit, on constate généralement un accroissement plus ou moins prolongé de l'exosmose carbonique. Toujours est-il que l'exhalation exagérée d'acide carbonique par le poumon indique un surcroît d'oxydations complètes, générales, et constitue un fait constant soit pendant, soit après le travail.

Le travail n'active pas sensiblement la combustion des principes azotés. — Par analogie, on a pensé que l'organisme devait participer à *tous* les genres de combustions qui s'opèrent pendant l'exercice des muscles. La métamorphose de la musculine en principes rétrogrades semblait justifier cette manière de voir : on pouvait supposer que cette destruction des composés albuminoïdes se continuerait jusqu'à son dernier terme, c'est-à-dire jusqu'à la formation de l'urée, qui représente la combustion la plus avancée des corps organiques et en constitue, pour ainsi dire, le déchet. Cet excès d'urée, passant dans le sang, devait se retrouver dans les urines. Cette doctrine, qui appartient à Liebig, se formulait ainsi : le travail musculaire use les tissus organiques, ou les substances protéiques de l'économie, et augmente l'émission de l'urée, tandis qu'au repos les éléments se perdent en moindre quantité, et leur transformation ne sert qu'à développer la chaleur. Mais il s'agit avant tout d'établir cette première donnée, puis de démontrer que toute l'urée passe par les urines, et sert ainsi à mesurer le degré de décomposition de la trame organique. Le chimiste Lehman s'est chargé de la vérification expérimentale. « Un homme au repos, dit-il, fournit 32 grammes d'urée par jour, pendant et après le travail 36 à 37 grammes. » D'après d'autres (Beigel, Speck), l'augmentation serait d'un huitième ou même d'un tiers.

Or, toutes ces assertions sont contredites par les recherches plus précises de Roussin, de Draper, de Bischof et Voït, *Louis Lehman* et Ranke. Sur un chien qui, au repos, fournissait 14,2 grammes d'urée, Voït ne vit que 2,6 d'augmentation pendant le travail. Le même chien recevant une ration considérable d'aliments, on constata un excès énorme d'urée, 110 grammes; mais ce chiffre ne monta qu'à 114 pendant le travail forcé. Ainsi, quel que soit le régime, le fonctionnement musculaire n'augmente pas l'urée d'une manière sensible. Louis Lehman, expérimentant sur l'homme, arriva même à nier toute espèce d'augmentation, et Ranke, qui opérait sur lui-même, fut amené aux mêmes conclusions négatives.

La contradiction entre les diverses expériences était flagrante. Les partisans de la doctrine de Liebig ont cru pouvoir atténuer les résultats nouveaux en disant que si l'urée ne se montre pas en excès dans les urines, c'est que l'usure du tissu musculaire ne va pas jusqu'à la formation de l'urée, mais s'arrête aux produits intermédiaires, comme la créatine, qui doit être plus considérable dans l'urine pendant le travail qu'au repos ; mais rien de semblable n'a été constaté. D'autres ont dit que si l'urée en excès ne s'élimine pas par les reins, elle passe par une autre voie, entre autres par la peau, en même temps que la sueur ; ce n'est là encore qu'une hypothèse à vérifier. Voici une troisième objection. Il y a deux espèces d'urées : celle du sang, qui présente des différences énormes, dépendant uniquement de la quantité d'azote des aliments; la décomposition de la chair musculaire constitue une autre origine de l'urée; celle-ci varie peu en apparence, mais la plus petite variation *relative* doit être prise en considération. Enfin, Meisner a reproché à Voït d'avoir calculé d'après l'urine excrétée en un jour; or, après le travail, « il survient, dit Meisner, une fatigue qui *peut* entraîner la diminution de l'urée. » Mais ce reproche n'est pas fondé, car l'épuisement musculaire ne produit rien de semblable. Toutes ces objections ne détruisent donc en rien la loi formulée par Voït, à savoir *que le travail n'use pas les corps albuminoïdes de l'organisme et n'augmente pas sensiblement l'émission de l'urée.*

Les variations de l'urée n'indiquent que les mutations de tout l'organisme. — Il est certain que la contraction ne saurait se faire sans que le muscle éprouve des modifications qui, toutes, indiquent l'usure de la substance musculaire. C'est cette métamorphose de la musculine qui est l'origine de la force. Les affinités chimiques se transforment en forces vives. Mais les mutations organiques, les oxydations de l'organisme lui-même, à en croire Bischof et Voït, ne sont pas soumises à des conditions qu'on puisse créer à volonté ; elles dépendent uniquement de la masse et de la composition des matériaux nutritifs en réserve. Cette première donnée s'appuie sur une preuve directe, car le travail musculaire n'augmente pas régulièrement l'émission de l'urée. On peut s'en convaincre en divisant l'expérimentation par petites périodes ; l'analyse des urines démontre alors que les quantités d'urée qui s'éliminent ne sont nullement comparables entre elles. Cela est vrai, même quand le travail est continu.

L'élimination de l'urée n'est donc jamais l'image fidèle des petites oscillations que subissent les mutations organiques : l'urée ne traduit que les grandes métamorphoses ; les mouvements intimes ne sont pas en état de produire un résultat uniforme sur la sécrétion de l'urée. A une légère augmentation, d'ailleurs variable de l'urée, succède bientôt une diminution.

Le travail musculaire semble donc n'être qu'un simple effet mécanique résultant de la désagrégation locale qui s'opère dans le muscle. L'organisme est, jusqu'à un certain point, étranger aux effets de ce travail. L'intensité des oxydations *corporelles* déployées durant une longue période est certainement indépendante du travail mécanique fourni pendant ce temps, car, à l'excès des échanges de la phase d'activité, on voit succéder une dépréciation correspondante.

Le muscle se répare facilement. — De tout ce qui précède on est forcé de conclure qu'à de très-courts intervalles il s'établit dans le muscle une sorte d'opération compensatrice qui fait disparaître les changements de composition produits par l'action musculaire ; les métamorphoses augmentent pendant l'exercice, elles diminuent après ; or, en considérant attentivement ces transformations, on constate la présence de l'acide lactique, de la créatine, et du phosphate de soude ; ces substances sont toutes des irritants énergiques et des muscles et des nerfs ; mais elles n'excitent qu'au début de leur action, et si elles agissent à petite dose ; au contraire, en s'accumulant dans les tissus, elles en paralysent, elles en épuisent les propriétés ; c'est là la cause de la fatigue, et par conséquent de la diminution des oxydations.

Mais ces mêmes substances ne modifient pas définitivement la texture des muscles ; il suffit de les éloigner du tissu musculaire par le lavage, ou bien de neutraliser l'acide, pour faire disparaître leurs mauvais effets. Sur le vivant elles sont entraînées par le sang et la lymphe, ou bien elles deviennent inoffensives par la neutralisation de l'acide lactique au moyen de la créatinine qui se produit alors en excès ; tout ce travail d'épuration a lieu par et pendant le repos. Mais son mode d'action n'est pas encore connu ; les produits nouveaux agissent peut-être sur la force électromotrice des muscles, ou chimiquement sur la myosine en la coagulant, ou bien en soustrayant l'ozone de manière à annihiler les oxydations. Peu importe; ce qui est certain, c'est que la force musculaire disparaît sous leur influence; la fatigue n'est donc que l'accumulation de ces matériaux; dès qu'ils viennent à être éloignés, le muscle se rétablit, par cette raison que la contraction n'avait pas détruit la substance charnue.

Ainsi, les forces qui deviennent libres pendant le travail musculaire sont le résultat d'une activité momentanément plus marquée des oxydations ou des décompositions intra-musculaires; leurs effets apparents devraient se traduire par une émission plus considérable d'urée ou d'autres produits régressifs; mais ce phénomène est contre-balancé par le procédé compensateur intra-musculaire dont nous venons de parler; — on peut donc dire qu'en général l'étendue des oxydations de l'organisme est due plutôt à la quantité des matériaux disponibles, qu'aux influences de l'exercice musculaire.

Quels sont les matériaux réparateurs des muscles? — Si l'organisme dispose d'une provision de matériaux protéiques, le travail s'accomplit dans des conditions qui sont tout d'abord favorables, mais qui finissent par être insuffisantes; nous venons de voir, en effet, que les principes azotés sont ceux qui semblent s'user le moins par la musculation, si du moins l'on en juge par l'émission de l'urée, qui en pareil cas ne subit aucune augmentation; ce sont les principes carbonés qui se décomposent le plus manifestement, et ce qui le prouve, c'est que la formation et l'exhalation de l'acide carbonique acquièrent une activité incontestable.

S'il en est ainsi, l'organisme en mouvement ressemble de tous points à une machine thermique : le tissu musculaire, c'est le fer du cylindre, qui résiste sans subir d'altération appréciable; de même que l'appareil mécanique, notre système moteur consomme l'oxygène; dans les deux cas la combustion produit les mêmes principes, c'est-à-dire l'eau et l'acide carbonique qui s'éliminent; en même temps il se développe de la chaleur qui se transforme en travail utile; enfin le combustible est le même; le charbon de la machine, c'est le carbone contenu dans la graisse et le sucre de l'économie. Mais d'où proviennent ces matières combustibles? C'est là la question principale à résoudre.

Elles ne peuvent provenir que des aliments graisseux et hydro-carbonés, ou bien des matières grasses et saccharines qui existent dans les muscles. En admettant la première de ces origines, en considérant le travail musculaire comme s'exerçant uniquement aux dépens des aliments ternaires, on est conduit naturellement à préconiser le régime non azoté (sucre, fécule ou graisse); les substances protéiques, d'après cette manière de voir, restent intactes, ou jouent tout au plus le rôle de ferments destinés à favoriser la décomposition des hydro-carbures; le régime animalisé devient donc accessoire ou même *inutile* au travailleur.

Le danger d'une pareille conclusion nous force à discuter la deuxième hypothèse, celle qui attribue l'acide carbonique exhalé à la décomposition de la graisse et du sucre musculaire. Mais ici encore nous rencontrons de graves objections : il n'existe, en effet, dans nos muscles, que peu de graisse, et à peine des traces de matières saccharines : à ce compte, la source du combustible serait bien vite épuisée et la mécanique animale ne trouverait plus le calorique nécessaire au développement de la force active. D'une autre part, comme la physiologie et la chimie nous enseignent que ces principes sucrés sont uniquement le résultat d'une métamorphose incomplète de la musculine, force est de conclure qu'en dernier ressort c'est le tissu musculaire, substance éminemment azotée, qui fait seule les frais de la contraction, qui seule subit une dépréciation marquée; mais alors l'urée qui représente les déchets des tissus protéiques devrait, pendant l'exercice musculaire, s'éliminer en plus grande quantité que dans l'état normal. Or nous savons maintenant qu'il n'en est rien ; les fibres musculaires ne s'usent pas complétement; il semble donc inutile de pourvoir au renouvellement de ce genre d'organes par une alimentation exclusivement azotée, comme le prescrivait la doctrine de Liebig.

Entre les deux hypothèses, voici la vérité probable : la chaleur provient certainement en partie des matières hydro-carbonées, soit alimentaires, soit musculaires, qui se décomposent entièrement de manière à former de l'eau et de l'acide carbonique ; mais la chaleur prend aussi sa source dans le parenchyme musculaire lui-même ; celui-ci subit une altération incomplète qui s'arrête aux degrés intermédiaires et dont les produits ne se traduisent pas par l'urée ; ce sont des dédoublements de la musculine, ayant pour résultat l'augmentation de la créatinine, de l'acide urique, et, d'une autre part, de l'inosite musculaire. Toutes ces transformations contribuent à développer du calorique ; il est donc impossible de négliger la métamorphose des muscles, et il est imprudent de répudier leurs moyens réparateurs, qui ne sont autres que les aliments azotés.

Conclusions. — 1° Le travail musculaire active la respiration pulmonaire et musculaire ; il augmente ainsi l'absorption de l'oxygène et l'exhalation de l'acide carbonique ;

2° Cependant l'exercice musculaire n'use ni les substances protéiques ni les tissus organiques ; car l'urée, qui en représente les déchets, n'éprouve aucune modification quantitative ;

3° L'urée, en effet, ne varie que par les métamorphoses complètes de l'organisme, et surtout en raison de l'état antérieur de la nutrition ;

4° Le travail ne fait subir au muscle lui-même que des transformations temporaires qui s'effacent par et après la fatigue ;

5° La contraction développe d'autant plus de chaleur, que la tonicité vitale du muscle était plus développée ;

6° Ainsi l'état antérieur du muscle et l'état antérieur de l'organisme sont les vrais régulateurs de la force chimique de la chaleur et du travail produit.

§ 6. — **Applications pratiques à l'hygiène de l'ouvrier.**

Trois opinions ont été émises sur les effets du travail musculaire.

La première, qui paraissait inattaquable, attribue aux contractions le pouvoir de détruire la substance charnue ; le produit de cette décomposition c'est l'urée, qui se manifeste en excès dans les urines. Si cette première doctrine est vraie, il faut en conclure que les corps protéiques qui seuls constituent les éléments anatomiques ont seuls le privilége de développer le travail mécanique; l'alimentation de l'ouvrier devra donc être exclusivement animalisée pour réparer ces pertes incessantes. — Mais il est démontré aujourd'hui que la destruction du muscle ne va pas jusqu'au dernier terme de la série rétrograde, c'est-à-dire jusqu'à l'urée, car l'urée n'existe pas dans le muscle et n'augmente pas dans l'urine.

Ces faits négatifs donnèrent naissance à une autre doctrine.

Celle-ci, plus mal édifiée encore que la première, repose sur cette donnée incontestable, que le muscle respire, et que d'une autre part la respiration pulmonaire est activée par la musculation; — l'oxygène qui pénètre ainsi en plus grande quantité dans l'organisme sert à brûler les graisses, les sucres de la substance musculaire. Voici la déduction qu'on en a tirée : pour remplacer les hydrocarbures qui se détruisent par l'exercice musculaire, les aliments respiratoires, c'est-à-dire les graisses, les matières féculentes et saccharines, en d'autres termes, toutes les substances non azotées sont les plus efficaces; ce sont les vrais producteurs de la chaleur, et par conséquent du mouvement. Cette théorie, qui est subversive de toutes les idées reçues, de toutes les données de l'observation, ne tendrait à rien moins qu'à modifier le régime de l'ouvrier dans le sens le plus fâcheux.

En réalité, les deux doctrines sont erronées et entraînent des conséquences fausses au point de vue de l'hygiène; elles consacrent toutes deux la division des aliments en plastiques et respiratoires, les uns destinés à former la substance organique, les autres à développer la chaleur. Or nous savons que les éléments plastiques sont souvent déviés de leur usage; il arrive souvent chez l'homme, et en toute occurrence chez l'animal carnivore, qu'ils servent d'aliments respiratoires et thermogénés, même sans avoir servi ni à la formation des tissus ni au développement des forces musculaires, comme le veut Liebig. Le pouvoir plastique ou thermogène des aliments ne saurait être utilisé exclusivement pour le travail.

La troisième doctrine, celle qui est professée par l'École de Munich, est infiniment plus rationnelle et plus féconde en applications pratiques. Cette théorie peut se résumer ainsi : le travail n'use pas les tissus musculaires ni les corps albuminoïdes alimentaires, il produit seulement des modifications moléculaires dans la myosine et la musculine, de manière à les transformer en produits régressifs, tels que la créatine, la créatinine, la sarkine et l'acide urique. Mais la décomposition s'arrête à ces premiers dérivés, elle ne va pas jusqu'à former de l'urée, produit extrême de l'oxydation des tissus; c'est pourquoi l'urée n'existe pas dans le muscle, et n'augmente ni dans l'organisme, ni dans les urines.

Outre ces principes azotés, il se produit aux dépens de la musculine, du sucre, de l'acide lactique; puis ces substances se décomposent elles-mêmes, et les corps protéiques en favorisent la destruction; il en résulte de l'acide carbonique, qui est éliminé en plus grande quantité par le muscle pendant ses contractions que pendant l'état de repos. Ainsi l'usure porte à la fois sur la musculine et la myosine ainsi que sur les substances hydrocarburées. — Ce sont ces métamorphoses et les nouvelles affinités, qui provoquent le développe ment de la chaleur et des forces actives. Bientôt après la contraction le muscle se fatigue, par suite de l'accumulation de ces substances nouvelles, entre autres de l'acide lactique. La circulation enlève à son tour ces agents de l'épuisement, et le muscle se rétablit. — L'exercice musculaire ne produit par conséquent sur l'organisme aucune déperdition persistante, aucun effet nuisible. Or, s'il en est ainsi, la réparation se fera par le régime qui convient le mieux dans l'état sain, c'est-à-dire par le régime mixte, qui couvre à la fois les dépenses d'azote et les dépenses de carbone. Si la nourriture ne renferme pas assez de carbone pour combler le déficit, le résultat est tout aussi fâcheux que si elle ne contenait pas toute la quantité nécessaire d'azote; dans le premier cas, l'azote ingéré s'use dans les combustions exagérées et pour ainsi dire en pure perte; si, au contraire, le contingent de carbone est suffisant, tout l'azote est utilisé, et c'est ce qui a lieu dans le régime mixte, composé de viandes et d'albuminates, mêlés avec une certaine quantité ou de graisse, ou de fécule, ou de sucre. L'ouvrier ne doit donc pas se nourrir seulement de chair musculaire comme on l'a conseillé, dans le but de développer les forces; un régime trop substantiel épuiserait ses forces, quoique moins vite qu'un régime qui ne contiendrait pas suffisamment d'azote. — Après avoir été soumis autrefois à une alimentation presque exclusivement hydrocarburée, il tend aujourd'hui à suivre un excès contraire; la vérité est que le maximum d'énergie musculaire correspond au maintien de l'organisme dans les limites naturelles des oxydations; c'est l'hygiène, telle que nous venons de la formuler, qui atteint le mieux ce but. — Pour combattre les données de l'empirisme, il fallait cette longue discussion scientifique; mais la solution de ce problème social en valait la peine.

D. — Des anémies par épuisement nerveux.

Les affections de l'âme, les chagrins, les préoccupations, les excès de travail intellectuel ont toujours été considérés comme des causes de dépérissement et d'anémie; mais on ne s'est jamais enquis du mode d'action de ces conditions morales; il est certain qu'elles ne peuvent agir directement sur la composition du sang; ce liquide ne saurait se modifier que par l'intermédiaire des organes digestifs qui préparent les éléments sanguins, ou bien par l'intervention des glandes hématopoïétiques, comme le foie et la rate, qui transforment les globules blancs en globules rouges. Cela étant admis, on ne peut supposer qu'une diminution de l'innervation de ces divers organes, en d'autres termes un épuisement des nerfs viscéraux; il s'agit donc de savoir comment les nerfs fonctionnent, et comment ils s'épuisent.

Physiologie du fonctionnement et de l'épuisement nerveux. — Le nerf se compose de fibres, et de cellules qui sont unipolaires ou multipolaires; les fibres sont constituées par une enveloppe analogue à la substance élastique, par la moelle et un cylindre central appelé axis. L'axis est une substance albumineuse coagulable assez semblable à la myosine; la moelle est une masse fluide, visqueuse, formée par une graisse liquide dont les caractères chimiques n'ont pu être étudiés que dans l'encéphale.

Le chimiste Oscar Liebreich a trouvé récemment dans les centres nerveux un principe défini appelé protagon, dont les métamorphoses isomériques forment l'acide cérébrique décrit par Frémy, l'acide oléophosphorique étudié par Gobley, l'élaïne, la lécithine, en un mot toutes les matières grasses acides ou neutres, phosphorées ou simples, que l'analyse avait démontrées dans le tissu encéphalique. Le protagon est une substance cristallisable, incolore, très-soluble dans l'alcool à chaud, dans les graisses et les huiles éthérées, et insoluble dans l'éther, qui peut servir à son extraction. Traitée par l'eau de baryte cette substance se décompose en acide glycérinophosphorique, en acide stéarique et une base que l'auteur appelle neurine.

Outre le protagon on constate, comme dans les muscles, des dérivés protéiques, la créatine, l'acide urique, la leucine; d'une autre part, des produits non azotés (acide lactique, inosite); enfin des sels minéraux, principalement des phosphates alcalins.

Applications pratiques. — Cette énumération seule suffit pour faire voir l'analogie de composition, et par conséquent de fonctionnement des systèmes nerveux et musculaire. L'innervation sensorielle doit donc s'accompagner d'oxydation comme la musculation. C'est là une cause d'épuisement; il n'est donc pas étonnant que l'excès de fonctionnement, qui se lie intimement à ces métamorphoses chimiques et à des modifications électro-toniques, finisse par épuiser l'action des nerfs.

Mais ce n'est pas la seule cause; les nerfs ont avec les centres nerveux des connexions qui sont à la fois fonctionnelles et nutritives; si on coupe, ou mieux si on excise un nerf moteur, on voit, dès le quatrième ou le cinquième jour, se développer sur la portion périphérique du nerf une véritable dégénérescence et caractérisée par la coagulation, la segmentation de la moelle, la disparition des deux contours propres à chaque tube nerveux. Lorsqu'il s'agit des nerfs moteurs, c'est le bout périphérique qui seul subit cette altération; si bien qu'on peut toujours à ce seul caractère reconnaître le nerf moteur dégénéré; s'il s'agit des nerfs sensitifs, la dégénérescence ne frappe que le segment central; enfin, quand on coupe le sympathique cervical, on voit dégénérer le filet, qui monte vers le ganglion supérieur (c'est donc un filet moteur), tandis que les fibres qui vont du ganglion à l'encéphale restent normales. On peut donc dire, que pour tous les nerfs il existe un centre de nutrition : pour les nerfs moteurs il réside dans la partie des racines antérieures situées près de la moelle; pour les nerfs sensibles, c'est dans les ganglions intervertébraux; enfin pour le sympathique, ce sont les ganglions sympathiques eux-mêmes qui agissent, au moins sur les filets moteurs, comme foyers nutritifs.

Ainsi il est démontré que les nerfs ne peuvent fonctionner qu'à la condition de n'être pas surexcités, et en deuxième lieu, de rester en connexion avec les centres nutritifs. — Or, lorsque le cerveau est surexcité, ce n'est pas une raison pour que les nerfs sympathiques et pneumogastriques, qui en sont jusqu'à un certain point indépendants, subissent le même sort ; il ne reste donc que la deuxième hypothèse à discuter. Supposons en effet que l'encéphale soit fatigué par le travail intellectuel, par des préoccupations incessantes, des passions concentrées; supposons que l'innervation de la moelle s'use par les abus sexuels; dans ces divers cas les centres cérébrorachidiens s'épuisent dans leur action, au point de subir une sorte de paralysie; ils se trouvent pour ainsi dire séparés des nerfs périphériques, qui dès lors sont privés de leurs foyers de nutrition; ces nerfs ainsi isolés de leurs sources, se dégradent, sinon, dans leur texture, au moins dans leurs fonctions. Que cette dégradation vienne à atteindre les nerfs sympathiques et pneumogastriques, toutes les grandes fonctions de la vie vont se modifier; le cœur et le poumon cessent d'agir selon le rhythme normal; la circulation éprouve des stases dans les glandes vasculaires, et la formation des globules devient défectueuse.

D'une autre part l'innervation des organes digestifs par ces mêmes nerfs venant par les mêmes motifs à subir une atteinte grave, l'appétit se perd, la muqueuse gastrique sécrète une mucosité qui entrave la digestion, et d'une autre part l'intestin subit des contractions exagérées avec tendance à la diarrhée. Ce sont là autant d'obstacles à l'assimilation des aliments, et par conséquent à la reconstitution des éléments du sang. Je ne fais qu'émettre une hypothèse; mais c'est la seule conciliable avec la physiologie; c'est la seule aussi qui se prête aux déductions pratiques. Lorsqu'un individu est épuisé par le travail ou par les impressions morales, et que la fatigue cérébrale a produit ses effets, pour en arrêter le progrès, il n'est pas de moyen plus sûr que de faciliter l'absorption par un régime à la fois stimulant et substantiel, car en dernier ressort il s'agit de guérir une anémie d'inanition.

Toutes ces données physiologiques s'appliquent aux états nerveux morbides ; l'hystérie et l'hypochondrie finissent souvent par amener un véritable dépérissement, et c'est en troublant les fonctions digestives ; or, chez les hystériques et surtout les hypochondriaques, l'encéphale est tourmenté par des impressions qui le séparent pour ainsi dire du reste du système nerveux, de sorte que les fonctions auxquelles président les nerfs vagues et sympathiques sont privées de leur influx normal, et cessent de s'exercer.

TROISIÈME CLASSE D'ANÉMIES. — ANÉMIES D'ORIGINE DÉGÉNÉRATIVE ET TOXIQUE.

La troisième classe comprend toutes les anémies qui résultent d'une dégénération des organes formateurs du sang, qu'elle soit primitive, ou toxique, ou d'origine diathésique.

Lorsque les organes lymphatiques ou lymphoïdes viennent à s'altérer, la formation des globules lymphatiques est enrayée en partie ; une des sources principales du sang se tarit plus ou moins complétement, et l'aglobulie peut en être la conséquence ; si elle se produit rarement dans ces circonstances, c'est que ces organes, qui ne sont presque jamais atteints tous à la fois, peuvent aisément se suppléer ; les altérations des glandes lymphatiques n'envahissent ordinairement qu'un petit nombre de ganglions, et par cela même ne produisent que difficilement les effets de l'anémie, si la lésion est primitive et localisée.

La rate joue un rôle plus important et plus direct dans la formation des hématies ; aussi, à la suite des dégénérescences spléniques, quelle qu'en soit la cause, l'anémie constitue la règle générale. Les fonctions hématopoïétiques du foie sont moins bien définies, et ses lésions tendent plutôt à altérer les globules par l'action de la bile, qu'à en diminuer le nombre. Toutes ces données vont trouver leur application dans l'étude des maladies toxiques et diathésiques.

(A). Anémies toxiques.

La plupart des poisons en pénétrant dans l'économie atteignent d'abord les glandes lymphatiques ou lymphoïdes; en général, leur action sur le sang n'est pas directe et le liquide nourricier ne s'altère que par suite des modifications de ses organes formateurs. Cette importante donnée, déjà formulée par Peter dans sa thèse d'agrégation, s'applique à la plupart des poisons, en comprenant sous ce nom, les substances toxiques proprement dites, les virus, les miasmes, l'alimentation viciée. Tous peuvent produire l'anémie, c'est-à-dire altérer le sang dans sa texture; mais à une période plus avancée, toute l'économie participe aux désordres; c'est ce qu'on appelle la cachexie, qui est le dernier terme de l'intoxication.

L'empoisonnement saturnin peut servir de type aux anémies toxiques. Le plomb étant absorbé par les voies digestives ou respiratoires, peut bien se combiner avec les matières plasmatiques du sang et en altérer la composition; mais là ne se borne pas son action : il pénètre dans l'intimité des tissus et particulièrement dans le foie et les reins. Ollivier a trouvé, dès le début de l'intoxication, des molécules plombiques fixées dans les reins, la desquammation des épithéliums urinirères, et une albuminurie consécutive. Le foie est aussi un des réceptacles du poison, et la lésion de cet important organe ne saurait être étrangère au développement de l'anémie, qu'on observe parfois longtemps avant l'apparition des coliques et des autres accidents aigus de l'empoisonnement.

L'arsenic pris à dose médicamenteuse commence par produire une respiration plus active, plus libre, une aptitude plus marquée aux mouvements, une coloration animée des téguments de la face, des oxydations plus intenses qui se traduisent par une augmentation de l'urée; mais plus tard il se combine avec les globules et en paralyse l'action (Vogel); puis cette combinaison tend à se détruire à son tour; l'hémoglobuline passe alors dans le sérum, et de là à travers les membranes capillaires. En même temps il se localise dans la peau, qui prend une teinte bronzée, et dans le foie dont les fonctions hématogènes se troublent, de façon à diminuer le nombre des globules.

Le mercure agit comme le plomb; en se combinant avec les matières plasmatiques du sang, il forme des albuminates mercuriques qui altèrent la composition de ce liquide; plus tard, après avoir atteint les glandes muqueuses, le poison modifie plus encore les éléments histologiques du sang.

Le virus syphilitique, qui peut être considéré comme le type des poisons virulents, pénètre toujours par ou dans les ganglions lymphatiques; il n'est donc pas étonnant que la syphilis produise si souvent une altération du sang, et cela dès le début, c'est-à-dire avant les éruptions et les autres accidents secondaires; les malades, peu de temps après ou même pendant la guérison du chancre induré, deviennent pâles, faibles, sujets aux palpitations, à la gêne respiratoire, à des douleurs générales bien différentes des douleurs ostéocopes. L'analyse du sang indique alors une diminution marquée des globules, avec hydrémie (Ricord et Grassi); et l'auscultation dénote le souffle vasculaire; c'est là une véritable anémie, qui, jointe à des craintes exagérées, mène souvent les malades à l'hypochondrie. C'est qu'en effet la syphilis a une action directe et primitive sur les glandes, et la constante coïncidence des engorgements ganglionnaires permet de les considérer comme le point de départ de cette anémie, qu'il ne faut pas confondre avec la cachexie syphilitique.

L'intoxication paludéenne nous fournit un exemple d'anémie miasmatique; on connaît l'aspect particulier de la peau à la suite des fièvres intermittentes prolongées; la teinte grisâtre ou bistrée envahit graduellement les téguments, et parfois se reconnaît jusque dans la substance des centres nerveux. Voici l'explication de ce fait si étrange : le miasme palustre une fois absorbé porte son action primitive sur la rate, qui forme la matière pigmentaire d'une manière excessive; de là ces amas de granulations noirâtres passent dans la veine porte, puis dans les veines sus-hépatiques et dans la circulation générale, par conséquent dans les membranes tégumentaires, ainsi que dans le cerveau qui se colore d'une façon spéciale; c'est ce qu'on a appelé la mélanémie. Si les masses pigmentaires s'agrégent, ils peuvent, sous forme d'embolie pigmentaire, déterminer la rupture des vaisseaux et produire des accidents pernicieux, à en croire Mekel et Frerichs. Toujours est-il que la rate est le point de départ de toutes ces formations morbides; elle ne fonctionne donc que d'une manière vicieuse et incomplète; elle ne forme qu'une quantité insuffisante de globules blancs et d'hématies. Aussi, malgré les lésions spéciales à l'infection palustre, le miasme n'agit en définitive qu'à la manière des autres poisons, c'est-à-dire sur l'une des glandes vasculaires, et consécutivement sur le sang.

Les aliments viciés peuvent également donner naissance à l'anémie; l'usage du maïs altéré par le verdet détermine *la pellagre,* qui constitue, d'après les belles recherches de mon ami Théophile Roussel, un véritable empoisonnement ayant sa marche, ses symptômes bien caractérisés, qu'il faut distinguer des phénomènes de la cachexie pellagroïde; celle-ci n'est, à vrai dire, qu'une anémie d'inanition ou de misère.

(B). Anémies diathésiques.

Les anémies diathésiques, au début, donnent lieu aussi fréquemment à l'anémie, qu'au déclin elles déterminent l'état cachectique. La diathèse est en effet, comme le dit Grisolle, une constitution morbide : à ce titre, elle occupe tout l'organisme; mais elle commence par un organe ou par un système, se continue par les éléments histologiques du sang, et se propage finalement à toute la constitution.

Anémies rhumatismales.

Les diathèses qui agissent le plus énergiquement et le plus vite sur le sang sont constituées par l'arthritis, la scrofule, la tuberculose et le cancer.—L'arthritis comprend trois maladies que la tradition et l'expérience ont toujours distinguées sous le nom de goutte et de rhumatisme, et entre ces deux maladies se place l'arthrite noueuse, qui a ses caractères spéciaux. Cette distinction me paraît d'autant mieux justifiée, qu'au point de vue des lésions, soit des organes, soit du sang, ces maladies diffèrent d'une manière radicale; pour ne parler que de l'anémie, on peut dire qu'elle constitue la règle générale après le rhumatisme articulaire, l'exception après la goutte et l'accompagnement constant de l'arthrite noueuse. — Mais à quoi tiennent ces différences? Ainsi, qu'est-ce qui fait que les rhumatisants deviennent profondément anémiques dès les premiers jours de l'attaque, et restent dans cet état longtemps encore après que les souffrances ont cessé? Sous ce rapport, le rhumatisme semble jouir d'un fâcheux privilége. — Que dans nos salles d'hôpital on compare un rhumatisant et un pneumonique, bien que chez les deux malades le sang présente essentiellement le caractère couenneux, leur aspect réciproque diffère totalement; le premier se décolore dès que la fièvre diminue ; il s'affaiblit immédiatement, présente un bruit de souffle vasculaire et souvent cardiaque, qui indique la déglobulie, tandis que dans la phlegmasie pulmonaire le malade reste turgescent jusqu'à la chute de la fièvre, et aussitôt après il se rétablit, souvent même sans avoir subi les effets de la convalescence. Quelle est donc la cause de cette altération rapide du sang dans le rhumatisme? Ce n'est assurément pas le traitement, car des phénomènes identiques s'observent, même quand on s'est abstenu de toute déplétion sanguine; que la maladie ait été traitée par le sulfate de quinine, la vératrine, l'opium, les vésicatoires, ou même par les toniques, l'anémie se produit pour ainsi dire fatalement, et quand les saignées ont été prescrites, elles ne font qu'ajouter l'anémie par déperdition à l'anémie rhumatismale proprement dite. Or, celle-ci ne peut puiser son origine que dans les lésions d'organes; l'irritation porte en effet sur une masse considérable de tissus connectifs qui, dès ce moment, cesse de fournir son contingent de globules lymphatiques ; la lésion est si peu grave en apparence, qu'elle ne semble qu'effleurer les membranes synoviales et séreuses; mais la diffusion de la maladie sur de grandes surfaces, l'envahissement successif et répété des diverses articulations ne manquera pas de compromettre la fonction hématogène dévolue, au moins en partie, au tissu connectif.

Dans l'arthrite noueuse qui tend également à la généralisation, l'anémie est constante, et elle ne cesse plus; mais comme la plupart du temps les déformations atteignent les femmes, il reste à décider si l'altération du sang précède les localisations articulaires et y prédispose, ou bien si elle est l'effet des lésions locales.

Il en est tout autrement dans la diathèse goutteuse; en dehors des accès, la santé des goutteux est généralement excellente, et à moins que le désordre n'ait porté sur les organes digestifs, la convalescence est nulle; ce n'est qu'après des attaques répétées, rapprochées et douloureuses, que l'aspect des malades change, que leurs forces déclinent. Jusque là, leur sang peut impunément se charger d'acide urique; les tissus peuvent s'imprégner d'urates formés, sans aucun doute, aux dépens des parenchymes albumineux ou musculaires qui se brûlent incomplétement; mais ces oxydations imparfaites ne constituent que le caractère chimique de la goutte; elles ne compromettent pas le fonctionnement ni la texture des globules.

Anémies des scrofuleux, phthisiques, cancéreux, rachitiques.

La scrofule, au début, ne produit l'anémie qu'en compromettant la texture de plusieurs séries ganglionnaires; dans ce cas, les éléments globulaires du sang ne se réparent plus complétement, tandis que si l'altération ne porte que sur les glandes lymphoïdes des membranes muqueuses, elle ne suffit pas pour produire ce résultat. Plus tard, lorsque les glandes viennent à suppurer, il peut survenir une anémie par la perte des principes histologiques et chimiques contenus dans le pus. Lorsque enfin la maladie attaque le système osseux, la suppuration, par sa persistance, entraîne les altérations les plus graves, c'est-à-dire la désalbuminémie, qui ne tarde pas à être suivie d'une dégénérescence amyloïde du foie, avec ou sans ascite, d'une transformation analogue du rein avec albuminurie et infiltration du tissu cellulaire. C'est là le prélude et le signe de la cachexie.

La tuberculose, avant de provoquer la fièvre, produit souvent une profonde altération des traits avec décoloration du visage, et une faiblesse générale qui doit faire craindre que les matériaux du sang ne s'usent à former des néoplasies. Puis, quand les tubercules se ramollissent, ils constituent un foyer de suppuration qui, de même que toutes les lésions ulcéreuses et suppuratives, désalbuminisent le sang, détruisent la texture du foie, et des reins, qui deviennent graisseux ou cireux, de sorte que l'albumine du sang filtre à travers les tubes urinifères.

Le cancer, qui atteint si rapidement les ganglions, produit aussitôt une teinte spéciale des téguments, qui suffit souvent pour faire reconnaître la cause de l'anémie. Il semble qu'en pareil cas le pigment du sang soit altéré, en même temps que le nombre des globules diminue ; ce qui est certain, c'est que les urines présentent souvent, en pareil cas, une matière colorante anomale.

C. Anémies complexes. — Anémies des Convalescents.

Dans toutes les maladies aiguës ou chroniques, l'anémie peut être complexe dans son mode de production ; mais ses causes peuvent toujours être ramenées à ces trois séries fondamentales : 1° déperditions de sang ou d'humeurs ; 2° diète ou inanition ; 3° dégénérescence des organes formateurs du sang, ou empoisonnement. Plus la maladie a compromis de glandes vasculaires, provoqué des sécrétions morbides, commandé les déplétions artificielles, nécessité l'abstinence, plus elle entraînera sûrement le développement de l'anémie. Sous ce rapport, la fièvre typhoïde peut servir de type, car elle commence par atteindre les glandes de Peyer et de Brunner, qui sont des glandes lymphoïdes, et détermine tous les genres de dénutritions, toutes les dégénérescences des tissus, toutes les déperditions, sans que la réparation immédiate soit possible, l'absorption étant elle-même souvent enrayée pendant les périodes graves de la pyréxie. Aussi la convalescence est-elle longue, difficile et souvent entravée par des accidents sérieux, parce que le sang, appauvri en éléments histologiques, ne suffit pas encore à l'innervation du cœur, et surtout des organes digestifs, dont les ulcérations, à peine en voie de cicatrisation, ne permettent pas encore le fonctionnement régulier.

Comme type opposé, on peut citer la pneumonie, qui n'entrave que la fonction pulmonaire et ne produit qu'un exsudat limité ; aussi, dès que la fièvre est tombée, le malade se rétablit rapidement. Il n'en est pas de même dans la pleurésie, car le poumon reste longtemps comprimé, et le liquide pleural est chargé d'albumine ; de là une anémie par déperdition d'albumine et par gêne respiratoire à la fois.

Toutes les affections aiguës présentent, outre ces conditions complexes, un élément morbide commun ; c'est la fièvre qui, en modifiant toutes les oxydations, use rapidement la trame organique, et contribue ainsi à l'amaigrissement, à l'atrophie, bien plus encore qu'à la perte des globules.

QUATRIÈME CLASSE D'ANÉMIES. — DES CHLOROSES.

En ne comprenant sous le nom de chloroses que les pâles couleurs, c'est-à-dire cette maladie spéciale, qui ne se montre que chez les jeunes filles ou chez les femmes, lors de la suppression du flux mensuel, on serait amené à scinder l'histoire des anémies dites spontanées qui, en définitive, se manifestent à toutes les périodes du développement individuel. Il existe en effet *une chlorose* inhérente à la constitution, une chlorose propre à l'enfance ; il y a, en un mot, toute une série de chloroses ; ce fait ressort clairement de l'observation. S'il en est ainsi, toute la discussion sur la nature de la chlorose *menstruelle* devient prématurée ou inutile, par cela même qu'elle ne porterait que sur un côté de la question ; en l'envisageant au contraire dans son ensemble, nous serons à même de faire ressortir les analogies et les différences qui existent entre les anémies et les chloroses ; ce sera l'objet d'une étude clinique qui appartient au diagnostic de ces maladies.

SIGNES DES ANÉMIES.

SÉMÉIOLOGIE EXPÉRIMENTALE.

Les anémies qui succèdent aux pertes de sang présentent toutes la même caractéristique, quelle que soit la cause de l'hémorrhagie, et la voie d'élimination du sang. Que la déperdition ait lieu par des moyens artificiels ou thérapeutiques, comme la saignée, par des flux physiologiques, comme les menstrues, ou bien par suite des actions morbides, les résultats seront toujours les mêmes ; — ainsi au point de vue de leurs manifestations, toutes les anémies d'origine hémorrhagique sont identiques. En outre, elles présentent une analogie parfaite avec les anémies par déficit d'oxygène, c'est-à-dire avec les dépérissements résultant de l'encombrement, du défaut d'air ou de l'atmosphère viciée. Cette similitude des anémies respiratoires avec les anémies par hémorrhagies se comprend facilement, si l'on songe que dans ce dernier cas les globules se perdent, et dans le premier cas ils ne peuvent plus fonctionner, c'est-à-dire distribuer aux organes une quantité suffisante d'oxygène. — Les autres classes d'anémies, surtout les inanitions et les chloroses, présentent au contraire des types différents.

Toutes les aglobulies se traduisent : 1° par une diminution des forces physiques ou circulatoires ; de là des modifications profondes dans les sécrétions, les absorptions, les échanges nutritifs ; — 2° par des troubles nervo-musculaires. Ces deux séries de phénomènes s'enchaînent d'une manière inévitable et doivent être recherchées dans tous les organes, dans tous les systèmes. — 3° Les troubles digestifs et sécrétoires complètent la série morbide.

I. SYSTÈME VASCULAIRE.

SYSTÈME ARTÉRIEL.

Si, à l'aide des saignées, on étudie expérimentalement les phénomènes de l'anémie, on voit d'abord le cœur perdre sa force contractile, la pression artérielle diminuer ; le pouls devient large et mou ; les artérioles terminales se contractent de manière à produire la décoloration des tissus ; les vaisseaux font entendre des bruits anomaux ; enfin la respiration devient pénible.

Pression artérielle. — Lorsque la masse du sang diminue, c'est-à-dire lorsque le cœur et surtout les artères coronaires en reçoivent une quantité moindre, le muscle cardiaque ne tarde pas à perdre de son énergie, car il se trouve ainsi partiellement privé des globules qui lui portent l'oxygène nécessaire aux échanges gazeux, condition fondamentale du fonctionnement des muscles.

Lancée par la contraction affaiblie du ventricule gauche, l'ondée cardiaque arrive cependant dans les troncs artériels, qui, contenant toujours du sang, ne font que subir une certaine distension par l'afflux du sang cardiaque; puis en vertu de leur élasticité, ils reviennent toujours sur eux-mêmes, favorisent ainsi la progression de l'ondée sanguine, qu'ils répartissent uniformément jusqu'aux artères terminales. Ainsi deux forces, la contraction du cœur et l'élasticité des tuniques vasculaires, déterminent la marche du sang jusqu'à la périphérie. Mais là, il existe une force de résistance; en effet, les dernières artérioles qui ont peu d'élasticité sont douées d'une contractilité très-évidente qui concourt à modérer le cours du sang et à le mesurer, pour ainsi dire, à chaque organe, c'est-à-dire aux capillaires qui sont passifs.

Cette contractilité est sous l'influence des nerfs vaso-moteurs, si bien que quand on les excite, les artérioles se contractent. Si on coupe les nerfs, les faisceaux musculaires se paralysent, le vaisseau se dilate et la résistance tombe.

De ces diverses forces, à savoir : la contraction ventriculaire aidée de l'élasticité artérielle et diminuée du resserrement tonique des dernières artérioles, il naît une résultante; c'est la pression artérielle, qu'on peut mesurer à l'aide d'instruments appelés hémo-dynamomètres, sphygmomètres imaginés par Poiseuille, Bernard, Ludwig, Volkman, Marey. Or cette tension des artères est toujours en rapport avec la quantité de sang en circulation : dès que celle-ci diminue par une saignée ou une hémorrhagie, la colonne mercurielle de l'hémo-dynamomètre qui, dans l'état normal, marque chez le chien 210 millimètres (Volkman), tombe rapidement à 195, à 172 et même à 75 par des saignées successives de 55 à 86 grammes; chez le cheval ces résultats sont plus manifestes encore. (Colin.)

Du pouls. — Si on presse l'artère au moment où elle reçoit l'ondée cardiaque, le doigt se trouve soulevé par la tension subite du vaisseau. Or, si la tension baisse, la pulsation paraît plus forte au toucher, le pouls a une amplitude plus considérable, c'est ce qu'on appelle le pouls large; en même temps l'artère étant plus dépressible, le pouls devient mou; enfin, il se peut que sous l'influence de faibles pressions, l'ondée, qui a une vitesse acquise, reflue vers l'orifice d'entrée et semble être double; c'est le pouls *bisferiens* ou dicrote. Si parfois le pouls paraît fort, c'est que la résistance des capillaires augmente, mais en général il n'est que large ; or l'amplitude n'indique ni l'énergie du cœur, ni l'augmentation des forces générales.

La fréquence du pouls augmente au fur et à mesure que la tension s'abaisse (Marey); en effet, le cœur bat d'autant plus souvent qu'il éprouve moins de résistance à se contracter; mais les pulsations, qui augmentent parfois du double pendant les saignées pratiquées aux animaux, n'éprouvent qu'une très-légère accélération chez l'homme.

Le cours du sang suit les mêmes lois que la fréquence du pouls; il s'accélère en raison directe de l'abaissement de la tension (Chauveau et Marey); mais ce fait n'est vrai que quand le système vasculaire est fermé; car *pendant* la saignée, au lieu de parcourir 280 millimètres par seconde, le sang ne présente plus qu'une vitesse de 88 après la seconde émission sanguine.

Bruits cardiaques et vasculaires.

A l'état normal, le stéthoscope appliqué sur les carotides, principalement sur la droite, fait entendre un léger murmure isochrone à la dilatation de l'artère; chez les anémiques c'est un souffle intermittent, exagération du bruit normal, ou bien un souffle à double courant, c'est-à-dire formé de deux bruits, dont l'un plus fort correspond à la diastole de l'artère et l'autre à la diastole du cœur. Il résulte de là un bruit continu avec renforcement. A un degré plus marqué, le souffle continu parcourt une sorte de gamme dont les tons les plus élevés constituent des bruits stridents, comparables aux ronflements aigus du jouet appelé diable, ou au sifflement de l'air à travers les ouvertures étroites.

Tous ces bruits anomaux, faciles à percevoir sur les individus maigres, augmentent lorsque l'artère est comprimée par le stéthoscope, ou par la tension des muscles cervicaux, surtout lorsque la circulation devient plus rapide, plus énergique. C'est qu'en effet, la compression détermine une inégalité de tension et de volume du vaisseau, et la circulation plus active rend la collision des molécules liquides plus sonores. Or, ce sont là les causes physiologiques des bruits anomaux. Mais les causes immédiates ne doivent pas être confondues avec les conditions qui en favorisent le développement : les diverses espèces de souffles peuvent se produire dans des circonstances pathologiques très-différentes. Ainsi, sans parler des rétrécissements et des dilatations organiques de l'artère, on retrouve ce phénomène non-seulement dans les anémies et les chloroses, mais dans les états nerveux tels que l'hypochondrie et l'hystérie, dans un grand nombre de fièvres ou d'affections fébriles.

Maintenant, si nous parvenons à démontrer que dans tous ces états morbides, les bruits vasculaires ne constituent qu'un phénomène physique, toujours soumis aux mêmes lois, on sera autorisé à conclure que le souffle artériel n'a pas une valeur diagnostique absolue, et qu'il ne suffit pas pour faire admettre la chloro-anémie, lorsqu'elle ne se traduit pas par d'autres signes. Or, il n'est pas impossible de prouver expérimentalement que le souffle est constamment le résultat d'un trouble physique dans la circulation.

Si on pratique une forte saignée, le souffle peut être perçu dans la région cervicale ou précordiale pendant et après l'écoulement sanguin, c'est-à-dire au moment où le sang n'a pas encore pu régénérer ses principes aqueux par l'endosmose capillaire. En général, le sang récupère promptement l'eau et les matières salines ; les globules sont les seuls éléments compromis pour un certain temps, mais la masse totale du sang ne reste pas en déficit ; loin de là, d'après Beau, le sérum éprouve même une réelle augmentation, de sorte qu'il en résulte une pléthore aqueuse ; dès lors, les ondées cardiaques sont plus volumineuses qu'à l'état normal, et conséquemment, l'orifice aortique, laissant passer le sang en plus grande abondance, devient le siége de frottements exagérés, qui donnent naissance au bruit de souffle. Cette théorie, comme on le voit, repose sur diverses bases ; elle suppose une hydrémie excessive, tandis qu'en réalité la masse sanguine ne va pas au delà des limites normales de la capacité des vaisseaux ; d'une autre part, comme le souffle se produit déjà pendant la saignée, la théorie implique une réparation instantanée, ce qui n'est pas démontré ; enfin, elle aboutit à l'intervention d'un frottement ; or, de toutes les causes physiques qu'on peut invoquer, c'est la moins probable, comme nous le démontrerons chemin faisant.

Théories. — Le mécanisme du murmure vasculaire ne peut

s'interpréter que par le passage bruyant du liquide d'un point rétréci dans un point dilaté (bruit de la veine fluide), ou bien par la diminution de la tension artérielle, ou bien enfin par la vitesse du cours du sang. Dans toutes ces conjectures, on admet des vibrations du liquide, une sorte de tourbillons ou de remous, résultant des mouvements transmis au liquide par le courant qui le traverse (Vernois, Heynsius).

Si on produit artificiellement, comme l'a fait Chauveau, ce qu'on appelle en mécanique une veine fluide, c'est-à-dire, si on fait écouler, au moyen de la pression, le liquide d'un tube horizontal, soit au dehors, soit dans un tube plus large, il se produit à l'extrémité du premier tuyau un bruit de souffle très-accentué. Or, ce phénomène ne peut dépendre que du *remous* du liquide; ce qui le prouve, c'est que le doigt appliqué sur l'artère perçoit ces vibrations sous forme de frémissement bien appréciable, et les mêmes phénomènes se trouvent aussi dans l'état pathologique lorsque le souffle est intense, râpeux. La cause immédiate du bruit est donc la veine fluide.

Mais au-dessus de cette cause, il existe, d'après Marey, une condition première du souffle; c'est la transition *brusque* d'une pression considérable à une pression plus facile. A l'aide d'un appareil schématique de la circulation, Marey a prouvé que si au tuyau d'écoulement on adapte une ampoule ou un ajutage large, on diminue manifestement la tension dans cet ajutage; or c'est au point de transition d'une tension à l'autre que se produit le souffle. Pour supprimer le bruit, il suffit en effet de remplacer le tuyau large par un bout étroit. Ainsi, tandis que pour Chauveau c'est le changement de diamètre des tubes, pour Marey c'est la diminution de leurs tensions respectives qui produit le bruit. En aucun cas, le frottement du liquide contre les parois ne saurait être invoqué, car ce n'est pas le long du tube étroit que le bruit s'entend. On a d'ailleurs beau augmenter les rugosités des parois ou les rendre plus flasques et plissées, pour multiplier la surface de frottement, on n'augmente pas l'intensité du bruit.

L'accélération du cours du sang est la seule cause du bruit, d'après Weber; mais pendant la vie, cette vitesse ne saurait jamais être suffisante pour produire le murmure dans un tube uniforme; il faut que le sang passe d'un point rétréci dans un évasement, et hâte aussi son cours. Donc, la rapidité de la circulation est une condition importante; mais on ne saurait dire que c'est la cause réelle du bruit. Il est dû, en dernière ligne de compte, au courant circulatoire, qui met les molécules liquides en collision incessante, de manière à produire des vibrations sonores.

Applications. — Comment ces théories peuvent-elles s'adapter à la pratique, et quel est le rôle réservé à la maladie, ou plutôt aux maladies? Avant tout, comment agit la chloroanémie, dont Bouillaud a si péremptoirement démontré l'influence sur la production des souffles vasculaires? Le sang est très-aqueux, mais en même temps appauvri en globules. Or, Andral et Gavarret ont prouvé que, dès que le chiffre des hématies s'abaisse à 90 ou 80, le souffle vasculaire est inévitable. Ce fait n'a jamais prêté à la contestation; cependant, Chauveau prétend que la nature du liquide est sans influence aucune sur la production du bruit. Marey est moins exclusif; le sang anémique, dit-il, n'agit pas d'une manière directe, mais la fluidité favorise l'écoulement du liquide par les capillaires, et diminue de cette manière la tension des artères. Ainsi, c'est la pléthore aqueuse, déjà réfutée par Marey, c'est du moins l'excès absolu ou relatif d'eau, qui reprend le premier rang dans la pathogénie des bruits vasculaires; quant à l'aglobulie, il n'en est pas question dans cette théorie, et cependant c'est la condition dominante.

En fait, on ne saurait refuser à l'anémie le pouvoir de diminuer la pression artérielle, et en même temps d'augmenter la vitesse du cours du sang, même quand les pulsations ne sont pas fréquentes; mais la pression ne diminue que parce que le sang pauvre en globules agit moins activement sur la moelle, sur le bulbe, et sur les nerfs vasculaires qui en émanent. Chaque fois que le sang est pauvre en globules, il l'est de fait en oxygène; le système nerveux se trouve alors surexcité; cette loi est confirmée par l'histoire de tous les troubles nerveux qui caractérisent l'anémie. Sous ce rapport, les nerfs vasculaires subissent la règle commune; or, ces nerfs sont excités principalement à la tête; aussi les artérioles du visage et de l'encéphale sont contractées au point de diminuer le passage du sang dans les capillaires de la face et du système nerveux. D'un autre côté, l'innervation du cœur, l'organe le plus impressionnable à l'action du sang, est encore plus affaiblie par l'oligaimie des artères coronaires, de sorte qu'en définitive le sang perd de sa tension habituelle. Ce premier point étant acquis, le reste s'explique facilement; la faible pression, résultat de l'innervation et de l'oligaimie du cœur, provoque une accélération du cours du sang; or c'est là, comme nous l'avons appris, une des circonstances fondamentales du bruit vasculaire. Puis, si les nerfs vaso-moteurs subissent la fatigue, c'est-à-dire le relâchement, le sang s'écoule plus facilement encore par les extrémités capillaires; le pouls s'accélère en même temps que le cours du sang; le bruit anomal est alors au maximum; c'est alors surtout que l'écoulement du sang par les vaisseaux branchus reproduit le phénomène de la veine fluide, qui hâte encore la marche du sang vers la périphérie. Ainsi, 1° faiblesse permanente de l'action cardiaque; 2° tension faible des artères, vitesse du cours du sang malgré la contraction des artérioles; 3° écoulement accéléré et bruyant du sang qui passe facilement de l'artère dans les artérioles, lorsque celles-ci sont relâchées, distendues par la fatigue de leurs muscles.

Au résumé, au lieu de m'arrêter aux modifications physiques de la circulation, je remonte aux causes qui les produisent, c'est-à-dire à l'influence nerveuse qui entre en jeu dès que le sang est modifié.

Dans la fièvre et les fièvres, la troisième phase est permanente, il y a une fatigue constante des muscles vasculaires, et la tension est toujours affaiblie; mais le bruit n'est jamais accentué comme dans la chlorose, parce que le sang n'est pas privé de ses globules. Enfin, dans l'hystérie et l'hypochondrie, il en est de même; ici il s'agit d'une excitation directe du cœur, mais elle n'est pas soutenue par l'altération du sang.

Dans toutes ces maladies, le souffle s'entend facilement dans les carotides, surtout dans la carotide droite; c'est au niveau de la division du vaisseau que se manifeste le maximum, parce que le sang entre dans une voie plus large; le stéthoscope venant à appuyer, augmente encore la tension en ce point; aussi, si on comprime le vaisseau en aval, l'inégalité de tension disparaît, ainsi que le courant rapide et bruyant. Ward, Hope et Aran placent le siége du bruit dans les jugulaires, surtout lorsqu'il est continu avec renforcements; la continuité serait due à la circulation veineuse. Si en effet on comprime la région supérieure du cou, le souffle disparaît; il semble qu'en empêchant l'afflux du sang veineux, on supprime la cause du phénomène; mais cette compression s'exerce aussi sur le vaisseau artériel, et dès lors on a transformé le tuyau d'écoulement en un ajutage étroit. La circulation artérielle suffit pour expliquer le murmure qui a lieu et pendant la diastole et pendant la systole artérielle; dans le premier temps, l'ondée cardiaque vient renforcer le courant artériel; dans le second temps, c'est l'élasticité qui agit dans toute sa force, pour donner la continuité au bruit anomal.

Circulation capillaire. — Pâleur des tissus.

La peau, à la suite des saignées, présente une décoloration générale, mais moins marquée aux parties déclives qu'au visage, que sur les conjonctives et les muqueuses superficielles. Ce phénomène n'est pas dû à la diminution de la masse du sang, car par suite de la résorption de l'eau, le sang reprend promptement son volume normal. La diminution des globules, par conséquent de l'hématoglobine, peut être invoquée avec plus de raison; mais comme ils conservent, d'après Schmidt, leur proportion absolue d'hématine, il faut chercher une cause adjuvante, qui ne saurait être que la contraction des artérioles terminales; leur excitabilité est sous la dépendance des nerfs vasomoteurs qui émergent, de la moelle cervicale avec les racines des deuxième et troisième nerfs pour se distribuer aux membres supérieurs, de la moelle lombaire avec les racines des deuxième et troisième nerfs lombaires, pour se rendre aux membres inférieurs (Bernard), enfin de la moelle allongée pour innerver les artères de l'encéphale (Schiff.). Ces nerfs étant excités déterminent lentement une contraction persistante des artérioles, d'où il résulte une sorte d'oligaimie des parties périphériques ; c'est là une des causes de la pâleur des tissus chez les anémiques.

Mais les muscles vasculaires subissent, à un moment donné, les effets de la fatigue, qui se traduit par un relâchement des tuniques vasculaires ; on voit alors se produire les mêmes phénomènes que par la paralysie ou la section des nerfs vaso-moteurs; une injection des téguments, une augmentation de la chaleur, et une distension des capillaires, qui recevant plus de sang déterminent une coloration plus marquée (Bernard). C'est précisément le phénomène qu'on observe si souvent chez les anémiques; sous l'influence de la moindre impression morale, ou bien encore de l'action de la chaleur ambiante, les vaisssaux de la face se relâchent, s'injectent; cette injection partielle peut même persister aux joues ou dans les plis des paupières, de manière à faire croire à l'existence d'une pléthore. C'est là ce qui fait admettre souvent la *chlorosis fortiorum*; mais un examen attentif permet de reconnaître des traînées ou des lignes pâles au-dessous des paupières, autour des ailes du nez, où la peau munie de vaisseaux plus fins présente et conserve plus longtemps les traces de la contraction vasculaire, c'est-à-dire de la décoloration.

Circulations locales. — Oxydations. — Température.

Partout où la circulation périphérique et l'abord du sang sont amoindris, il se produit moins d'oxydations. Hannover avait avancé que l'élimination de l'acide carbonique était augmentée dans la chlorose; cette assertion contraire à toutes les prévisions n'a été vérifiée par aucun expérimentateur. Loin d'être augmentées, les décompositions sont amoindries, et ce qui le prouve, c'est qu'il se produit moins de chaleur; cette diminution des températures locales coïncide, même parfois, avec les sensations de froid que les malades accusent.

Mais les troubles de la circulation ne sauraient s'étendre à toutes les parties du corps à la fois ; si en effet l'élasticité artérielle, qui est une force physique, s'exerce toujours de manière à s'adapter au contenu des vaisseaux, et à le répartir uniformément, il n'en est pas de même de la tonicité, qui est une force vitale, nervo-musculaire, destinée à régler à chaque organe sa quantité de sang afférent. Or, la tonicité variant selon l'influx nerveux, les viscères ne sont jamais tous ni turgessents ni exsangues au même point; le fonctionnement des organes essentiels à la vie continue, quoique avec des modifications nombreuses qui s'observent surtout dans le rhythme du cœur et de la respiration.

Système cardiaque.

Le cœur subit par le fait de l'anémie une diminution dans ses forces contractiles, ainsi que le prouve l'abaissement de la tension artérielle; pour peu que les hémorrhagies soient abondantes, et les anémies graves, le cœur peut s'arrêter transitoirement, ce qui constitue *la syncope,* ou au contraire devenir le siége de perturbations dans le nombre, le rhythme de ses contractions; c'est ce qu'on appelle *les palpitations*. Les syncopes comme les palpitations résultent soit directement du trouble de la circulation, soit indirectement du trouble de l'innervation cardiaque, qu'il s'agit avant tout de connaître dans ses lois normales.

Innervation du cœur.

L'innervation du cœur comprend trois éléments primordiaux : 1° le principe de son action qui réside dans les ganglions intracardiaques, et particulièrement dans le ganglion placé entre le sinus veineux et l'oreillette droite; 2° l'élément modérateur; l'activité des ganglions est contre-balancée ou réglée par le nerf vague, qui doit être considéré comme un nerf modérateur, car si on vient à l'exciter, au lieu d'augmenter le nombre des pulsations, comme le ferait le nerf moteur, il arrête le cœur en relâchant son tissu musculaire; c'est au contraire la section du nerf qui précipite les pulsations d'une manière démesurée; le nerf vague est donc une sorte de frein, dont la suppression donne libre cours à l'impulsion émanée des ganglions; 3° les centres bulbo-médullaires ou auxiliaires. Le bulbe et la moelle cervicale contiennent des centres *auxiliaires* dont l'excitation fait contracter les vaisseaux et augmenter les contractions du cœur. (Voir nos leçons sur l'innervation du cœur. Paris, 1865.) L'intermédiaire de ces centres et du cœur est le nerf grand sympathique, qui n'est qu'un nerf de transmission.

Syncopes : 1° Syncopes d'origine mécanique.

Toute hémorrhagie subite, considérable, que le sang s'écoule au dehors ou s'épanche dans une cavité muqueuse ou séreuse, peut déterminer une syncope. Lorsque les pertes de sang sont répétées sans être excessives, les syncopes sont ordinairement incomplètes, tout en ayant une grande tendance à reparaître ; il en est de même chez tous les individus affaiblis par l'inanition ou des sécrétions exagérées, en un mot, par une cause quelconque de déperdition ; ils se trouvent sans cesse sous l'imminence des syncopes; mais celles-ci ne se manifestent que par l'intervention d'une deuxième condition, c'est-à-dire d'un trouble mécanique dans la circulation.

Parmi ces conditions, la plus efficace est sans contredit la pesanteur. Dès l'année 1826, Piorry a démontré dans un remarquable travail l'influence de la pesanteur sur la production de la syncope ; si, en saignant un chien jusqu'à produire la syncope, on place ensuite l'animal la tête abaissée en même temps qu'on soulève le train de derrière, on voit à l'instant même la respiration se ranimer et le cœur battre; si ensuite on replace l'animal dans l'attitude verticale, la syncope reparaît immédiatement. — Cette expérience, très-concluante, a exercé une influence des plus heureuses sur le traitement de la syncope ; par l'attitude horizontale, on fait affluer le sang à la tête, et la syncope cesse; mais ce n'est pas, comme on pourrait le croire, le sang veineux qui importe à la circulation encéphalique, bien que ce soit ce sang qui remonte plus facilement alors des extrémités inférieures vers la tête ; — c'est le sang artériel qui, faisant défaut dans le bulbe par suite de la saignée, empêche cet organe de fonctionner et d'innerver régulièrement le cœur. Des expériences de Marey, instituées dans un autre but, me paraissent devoir éclairer ce problème physiologique; par la station debout, le pouls augmente de fréquence, la circulation artérielle des membres inférieurs est facilitée par la direction descendante des artères, mais le cours du sang de la cavité cérébrospinale est d'autant plus difficile que le sang remonte contre son propre poids; si, par la position horizontale, on supprime l'influence de la pesanteur, le sang aborde plus facilement le bulbe; c'est donc l'oligaimie du bulbe qu'on fait cesser ainsi ; or c'est là précisément la cause de la syncope, qui se produit si facilement pendant la station verticale chez les individus affaiblis, et se dissipe de même par l'attitude horizontale. La physiologie explique clairement le mécanisme et le mode de guérison de ce grave accident.

II°. Syncopes d'origine nerveuse. (*a*) Syncopes paralytiques.

L'arrêt du cœur semble devoir être naturellement attribué à la paralysie du système excitateur, c'est-à-dire des ganglions intra-cardiaques automoteurs ou des centres cardiaques auxiliaires placés dans la moelle. Lorsque les ganglions sont privés de sang, ils s'arrêtent (Goltz), c'est ce qui a lieu dans l'anémie; d'un autre côté, la suppression des centres auxiliaires peut diminuer la motricité du cœur, mais ne saurait l'arrêter. Tout porte d'ailleurs à croire que ce ne sont pas là toutes les espèces de syncopes.

(*b*) Syncopes nerveuses irritatives.

On sait que l'excitation des nerfs vagues détermine l'arrêt de la circulation, et la preuve expérimentale est décisive à cet égard. Lorsqu'on excite ce nerf, on voit se passer précisément le contraire de ce qui arrive pour tout autre nerf musculaire. L'électrisation du nerf vague par des courants de moyenne intensité, loin d'exagérer les contractions du cœur, les ralentit de la manière la plus évidente ; puis, à mesure que l'excitation augmente, les contractions non-seulement s'éloignent, mais chacune d'elles devient de moins en moins prompte et énergique, et le cœur finit par s'arrêter en diastole.

Ainsi, tandis que tous les nerfs excitent les contractions des muscles de la vie animale, le nerf vague diminue tous les modes d'énergie du cœur et détermine finalement une véritable paralysie de l'organe.

Cette excitation, qu'on peut appeler paralysante par ses résultats, peut du reste se manifester par suite d'une action réflexe ; ainsi une douleur vive peut arrêter le cœur (Bernard), une percussion violente sur l'épigastre peut agir de même

(Goltz). Or c'est par le nerf vague que se transmet l'action centripète, puis l'action centrifuge paralysante.

Ainsi l'irritation directe ou réflexe du nerf vague entraîne l'arrêt diastolique du cœur. Mais comment les hémorrhagies et les anémies peuvent-elles produire cette excitation qui a évidemment son siége dans les origines du nerf vague, c'est-à-dire dans le bulbe? Cet organe reçoit moins de sang et subit une véritable oligaimie, mais cet état suffit-il par lui-même pour agir ? Cette question est toute résolue; il n'est pas admissible que la privation même partielle de sang, c'est-à-dire de l'excitant normal, détermine l'excitation d'un organe quelconque ; mais, par cela même que le sang diminue, l'oxygène nécessaire au fonctionnement de l'organe va diminuant, en même temps que l'acide carbonique du sang augmente d'une manière relative. C'est à l'un de ces deux états du sang, à savoir la désoxygénation ou bien à la trop grande veinosité qu'il faut rapporter l'excitation du bulbe et des nerfs vagues qui en partent. Rosenthal a démontré que l'action du bulbe sur la respiration s'exagère quand le sang qui aborde au cerveau ne contient pas la proportion d'oxygène normale; s'il en est ainsi pour la fonction respiratoire du bulbe, il est naturel de supposer qu'il en est de même pour sa fonction régulatrice du cœur; toujours est-il que l'oligaimie du bulbe détermine d'une façon certaine la syncope, car, lorsqu'on pratique la ligature des carotides ou des vertébrales, c'est le premier phénomène qui se manifeste.

Palpitations en général.

Les palpitations consistent en un trouble de l'action du cœur qui se traduit par des contractions accélérées ou irrégulières et inégales, quelquefois plus intenses ou plus retentissantes, ordinairement perçues par le malade, quelquefois inconscientes.

En général le malade éprouve la sensation d'un choc plus ou moins violent dans la région précordiale, parfois dans le côté gauche de la poitrine et jusque dans la tête; pour peu que les mouvements du cœur deviennent tumultueux, ils soulèvent le thorax d'une manière visible; mais il n'y a pas de rapport constant à établir entre l'intensité des sensations subjectives et les signes appréciables pour le médecin; il se peut même qu'au moment où la souffrance est le plus vivement accusée, où le patient croit sa poitrine prête à se rompre sous l'effort de l'impulsion cardiaque, il se peut, que l'examen direct n'indique que des troubles insignifiants. Il y a plus : le malade ressent parfois des tiraillements rapides, des tremblotements, des ondulations, des déplacements, des mouvements qui sont entièrement méconnaissables à l'auscultation. Ce sont de fausses palpitations qui ont leur siége dans les parois musculaires du thorax. Les palpitations vraies, celles qui sont manifestes et en même temps perçues, entraînent très-souvent une tendance à la syncope et surtout une anxiété caractéristique, avec resserrement de la gorge ou de la poitrine, ou un refroidissement considérable des extrémités, une grande irritabilité et une tendance à la tristesse.

Les pulsations du cœur, presque toujours augmentées de fréquence, deviennent en même temps irrégulières, et quelquefois le désordre est tel qu'il semble y avoir une anarchie complète dans le rhythme, une véritable folie du cœur (Bouillaud). Le degré de fréquence des battements dépend de deux influences : l'énergie des organes d'impulsion, et d'une autre part la masse de sang à déplacer; lorsque le cœur est vide ou à peu près, il bat plus rapidement, et c'est pourquoi les pertes de sang accélèrent les pulsations. Cette influence toute mécanique est bien plus réelle que celle de l'influx nerveux.

Les bruits du cœur sont parfois plus éclatants, et peuvent même être entendus à distance, mais, en général, ils sont plus sourds. Le premier bruit est souvent accompagné de cliquetis métallique; si la palpitation est intense, le second bruit peut se confondre avec le premier, par suite de la disparition du petit silence: en même temps le grand silence se raccourcit. A la base du cœur on perçoit un bruit de souffle qui disparaît avec la palpitation; par cela même, ce bruit ne saurait s'expliquer uniquement par l'altération du sang; il reconnaît une autre cause, c'est l'insuffisance de l'orifice mitral par défaut d'énergie contractile ou nerveuse des muscles papillaires. Lorsque le rhythme est troublé, on entend, entre les deux bruits anomaux qui constituent chaque pulsation, un troisième formé par dédoublement du premier, quelquefois même un quatrième bruit. D'autres fois, le rhythme est modifié dans la succession des battements; à des contractions plus lentes, on voit succéder d'autres plus courtes; ou bien, au milieu d'une série régulière ou irrégulière de 3 à 5 pulsations précipitées, il survient un intervalle très-marqué, puis une ou deux pulsations distinctes. Enfin la suppression d'une pulsation de temps à autre constitue l'intermittence vraie, qu'il faut distinguer du battement à vide ou faible qui n'est pas suivi d'une pulsation artérielle.

Le choc du cœur a souvent une apparence de force qui n'existe pas; l'intensité de l'impulsion dépend en effet de la force du cœur, de la rapidité des contractions, et de l'étendue des excursions correspondante à chaque contraction; or la force effective du cœur n'augmente guère que par une hypertrophie compensatrice d'un obstacle mécanique; la rapidité des contractions est indépendante de l'énergie contractile; quant à l'étendue du déplacement, c'est elle seule qui détermine les variations du choc; plus un cœur est dilaté ou bien fortement innervé, plus l'impulsion a d'intensité et de retentissement; si l'ouverture aortique est élargie, si les artères se distendent facilement, si elles contiennent peu de sang, les résistances qu'éprouve le cœur dans sa locomotion sont amoindries, et l'impulsion augmente d'intensité; or ce sont là précisément les conditions du cœur dans l'anémie.

I. Palpitations d'ordre chimico-physique.

Ces palpitations se retrouvent avec tous ces caractères dans les hémorrhagies, les anémies consécutives et les chloroses; mais ici, comme pour la syncope, il intervient une double série d'influences chimico-mécaniques et nerveuses. L'altération du sang joue un rôle incontestable dans la production des palpitations, mais son action est indirecte; en effet, en supposant que l'anémie soit une véritable anémie totale, elle n'agit que mécaniquement en diminuant la pression du sang dans les vaisseaux; après les saignées la tension est diminuée, le cœur se vide plus vite et plus librement; de là une accélération avec ou sans irrégularité des battements. Voilà donc de la part de l'anémie une action simplement mécanique. Si nous lui supposons une action purement chimique, comme celle qui résulterait de la diminution des globules, l'aglobulie devrait manifester son influence d'une manière continue par des palpitations permanentes; or celles-ci, loin d'être continues, ne peuvent avoir lieu que par l'intervention d'une cause mécanique ou nerveuse.

Parmi les causes mécaniques figurent l'exercice musculaire et les attitudes.

Exercice musculaire. — La facilité et par conséquent la promptitude des battements du cœur sont en raison inverse de la tension artérielle; Marey a formulé cette loi qui est généralement vraie, et dont je tenterai les applications à la médecine. La tension artérielle est le principal obstacle qui s'oppose à la contraction cardiaque; or cette pression vasculaire peut varier à chaque instant, par suite des modifications qui surviennent dans le calibre des dernières branches artérielles, que l'on sait être munies d'une grande quantité de fibres musculaires. A mesure que les artérioles ou leurs fibres se relâchent, la circulation s'accélère; au delà de certaines limites les palpitations sont inévitables. C'est ce qui arrive, par exemple, à la suite d'un exercice violent; on voit bien, en pareil cas, combien la contraction forte des muscles périphériques aurait pour conséquence *directe* d'imprimer au cœur un surcroît d'énergie; mais on ne comprendrait pas l'extrême fréquence des battements, car le cœur ne s'accélère pas en raison des obstacles; — tout s'explique au contraire lorsqu'on tient compte des expériences de Claude Bernard, qui a démontré que, sous l'influence de l'exercice musculaire, il survient une diminution considérable de la tension artérielle; cette diminution tient moins encore au fait même de la contraction musculaire qu'à la production de chaleur qui en est l'accompagnement constant, et qui amène la dilatation des petits vaisseaux. La preuve qu'il en est ainsi, c'est que la chaleur, quelle qu'en soit la cause, ou le mode d'application, détermine le même résultat, et produit les palpitations.

Attitudes. — Ainsi s'explique encore l'influence des attitudes. Certains individus sentent les palpitations se produire ou augmenter lorsqu'ils se tiennent dans la station verticale; c'est qu'alors toute la partie du système artériel située au-dessous du cœur reçoit le sang par la simple action de la pesanteur; l'organe central de la circulation, ayant à vaincre une résistance moindre, se contracte avec plus de rapidité; c'est du moins ainsi que les choses se passent chez les malades atteints d'une affection organique du cœur.

Par contre, il en est d'autres chez lesquels c'est l'inverse qui se produit; c'est lorsqu'ils sont couchés que les palpitations augmentent d'intensité; ici la loi de Marey semble être en défaut, et cependant il n'en est rien; en effet, il s'agit alors presque toujours de malades nerveux; or, en réalité, les battements du cœur ne sont pas augmentés ni de force ni de fréquence, mais ils sont plus vivement sentis par ces malades impressionnables; l'abord du sang vers la tête se fait plus facilement que dans la station verticale, et il en résulte une excitation cérébrale, qui vous donne la clef de cet excès d'impressionnabilité, et par conséquent de la sensation anomale.

C'est peut-être encore à une semblable illusion des sens qu'il faut attribuer les palpitations ressenties par quelques individus, lorsqu'ils sont couchés du côté gauche. Leur cœur est alors momentanément comprimé et se contracte plus lentement; mais par cela même, la sensation est plus brusque et la secousse plus vive.

Les influences physiques sont donc incontestables; les dyscrasies ne se manifestent que par là ou par l'influx nerveux; c'est là le fait de l'aglobulie, comme nous allons le démontrer.

Si nous parvenons à fournir cette démonstration, nous ruinerons l'histoire des palpitations d'origine pléthorique. La pléthore représente en tous les cas un état opposé à l'anémie; elle ne saurait être qu'une polyémie, ou une polyglobulie, ou une simple turgescence vasculaire.

Or, si c'est une hyperglobulie, les palpitations sont impossibles; si c'est un excès du sang, elle agira mécaniquement, et à plus forte raison en est-il ainsi, si la pléthore n'est qu'une distribution irrégulière du sang; c'est effectivement ce qui a lieu; ce sont les apparences vasculaires qui trompent le médecin; car il existe même des chlorosis fortiorum, avec les traits de la pléthore.

Parmi les dyscrasies, c'est l'aglobulie seule qui paraît exercer une action sur la régularité des fonctions cardiaques, et cette action s'explique d'autant mieux que les globules portent au système nerveux le véritable excitant des fonctions et de la nutrition, c'est-à-dire l'oxygène. Si le nombre des globules diminue, le système nerveux ne peut plus fonctionner régulièrement : c'est là l'origine des palpitations nerveuses.

II. Palpitations nerveuses.

Les palpitations nerveuses se produisent de deux façons, ou par l'excitation de la force motrice (palpitations irritatives) ou par la suppression de l'influx modérateur, et dans ce cas le cœur est livré pour ainsi dire à la merci de la force d'impulsion; ce sont les palpitations paralytiques. Il y a certainement au premier abord quelque chose de paradoxal dans l'accouplement de ces deux mots, palpitations et paralysie; cependant il est impossible de trouver un terme plus précis et un fait plus naturel. La paralysie d'un nerf modérateur doit nécessairement produire une accélération; il faut même ajouter que cette classe de palpitations, qui a été jusqu'ici méconnue, est loin d'être la moins nombreuse.

(*a*.) Palpitations nerveuses paralytiques.

Rien n'est plus simple que de les imiter expérimentalement; il suffit de couper les nerfs vagues qui constituent, pour ainsi dire, les freins du cœur; non-seulement il se manifeste alors une accélération énorme des battements du cœur, mais ceux-ci deviennent tremblotants, inégaux et un peu moins énergiques qu'à l'état normal; c'est l'image exacte des palpitations chez l'homme. Il y a plus; il se produit après l'opération une anxiété excessive qui représente fidèlement les angoisses des malades atteints de palpitations; ajoutez-y le ralentissement et le caractère entrecoupé de la respiration qui fait le contraste le plus singulier avec l'accélération des battements du cœur, et vous verrez le résultat expérimental confirmer sur tous les points les données de la pathologie. Les palpitations paralytiques ne pouvant être récusées, par quels moyens l'anémie conduit-elle à ces phénomènes ; en d'autres termes, comment peut-elle paralyser, ou du moins énerver les nerfs vagues ? Comme tous les autres nerfs, et plus qu'eux, la pneumogastrique, soit dans son trajet, soit dans ses racines, ne saurait se passer ni du sang, ni de l'oxygène qui est l'intermédiaire de toutes les nutritions ; nous avons déjà vu, à propos de la syncope, qu'en liant les artères carotides, pour aménier le bulbe, on détermine une syncope immédiate. Or, en pareil cas qu'a-t-on fait ? on a privé brusquement la moelle allongée et de son sang et de son oxygène. Mais si, au lieu d'être instantanée, la dénutrition du bulbe se fait lentement, si l'oxygénation incomplète du système nerveux se poursuit longtemps, le fonctionnement du bulbe devient laborieux, l'innervation s'épuise, et cet épuisement finit par amener un véritable état paralytique des nerfs vagues qui en émanent. Thiry a démontré qu'une désoxygénation subite produit une excitation du bulbe, c'est-à-dire du nerf vague, et, par conséquent, la syncope, tandis qu'un déficit progressif, continu d'oxygène détermine finalement l'énervation des ganglions bulbaires; c'est ainsi que je m'explique comment la syncope est un phénomène initial des hémorrhagies et plus rare dans les anémies ; comment, au contraire, les palpitations, impossibles pendant l'écoulement du sang, sont l'apanage des anémies ou chloroses confirmées, dont l'altération dominante est la diminution des globules qui sont les vrais organes oxygénifères. Ainsi, au début, l'excitation du nerf vague, c'est-à-dire la syncope; plus tard, la fatigue du nerf, en d'autres termes, les palpitations. Tous les phénomènes morbides s'enchaînent par une même cause, un même mécanisme, qui ne varie que dans ses degrés, et entraîne ainsi des effets en apparence opposés, mais en réalité de même origine.

(*b*.) Palpitations irritatives.

Les palpitations spasmodiques ou irritatives ne peuvent être que le résultat d'une excitation, des ganglions automoteurs, ou du grand sympathique ou de ses origines dans la moelle.

L'excitation directe des ganglions est impossible, mais rien n'est plus facile que d'exciter le grand sympathique ; en pareil cas, il se produit presque toujours, comme l'ont démontré Bernard et Bezold, une augmentation du nombre et de la force des contractions du cœur, mais sans aucun trouble dans le rhythme. L'influence de la moelle n'est pas moins manifeste ; Legallois l'a dit explicitement, et Bezold a prouvé récemment que l'excitation de la moelle à diverses hauteurs augmente l'énergie du cœur et de la pression artérielle ; Ludwig et Thiry constatent le même fait, mais l'interprètent différemment, c'est-à-dire par la contraction des artères, qui est le fait prédominant, le résultat direct de la galvanisation de la moelle. Toujours est-il qu'en pareil cas il se produit plutôt un surcroît qu'un trouble dans l'activité du cœur ; or ce ne sont pas là de véritables palpitations. Il n'en est pas moins vrai qu'il existe dans la moelle des foyers cardiaques auxiliaires, que ces mêmes foyers se retrouvent jusque dans l'encéphale ; c'est par leur intermédiaire que les émotions provoquent des palpitations. On peut sans doute, enlever l'encéphale presque en totalité sans interrompre les battements du cœur, comme on peut exciter impunément les circonvolutions ; mais quand on arrive à la protubérance, l'excitation retentit manifestement sur les mouvements du cœur, qu'elle augmente de force et de nombre ; les centres cardiaques auxiliaires de l'encéphale sont donc incontestables ; c'est par eux que se transmettent les impressions et la volonté.

Les impressions qui, venant de la périphérie, troublent le cœur, suivent au contraire la voie réflexe ; elles partent des organes, gagnent la moelle et se réfléchissent sur les filets sympathiques du cœur ; ainsi on voit des anémiques atteints de dyspepsie, qui à chaque attaque de dyspepsie ont des palpitations ; on voit des chlorotiques dont les palpitations sont sous l'influence des lésions ovaro-internes ; mais en général ces palpitations spasmodiques sont le plus souvent directes, et je me hâte d'ajouter que les palpitations spasmodiques sont plus rares que celles d'origine paralytique ; en un mot, que le cœur est plus rarement excité qu'affaibli.

Dyspnée.

La respiration n'échappe pas à la perturbation des fonctions vitales; tous les anémiques accusent, dès le début de la maladie, une dyspnée caractérisée surtout par un besoin irrésistible d'air, et souvent par une véritable oppression ; celle-ci se manifeste parfois à l'occasion d'une impression des sens ou d'une émotion morale; la respiration devient alors accélérée, superficielle, haletante, et se traduit surtout par l'élévation exagérée des premières côtes. Les mouvements partiels, et même la marche, ne troublent les fonctions respiratoires que s'il s'agit d'une anémie grave; mais quel que soit le degré de la période de la maladie, il y a impossibilité pour les malades de gravir une pente ou les marches d'un escalier sans éprouver une vive oppression, sans que jamais d'ailleurs il se manifeste ni cyanose ni turgescence du visage.

Ces dyspnées, qui constituent le signe le plus caractéristique et le plus constant de l'anémie, ne reconnaissent d'autre cause que la diminution des globules, c'est-à-dire des éléments chargés d'absorber l'oxygène et d'éliminer l'acide carbonique; les capillaires du poumon ne pouvant plus mettre assez de globules en contact avec l'air extérieur, l'absorption d'oxygène diminue; c'est le déficit d'oxygène, bien plutôt que l'excès d'acide carbonique, qui produit la dyspnée, car le sang n'offre pas le caractère veineux, et la coloration des téguments ne présente pas de traces de lividité.

Ce qui achève de troubler la respiration, c'est que son foyer central ou médullaire, étant privé de sang, et par conséquent d'oxygène, devient le siége d'une véritable excitation; de là la fréquence des respirations, qui deviennent plus pénibles, sans gagner en ampleur. Mais si les nerfs vagues qui émanent du bulbe viennent à s'épuiser, des palpitations se manifestent, et alors les respirations deviennent plus rares, plus profondes, comme après la paralysie de ses nerfs.

II. SYSTÈME NERVEUX.

L'anémie se traduit le plus souvent par une diminution ou une exaltation partielle de la sensibilité des nerfs périphériques;

de là des anesthésies, des névralgies, des hyperesthésies cutanées et des douleurs musculaires ; c'est la prédominance et l'ensemble des phénomènes douloureux, qui ont fait croire à l'existence d'une irritation spinale ; mais il ne s'agit en réalité que d'une excitation du système nerveux périphérique, sensitif ou moteur ; toutefois l'innervation des nerfs moteurs et de la moelle se traduit rarement par les troubles du mouvement ; les convulsions, les contractures et les paralysies motrices sont en effet exceptionnelles.

Une deuxième série de phénomènes a son siége dans l'encéphale et les sens spéciaux ; elle se caractérise par les céphalalgies vraies et péricrâniennes, les migraines, les vertiges, plus rarement par la somnolence ou le délire, et parfois par les illusions de la vue et de l'ouïe.

Une troisième série de symptômes nerveux comprend l'innervation des nerfs vagues et grand sympathique ; la portion de ces nerfs qui préside à la respiration et à l'action du cœur a déjà fait l'objet d'une étude spéciale ; il nous restera à connaître l'influence de ces nerfs sur la digestion.

SYSTÈME NERVEUX PÉRIPHÉRIQUE. — TROUBLES DE LA SENSIBILITÉ.

Anesthésies. — Un des premiers effets des hémorrhagies est la diminution, plus rarement l'abolition complète de la sensibilité ; ces modifications, comprises sous le nom générique d'anesthésie, s'appliquent à divers genres, ou du moins à diverses formes de la sensibilité. On peut distinguer en effet, dans l'état pathologique comme dans les conditions normales, la sensibilité tactile, qui se compose de la pression et de la localisation, puis la faculté de percevoir les températures, enfin l'impressionnabilité à la douleur, qui n'est qu'une modalité de la sensibilité générale.

La sensiblité tactile, qui nous avertit de la présence des corps extérieurs, existe sur tous les points de la peau et des muqueuses superficielles ; une partie est d'autaut plus sensible qu'elle apprécie plus nettement les impressions simultanées produites par deux corps distincts, par exemple les deux pointes d'un compas, qui n'ont qu'un à deux millimètres d'écartement;

si, pour empêcher les sensations de se confondre en une seule, on est obligé d'augmenter l'écartement des branches, on peut affirmer que la sensibilité est moins prononcée; en appliquant ainsi le compas de Weber à différentes régions, on constate un fait qui se vérifie constamment en pathologie: c'est que la sensibilité, qui n'est pas toujours au maximum à la face palmaire des dernières phalanges, à cause de l'épaisseur de l'épiderme, va en décroissant des extrémités des membres vers le tronc; la finesse du toucher diminue de la main à l'avant-bras, et surtout de là au bras; aux membres inférieurs, ce sont aussi les derniers segments qui sont le plus sensibles, mais aussi les premiers frappés d'anesthésie. Chez les anémiques, il n'est pas rare de voir la paralysie de la sensibilité commune s'arrêter nettement aux genoux et aux coudes; mais si, comme le conseille Turtk, on pratique l'exploration de bas en haut, on trouve la limite de l'anesthésie plus élevée que par des recherches pratiquées des parties saines vers les points affectés. Lorsque la peau est distendue, elle est moins sensible, c'est ce qu'on peut constater chez les hydropiques. Chez les enfants, la faculté d'apprécier la sensibilité est singulièrement diminuée (Czermak); c'est donc le contraire de l'opinion générale sur l'extrême susceptibilité du système nerveux à cet âge; ce qui est certain, c'est l'extrême rareté des anesthésies chez l'enfant.

La sensibilité générale peut s'estimer encore par un autre moyen : c'est par le minimum de poids que la peau supporte en percevant la sensation. Lorsque sur une surface d'un millimètre carré on applique divers poids, on trouve que deux milligrammes suffisent pour faire impression à la face; qu'il faut dix à quinze milligrammes pour impressionner les doigts; ainsi les parties plus sensibles à la pression ne sont pas celles qui sont le plus sensibles aux contacts; la sensibilité générale est donc une fonction complexe.

Il existe un dernier moyen de connaître la sensibilité : c'est de soumettre la peau à la pression d'un tube de caoutchouc contenant une quantité variable de liquide; la faculté d'apprécier ces différences de pression concorde ordinairement avec le pouvoir de localisation. — Si ces facultés qui constituent la sensibilité tactile ou sensibilité pression, et qui nous permettent de juger la forme, la consistance, l'étendue, le nombre des corps extérieurs, sont plus développées aux doigts, c'est grâce à l'appareil musculaire, qui permet de saisir les corps et d'en apprécier les qualités. Le sentiment du degré de contraction musculaire forme précisément une des bases de notre jugement.

Outre le sens tactile ou général, la peau a la propriété d'apprécier les températures; mais nous ne jugeons que par comparaison avec notre propre chaleur. Quand une large surface métallique est appliquée sur les téguments, il en résulte une impression de froid, parce que les métaux, étant mauvais conducteurs du calorique, ne parviennent pas immédiatement à niveler leur température avec la nôtre. Sous l'influence des pertes de sang, cette faculté d'appréciation peut se perdre; mais il est rare qu'elle se perde seule.

La troisième espèce de sensibilité est celle que produit la douleur; la peau peut conserver l'impression de contact, et ne pas percevoir la douleur; ce genre d'insensibilité, connu sous le nom d'analgésie, peut donc être entièrement distinct; il n'est pas rare, en effet, dans les anémies, de trouver des surfaces plus ou moins étendues, qu'on peut impunément exposer à la pression, au chatouillement, aux piqûres, aux courants électriques; les topiques les plus irritants, les vésicatoires, les cautérisations, ne produisent aucune sensation, bien qu'ils déterminent une rubéfaction, une vésication, une destruction quelquefois plus marquée de la peau que dans l'état normal; mais comme la sensibilité peut n'atteindre que les couches superficielles du derme, il arrive souvent plus tard une douleur vraie, persistante, qui indique l'envahissement des nerfs profonds, de sorte qu'en tout état, il est important de surveiller l'application de ces topiques, ou ce qui est plus rationnel, de les placer exclusivement sur les parties restées saines.

Lorsque l'anesthésie occupe les membres supérieurs, les malades perdent la faculté de distinguer les qualités physiques des corps; si la vue n'intervenait pas, ils ne seraient pas avertis de la présence des agents irritants, comme Briquet l'a très-bien observé chez les hystériques. L'anesthésie des pieds entraîne des inconvénients plus graves encore; les malades marchent d'un pas mal assuré et heurtent contre la moindre inégalité du sol ; en effet, la marche ne peut s'exécuter que par l'impression tactile qui produit sur la moelle une impression suivie d'une action morbide réflexe ; en outre nous ne jugeons de la situation des membres que par la sensation d'activité qui se produit dans les muscles en action ; or, si les muscles et la peau sont anesthésiés à la fois, il ne reste plus que la vue pour nous guider ; dès qu'on supprime cette dernière ressource par l'occlusion des paupières, le malade ne peut plus se diriger ; parfois même la station est impossible. Ainsi les mouvements sont compromis d'une manière secondaire ; le pouvoir de coordonner les mouvements s'affaiblit et il survient dans la motricité une fausse paralysie qui se guérit aussitôt que la sensibilité reparaît. Toutefois, si l'anesthésie, quelle que soit son étendue, est incomplète ou superficielle, la motricité peut s'exercer encore d'une manière indépendante ; j'ai vu des malades, aidés du secours de la vision, continuer à marcher bien que le segment inférieur des membres fût devenu insensible.

En général, l'anesthésie des membres compromet toutes les formes de sensibilité ; mais, même dans ce cas, elle ne dépasse pas ordinairement la terminaison des nerfs cutanés ; les cordons nerveux conservent toutes leurs propriétés ; si l'on traverse un pli de la peau anesthésiée par une épingle, la sensation n'est perçue qu'au moment où l'instrument arrive au contact de la face interne de la seconde moitié du pli (Turk, Mesnet). Ce fait est en parfait accord avec la physiologie ; car Longet a démontré que les nerfs sensitifs peuvent fonctionner à leur extrémité médullaire et dans une partie de leur trajet, pendant que les filets cutanés sont frappés d'anesthésie.

Rapport des anesthésies avec la circulation. — L'anesthésie est plus fréquente aux extrémités des membres que dans les segments les plus rapprochés du tronc ; la circulation capillaire est en effet plus faible dans les points les plus éloignés ; ce qui prouve en outre la participation des capillaires à l'anesthésie, c'est que la température des parties malades s'abaisse ordinairement de 1 à 2 degrés centigrades et les malades y ressentent du froid. L'expérimentation prouve encore mieux cette connexion des deux fonctions : quand on lie l'artère principale d'un membre comme la fémorale, les deux segments inférieurs du membre deviennent le siége de fourmillements, de picotements, d'engourdissement; puis la sensibilité se perd, à moins que la circulation collatérale ne ramène une quantité suffisante de sang. Si on pratique la ligature de l'aorte au-dessus des artères rénales, de façon à supprimer définitivement tout le sang, sauf celui qui peut provenir de l'artère épigastrique et des vaisseaux rachidiens, ou si l'on injecte de la poudre de lycopode, la sensibilité s'éteint après quelques instants, et cela de la périphérie vers le centre; en même temps, l'irritabilité électrique des nerfs moteurs se perd de leur origine vers les extrémités; celle des muscles et surtout des vaisseaux ne meurt que plus tard. Si la ligature est placée aussi haut que possible, la portion lombaire de la moelle devient à son tour exsangue et insensible; dans ces cas, l'insensibilité des membres peut être une anesthésie d'emprunt; mais elle est nécessairement la suite des troubles nutritifs locaux qui sont le résultat de la privation ou de la stagnation du sang; elle se manifeste en effet dès que les vaisseaux des nerfs sont vides ou remplis de sang stagnant.

La présence du sang ne suffit pas pour faire vivre les tissus; il faut que les éléments nutritifs du sang et surtout l'oxygène soient constamment renouvelés; les nerfs plus encore que les muscles ont besoin de cette incessante rénovation. Dès qu'on rend aux nerfs du sang oxygéné, ils reprennent toutes leurs fonctions; mais si le sang injecté est désoxygéné par un courant d'hydrogène, l'effet est nul, les nerfs ne perçoivent plus les impressions, bien qu'ils conservent encore leurs courants galvaniques normaux.

Ainsi l'innervation est en corrélation directe avec la quantité et la qualité du sang en circulation. Aussitôt que le sang contient moins de globules oxygénifères, par le fait des hémorrhagies ou de la chlorose, les fonctions nerveuses diminuent, et ce résultat est bien plus accusé encore lorsque la circulation vient à se ralentir ou à s'affaiblir dans un territoire quelconque de l'organisme; dans ce cas, on voit simultanément l'innervation perdre son énergie, la circulation des téguments s'amoindrir, la température s'abaisser. Or, c'est précisément le triple phénomène qui caractérise les anesthésies vraies, telles qu'on les observe dans les chloro-anémies.

Des hyperesthésies de la peau. — Il est plus rare de trouver chez les anémiques une exaltation qu'une diminution de la sensibilité; l'hyperesthésie cutanée se caractérise par des douleurs qui résident exclusivement dans les terminaisons des nerfs de la peau et ne suivent nullement le trajet des troncs nerveux; les téguments dans une étendue ordinairement limitée deviennent d'une sensibilité telle que le moindre contact suffit pour provoquer la douleur; en outre, il se manifeste des douleurs spontanées qui ne s'accompagnent ni de rougeur, ni de lésions de tissus; c'est cet ensemble de phénomènes qui constitue la dermalgie, décrite pour la première fois par Monneret et Fleury en 1842, et constatée depuis ce temps dans un grand nombre d'affections nerveuses et humorales.

La dermalgie se montre habituellement d'une manière brusque et disparaît de même; mais le plus souvent c'est pour reparaître ailleurs ou bien pour alterner avec l'anesthésie qui vient à son tour envahir les parties affectées; parfois la peau est douloureuse et les muscles sont dans un état de contraction. Toujours est-il que ces phénomènes semblent être tous deux sous l'influence des circulations locales qui provoquent certainement des anesthésies là où le sang vient à manquer, des sensations douloureuses là où le sang afflue en plus grande quantité; s'il n'en était pas ainsi, l'hyperesthésie devrait être l'expression d'une surexcitation spéciale comme celle qui résulte, en physiologie, de la section hémilatérale des cordons postérieurs de la moelle.

Névralgies. — La chloro-anémie semble partager avec l'hystérie le privilége de provoquer toutes les formes, toutes les espèces de névralgies, si bien qu'en l'absence de cette dernière cause on manque rarement d'invoquer l'influence étiologique du sang; mais en défalquant ce qui appartient à l'hyperesthésie cutanée, toutes les douleurs qui doivent être localisées dans les muscles et leurs nerfs, toutes les sensations réflexes qui résultent des affections viscérales, on verra se réduire singulièrement la série des névralgies proprement dites, c'est-à-dire qui affectent les troncs nerveux de la sensibilité. L'énumération classique comprend la migraine, les céphalalgies, les névralgies de la cinquième paire, particulièrement de ses branches

15

sus et sous-occipitales, les névralgies intercostales, et celles du plexus hypogastrique; tous les nerfs sensitifs semblent donc intéressés, à l'exception du nerf sciatique et du plexus bracchial, qui s'affecteraient plus rarement. Mais une analyse rigoureuse des phénomènes douloureux ne permet pas de considérer la migraine comme une névralgie; les branches faciales du nerf trijumeau sont rarement atteintes, à moins d'altération des dents. La céphalalgie et les douleurs sous-occipitales ont leur siége dans les muscles occipito-frontaux; enfin, les douleurs qu'on rapporte aux nerfs intercostaux ont plutôt leur siége dans les muscles du rachis ou des côtes. Il ne reste donc que les irradiations hypogastriques et utérines, dont le trajet est loin de correspondre à la distribution anatomique des nerfs génitaux.

Des fatigues musculaires douloureuses.

Tous les observateurs ont noté les douleurs anémiques; quand on a voulu préciser, on les a considérées comme des névralgies; c'était une erreur de localisation, car, de même que les douleurs hystériques si bien décrites par Briquet, elles ont manifestement leur siége dans les muscles. En général, elles occupent la portion charnue du muscle qu'elles suivent jusqu'à ses attaches osseuses, et comme ce sont les premières couches musculaires qui sont le plus souvent atteintes, la douleur est superficielle, et c'est là ce qui a fait croire à l'existence d'une névralgie. Prenons pour exemple la douleur du bras: en poursuivant le nerf médian ou tout autre nerf brachial dans son trajet ultérieur, on perd bientôt la trace douloureuse; on constate, en un mot, que la distribution anatomique du nerf et la répartition de la douleur sont étrangères l'une à l'autre. La pression exercée sur le muscle douloureux ne se fait sentir qu'au point comprimé, au lieu d'avoir des points d'élection et de s'irradier le long des cordons nerveux comme dans la névralgie. Dans tous les cas, la pression même modérée avec le doigt exaspère les souffrances, et détermine une sorte de convulsion réflexe, tandis que les élancements névralgiques qui se manifestent surtout spontanément, sont fort peu augmentés, quelquefois même diminués par la compression. Ainsi la myosalgie présente des différences radicales avec les névralgies quant au siége anatomique, quant au caractère de la douleur. Il faut ajouter un autre signe non moins accusé qui résulte du fonctionnement de l'organe malade. Tout mouvement, toute contraction ou tension du muscle exagère la douleur, qui se calme presque toujours par le repos absolu ; la névralgie, au contraire, n'est influencée ni par le mouvement, ni par la fatigue, ni même par le repos de la partie malade.

Les douleurs musculaires apparaissent d'une manière soudaine, arrivent rapidement à leur maximum d'intensité, durent peu de temps : c'est le fait des contractions qui sont ordinairement passagères, mais qui peuvent se manifester par une saillie très-caractéristique que l'on voit parfois persister pendant plusieurs heures ; toutefois, cette tuméfaction n'est appréciable que lorsque la douleur atteint des muscles volumineux, épais, comme ceux du bras, des cuisses ou du ventre ; ceux du thorax sont plus rarement saillants ; la contraction des muscles crâniens, intervertébraux et intercostaux ne saurait être visible. Toutes ces contractions, qui passent ordinairement inaperçues, méritent cependant d'être mises en ligne de compte, lorsqu'on veut déterminer l'origine de ces douleurs. Il ne s'agit plus que d'en fixer le siége précis ; elles résident dans le muscle, mais comme la fibre musculaire n'est pas sensible par elle-même, il faut de toute nécessité qu'elle affecte les nerfs musculaires pour être perçue. Mais est-ce une hypéresthésie *primitive* des nerfs sensitifs inter-musculaires, ou de leurs expansions terminales ? Celles-ci sont inconnues dans leurs fonctions ; ceux-ci ne sont pas atteints primitivement, puisqu'en dehors du muscle on ne trouve plus de traces de névralgie.

Il ne reste donc qu'une seule supposition à faire, c'est que chez les anémiques les muscles sont constamment sous l'imminence de la fatigue par cela même qu'ils reçoivent peu de sang ou un sang pauvre en globules ; ils subissent facilement les effets de l'énervation ; les éléments nutritifs leur font défaut ; les échanges gazeux ne s'y font plus que d'une manière incomplète ; et, pour ce double motif, il suffit du fonctionnement normal pour les surmener, tandis que les muscles qui se nourrissent et respirent selon les lois normales, n'entrent dans la phase de l'épuisement qu'après des contractions successives, rapprochées, tétaniformes. Une fois que la fatigue a envahi le muscle, tout en restant volumineux, saillant, il détermine une sensation locale de courbature exactement analogue au sentiment de contusion et d'endolorissement général qu'on éprouve, surtout dans les membres, après une marche forcée ou un exercice prolongé. Cette douleur résulte, sans doute, de l'effet chimique des produits de la fatigue, parmi lesquels il faut citer l'acide lactique, qui est un excitant énergique des nerfs. La présence de cet acide suffit pour provoquer des sensations douloureuses, lesquelles se transmettent aux organes des nerfs sensitifs du muscle, et de là aux centres nerveux.

Parmi les muscles qui accusent le plus souvent cette souffrance, se placent en premier lieu ceux qui maintiennent la rectitude du tronc, à savoir : les muscles de la nuque, du dos, du thorax, de l'épigastre, des lombes ; de là la fréquence des céphalalgies occipitales, des douleurs dorsales et intercostales, dont la réunion constitue ce qu'on décrit à tort sous le nom de névralgies intercostales ; de là aussi les douleurs épigastriques si souvent prises pour une véritable gastralgie ; enfin les douleurs des muscles abdominaux auxquelles on n'oppose que trop souvent le traitement des maladies intestinales.

Les muscles des membres sont moins souvent atteints ; mais, quand ils deviennent le siége de douleurs, au lieu de songer que leur fonctionnement ne saurait être régulier quand leur nutrition est imparfaite, on met tout sur le compte d'un rhumatisme accidentel, et si la douleur se fixe au voisinage d'une jointure, n'y eût-il même aucune trace de gonflement articulaire, ni de difficulté de mouvoir le membre, c'est la diathèse arthritique qu'on a l'habitude banale d'invoquer.

TROUBLES DES SENS ET DE L'ENCÉPHALE.

Troubles sensoriels. — Lorsque le sang perd ses qualités nutritives ou excitantes, tous les sens peuvent, comme le toucher, subir une diminution d'action ou une exaltation fonctionnelle.

Le goût ou l'odorat subissent de véritables perversions ; dans ce cas, on constate ordinairement, en même temps, une anesthésie ou une hyperesthésie des membranes sensorielles; les muqueuses palatine et nasale cessent de percevoir les impressions spéciales, et souvent même les sensations de contact.

Il arrive plus souvent que les malades accusent des bourdonnements d'oreilles et des éblouissements; ces phénomènes semblent se rapporter au trouble de la circulation. Mais parfois la vision elle-même cesse d'être distincte; l'appareil d'accommodation fonctionne incomplétement, et subit presque toujours le contre-coup de la débilitation générale; les amblyopies ne reconnaissent ordinairement pas d'autre cause, et ce n'est que dans certaines conditions exceptionnelles que le nerf sensoriel est lui-même atteint. Ainsi, lorsqu'un sens est frappé d'inertie, il faut interroger tour à tour la sensibilité spéciale et commune, répartie dans les expansions nerveuses des membranes muqueuses; d'une autre part, la circulation locale, les appareils auxiliaires, enfin les nerfs eux-mêmes, soit dans leur trajet, soit à leur origine centrale. Il ne suffit pas de dire que la vue ou l'ouïe est affaiblie, il importe de préciser les diverses origines de ces phénomènes, car elles entraînent des différences radicales, dans les prévisions pronostiques, et modifient profondément les indications du traitement.

Troubles du système encéphalique, vertiges, hallucinations, délire, coma, convulsions. — L'anémie manque rarement de produire des vertiges; c'est, avec le trouble de la vue, une des premières et des plus persistantes manifestations nerveuses de l'anémie post-hémorrhagique. Dans les périodes avancées de l'aglobulie, les malades sont souvent frappés d'hallucinations. Enfin, après les hémorrhagies abondantes et répétées, il n'est pas sans exemple de voir éclater des phénomènes cérébraux, du délire, des attaques convulsives.

Rapports des phénomènes cérébraux avec la circulation intracrânienne. — Lorsqu'à l'exemple de Shiff, on comprime l'artère carotide contre le larynx (supposons que ce soit l'artère carotide du côté gauche), aussitôt la moitié correspondante du visage pâlit, la vue se trouble; du côté opposé il se manifeste un picotement suivi de chaleur dans la face, le dos, les membres, surtout le pied et la main. Plus tard la sensibilité à la douleur diminue et les mouvements volontaires deviennent incomplets. Ainsi une interruption, même unilatérale, de la circulation intracrânienne suffit pour déterminer le vertige et une anesthésie partielle; mais ces phénomènes cessent rapidement, parce qu'il s'établit une circulation anastomotique, et c'est ce qui explique l'innocuité de la ligature de la carotide chez l'homme; toutefois, si les anastomoses des vaisseaux ne suffisent pas pour rétablir le cours du sang dans toutes les circonvolutions, il peut en résulter des ruptures vasculaires, avec hémorrhagies cérébrales, ou des oblitérations partielles des artères avec ramollissement consécutif. Aussi la ligature des deux carotides n'a jamais réussi chez l'homme. Chez les animaux, cette opération semble plus inoffensive, elle ne suffit même pas pour interrompre la circulation encéphalique; la marche de l'animal devient incertaine, irrégulière, le cœur s'accélère, ainsi que la respiration; mais si après la ligature des carotides on comprime les vertébrales, il se manifeste des convulsions. Ainsi, en privant l'encéphale de sa quantité normale de sang, on détermine artificiellement les mêmes phénomènes que ceux de l'anémie grave chez l'homme.

Mais il est un moyen expérimental qui les reproduit encore plus fidèlement : c'est l'hémorrhagie artificielle par la saignée; Kussmaul et Tenner ont prouvé que l'oligaimie des parties antérieures au bulbe détermine le vertige et le coma, et que des convulsions se manifestent aussitôt que la protubérance est privée de sang. Ainsi, de quelque façon que l'encéphale devienne exsangue, que ce soit par la ligature des artères, ou par des pertes de sang considérables ou répétées, il survient une série d'accidents vertigineux, comateux, convulsifs, parfaitement analogues à ceux de l'anémie. Il est bien entendu que, si l'oligaimie est incomplète, comme dans l'anémie, les troubles cérébraux sont atténués, rudimentaires; c'est pourquoi l'anémique accuse si souvent des vertiges avec ou sans perversion des sens, et se trouve si rarement atteint de mouvements convulsifs ou de paralysie, qui sont le dernier terme de la série, c'est-à-dire l'expression de la vacuité complète des vaisseaux. Ainsi, qu'il s'agisse de troubles cérébraux ou sensoriels, de l'anesthésie périphérique, de la fatigue musculaire, c'est toujours la même origine, la même cause, à savoir la diminution du sang ou des globules. Il suffit même que la pression change dans les artères cérébrales, pour que les modifications s'opèrent dans les fonctions de l'encéphale ; on sait aujourd'hui que de même que les vaisseaux de la surface cutanée, ceux de la cavité crânienne peuvent se contracter ou se dilater et modifier la circulation cérébrale ; si en outre le cœur est affaibli dans son action, la tension diminue dans les artères ; il y a là autant de causes de perturbation dans la circulation du sang encéphalique.

Troubles des nerfs et muscles pericrâniens. Céphalalgie. — Les chloro-anémiques sont très-sujets aux douleurs de tête ; je me sers à dessein de ce mot vague, qui comprend tous les genres de céphalalgies ainsi que la migraine ; sans enquête préalable, on les a localisées tantôt dans les parties profondes, tantôt dans les branches nerveuses de la cinquième paire, et le mot névralgie qui visait à la précision anatomique ne faisait que consacrer une hypothèse ; les céphalalgies siégent en réalité dans les muscles des sourcils, du front, des tempes, de l'occiput ; les muscles occipito-frontaux sont atteints à leurs attaches antérieures ou dans la partie charnue, et dans ce dernier cas, la douleur se propage souvent aux trapèzes et splénius. Quel que soit son siége, elle se manifeste par un sentiment de constriction, ou de pulsations, exaspérées par la pression du corps du muscle ; elle diminue au contraire par le repos, par la position horizontale et la compression des artères ; quand elle a cessé même depuis longtemps, il suffit souvent de l'impression du froid pour rappeler ce serrement douloureux du front ; il est des malades qui ne peuvent marcher contre le vent, sans éprouver cette impression pénible, qu'on est toujours tenté de rapporter au rhumatisme, tandis qu'il ne s'agit que d'une action locale du froid sur la fibre musculaire, qui subit une contraction violente et douloureuse.

Quand la douleur est étendue, bilatérale, il est facile d'en reconnaître le siége et la nature, mais lorsqu'elle est limitée à un seul côté, on peut la confondre avec une névralgie du trijumeau ; les points douloureux cependant ne correspondent pas aux divisions, ni aux points d'émergence des divers rameaux nerveux ; la compression du muscle produit du soulagement, en diminuant les battements artériels; enfin les douleurs unilatérales sont bien moins fixes que celles de la névralgie du trijumeau, et souvent elles sont limitées à une portion très-restreinte du muscle, tandis que la névralgie s'étend suivant une ligne douloureuse.

Migraine. — La migraine, qui chez les chloro-anémiques alterne souvent avec les sensations douloureuses des muscles épicrâniens, en diffère cependant d'une manière absolue, comme elle est distincte des névralgies du trijumeau; elle se caractérise en effet non-seulement par la douleur, mais par les troubles de la circulation faciale, et souvent par des nausées ou des vomissements.

La douleur est presque toujours limitée à un seul côté, et se fixe à la région temporale, frontale ou orbitaire, sans suivre le trajet des nerfs; elle semble dépendre de la contraction des muscles; en effet, elle augmente par les mouvements de la tête et par l'impression de la lumière, qui agit en provoquant la contraction des muscles frontaux et sourciliers. D'une autre part, la douleur s'exaspère par les mouvements du corps, ainsi que par toutes les circonstances physiques ou morales, qui accélèrent les battements artériels; elle est donc manifestement influencée par la circulation, qui d'ailleurs se trouble dès le début, ainsi que le prouvent les frissons, les malaises, la courbature, la faiblesse. Quand la douleur atteint le maximum, le visage devient pâle, exsangue; les artères temporales battent avec force, le globe de l'œil s'enfonce dans l'orbite et s'injecte. Or, tous ces phénomènes indiquent clairement que les muscles des artères cervicales se contractent sous l'influence d'une irritation des nerfs vasculaires; on sait en effet que la galvanisation du filet sympathique du cou donne exactement les mêmes résultats, c'est-à-dire une décoloration de la face et le retrait du globe oculaire. Si les artères encéphaliques participent à la tétanisation, il en résulte une oligaimie cérébrale et des vertiges analogues à ceux qui accompagnent fréquemment la migraine. A une période plus avancée, lorsque les muscles vasculaires se fatiguent, les vaisseaux se relâchent, la circulation devient plus rapide, la face et l'oreille s'animent, s'échauffent, et la pupille se rétrécit; c'est là ce qui constitue précisément, dans les migraines, la deuxième phase, qui alterne souvent avec la première. — Enfin, les nausées et les vomissements indiquent une excitation du nerf pneumogastrique, qui anime les muscles de l'estomac ; cette excitation s'explique encore par l'oligaimie du bulbe. La migraine n'est donc pas une névralgie simple de la cinquième paire ; c'est une excitation des nerfs vasomoteurs des artères du cou, de la face et de la tête ; cette excitation explique tous les troubles de la circulation locale, de l'organe visuel, de l'encéphale et de l'estomac ; en un mot, tous les phénomènes, à l'exception de la douleur.

La douleur paraît avoir son siége dans les muscles ; ceux-ci, recevant peu de sang ou un sang pauvre en globules, se fatiguent facilement comme tous les muscles, et cette fatigue, qui devient douloureuse, est perçue par les nerfs intra-musculaires ; *l'hémicrânie est donc une fatigue douloureuse des muscles épicrâniens, par excitation des nerfs vasomoteurs de la tête.* Ces deux phénomènes sont connexes, car les battements artériels isochrones au pouls, et toutes les causes d'accélération du sang, exagèrent immédiatement la douleur, en soulevant, en tiraillant les muscles affectés ; si la compression des artères temporales soulage momentanément, c'est qu'elle supprime ces battements.

Nerfs et muscles perirachidiens et intercostaux. — Rachialgie. Irritation spinale.

Les douleurs du dos préoccupent presque tous les chloro-anémiques, par cette raison que les médecins eux-mêmes attribuent souvent le mal à une maladie de la moëlle épinière, ou pour le moins à une irritation spinale. Ces douleurs qui siégent le long des apophyses épineuses des vertèbres, dans les masses charnues du long dorsal et du muscle sacro-lombaire, s'exaspèrent toujours par la pression, par les mouvements et les efforts, c'est-à-dire par la contraction des muscles, ou bien encore par des positions vicieuses, en d'autres termes, par la tension des fibres. La rachialgie a donc, comme la plupart des céphalalgies, son siége dans les muscles. Souvent les mêmes douleurs existent dans les muscles intercostaux ; elles s'étendent d'une manière continue en demi-ceinture le long des 5e, 6e et

7e intervalles costaux, dans une hauteur de 4 à 5 travers de doigts, se continuent parfois en arrière avec la douleur intervertébrale, en avant avec des douleurs des parois abdominales, s'exagèrent par la pression exercée sur un point quelconque des côtes ou des muscles, mais sans revêtir le caractère ni d'élancements ni d'irradiations douloureuses, comme cela aurait lieu, s'il s'agissait d'une névralgie intercostale. Lorsque la douleur spontanée ou provoquée dans la région spinale se répète dans les parties innervées par le segment correspondant de la moelle, ainsi quand une douleur dorsale provoque des élancements névralgiformes dans la poitrine, ou bien encore de la dyspnée, des palpitations, des syncopes, on appelait cet état une irritation spinale. C'est une hypothèse qui a passé de mode, depuis les justes remarques de Romberg, les observations de Bassereau, Valleix, etc., sur les névralgies intercostales, et surtout depuis la localisation si précise de la rachialgie hystérique par Briquet.

Troubles du mouvement.

Les saignées et les hémorrhagies agissent comme la ligature des carotides et des vertébrales, en anémiant l'encéphale ; il en résulte des convulsions violentes avec anesthésie, mais très-rarement la perte de la motricité.

La diète la plus rigoureuse, telle qu'elle a été longtemps prescrite dans les fièvres typhoïdes, est incapable à elle seule de détruire les mouvements.

Les diarrhées les plus graves, les plus opposées par leur origine, leur composition et leurs effets délétères sur le sang, telles que la dyssenterie et le choléra, ne produisent que difficilement des amyosthénies ; les rares paralysies qui semblent se manifester dans ces circonstances sont ou des atrophies musculaires, ou des paralysies d'une nature spéciale, qui sont connues sous le nom de paralysies atrophiques.

L'albuminurie et l'urémie provoquent ordinairement un ensemble bien défini de symptômes nerveux ; des convulsions, des modifications dynamiques et le plus souvent matérielles de l'organe visuel, le coma ou le délire ; en un mot, les phénomènes urémiques. Quant aux paralysies urémiques, elles ne sont qu'à l'état de conjecture, à l'exception peut-être de celles qu'on observe dans la grossesse ou dans l'état puerpéral.

A défaut d'altérations proportionnelles dans les éléments du sang, on pourrait invoquer dans les maladies spécifiques l'influence mystérieuse des poisons morbides sur le sytsème nerveux. Dans le typhus, dans la fièvre typhoïde, dans la diphtérie, ces applications ont été tentées, mais sans résultats, sans preuves.

Ainsi les dyscrasies, qui dominent pour ainsi dire la pathologie des névroses du sentiment et de l'intelligence, ne jouent dans la production des paralysies du mouvement qu'un rôle secondaire ; la plupart des paralysies motrices qu'on a attribuées à l'anémie comportent une autre interprétation.

Phénomènes hystériformes. — Sydenham dit que la chlorose n'est qu'une hystérie; Trousseau et Pidoux font remarquer avec juste raison que l'hystérie détermine plus souvent encore la chlorose (ou plutôt l'anémie); cette complexité des phénomènes des deux maladies s'explique ainsi : l'hystérie produit des troubles digestifs suivis d'anémie; la chlorose produit des phénomènes hystériformes extrêmement variés qui rappellent de tous points les attaques véritables d'hystérie.

Ce sont là les principaux troubles du mouvement résultant de la chloro-anémie.

SYSTÈME DIGESTIF.

L'innervation des organes digestifs, de même que celle du cœur et des poumons, est profondément modifiée, et ce sont encore les nerfs vagues et sympathiques qui président à ces manifestations morbides; d'une autre part, les parois abdominales sont, comme le thorax, le siége de phénomènes nervo-musculaires, qui ont été confondus avec les troubles fonctionnels des viscères eux-mêmes; souvent, en effet, la thérapeutique a été dirigée en vain contre des maladies hypothétiques de l'estomac et des intestins, quand il ne s'agissait que du jeu irrégulier des muscles de l'abdomen. Il importe donc de faire la part respective des divers organes, et de préciser le siége du mal.

PAROIS ABDOMINALES.

Anesthésies, contractions douloureuses ; hyperesthésies.

Les parois abdominales peuvent être frappées d'anesthésie : la peau qui recouvre les muscles devient insensible et froide au toucher ; les contractions musculaires deviennent difficiles, douloureuses, souvent au point de troubler la digestion et de simuler les phénomènes de l'iléus ou de la péritonite ; j'ai vu, dans des circonstances de ce genre, la faradisation de la peau guérir rapidement un état morbide, qui résistait depuis longtemps au traitement classique des entéralgies.

L'hyperesthésie est peut-être plus fréquente, mais elle affecte rarement la forme névralgique ; le plus ordinairement ce sont des douleurs musculaires, qui occupent les extrémités supérieures des muscles droits au niveau de l'épigastre ; le plus souvent permanente sous forme de constriction, la myosalgie augmente toujours par l'attitude verticale ou par la tension des muscles, et parfois par l'ingestion des aliments ; la distension de l'estomac ou du colon transverse contribue, en effet, à soulever les muscles qui les couvrent, et à exaspérer la douleur ; c'est là ce qui trompe le médecin sur le siége véritable de la douleur ; mais cette exacerbation n'est qu'un phénomène mécanique, qui est entièrement indépendant des diverses phases de la digestion proprement dite.

Voici un autre caractère de cette pseudogastralgie : en irritant ou en comprimant légèrement les attaches supérieures des muscles abdominaux, on augmente la myosalgie à quelque moment que ce soit, tandis que les douleurs de l'estomac ne se modifient pas toujours de la même manière sous l'influence de la pression, mais s'exagèrent infailliblement pendant la période digestive. Il n'y a de difficulté véritable pour distinguer ces deux genres de douleurs que lors de leur coïncidence ; les douleurs musculaires reconnaissent en général les mêmes causes, que celles qui déterminent la fatigue en général ; mais elles peuvent aussi se réveiller sous l'influence d'une affection de l'estomac ; de même que la pneumonie se réfléchit sur les muscles thoraciques, qui deviennent le siége de ce qu'on appelle le point de côté, de même les dyspepsies se traduisent souvent par action réflexe sur les parois abdominales; dans ces cas complexes, la douleur n'a qu'une importance secondaire, et l'attention doit se fixer principalement sur les troubles digestifs.

TROUBLES DIGESTIFS.

Les affections morbides de l'estomac, bien que rares, se montrent sous diverses formes; ce sont des douleurs qui suivent de près l'ingestion des aliments, de sorte que les malades sont toujours dans l'alternative du besoin ou de la souffrance. Cette impression pénible des aliments sur la muqueuse gastrique ne peut tenir qu'à une hyperesthésie de la membrane; si la sensibilité reste dans cet état d'excitation, l'inanition peut en être la conséquence. Parfois ces sensations initiales font défaut, et les aliments semblent devoir être bien supportés; mais au bout d'une ou de deux heures, les malades éprouvent une constriction pénible, qui semble indiquer le passage rapide du bol alimentaire dans l'intestin; ou bien ils accusent une sorte de crampe qui provoque le sentiment de la faim.

Dans quelques circonstances plus rares, l'estomac expulse les aliments par le vomissement peu de temps après le repas; si ce phénomène se reproduit, il peut encore en résulter une véritable inanition, d'autant plus que le vomissement comprend ordinairement une grande partie des aliments.

Les sécrétions sont plus rarement troublées; les troubles digestifs dépendent moins d'une altération ou du défaut de sécrétion du suc gastrique, que d'une modification de l'influx nervo-moteur; ce ne sont donc pas de véritables dyspepsies chimiques, mais des hyperesthésies, des innervations musculaires en plus ou en moins.

On a parlé aussi de sécrétions gazeuses; mais les gaz de l'estomac en dehors de la période digestive sont si peu abondants, qu'à peine peut-on en recueillir quelques bulles sur les animaux; ces gaz rappellent ceux de l'atmosphère; seulement l'oxygène est remplacé presque entièrement par l'acide carbonique, qui figure pour 21 p. 0/0, tandis que l'oxygène n'y est que pour 6/100; or l'acide carbonique est dû à la décomposition des aliments; dans l'état pathologique, si leur proportion respective est conservée, ce sont encore les aliments qui les fournissent; ainsi, en définitive, c'est l'air introduit dans l'estomac, ou ce sont ces aliments qui forment ce mélange gazeux; ce n'est jamais une sécrétion.

Interprétation physiologique des phénomènes gastriques. — Tous ces faits vont recevoir leur interprétation. L'estomac est innervé par les nerfs vagues et le grand sympathique, mais quel est leur rôle respectif? On a attribué aux pneumogastriques la sensibilité gastrique, les sensations de la faim et de la soif, les mouvements de l'estomac, le pouvoir antipéristaltique lui-même, enfin l'influence chimique; or, l'expérimentation a démontré que la section de ces nerfs ne diminue ni l'appétit ni la soif, ni même la sensibilité de la muqueuse gastrique; des jeunes chiens opérés digèrent autant de lait que l'estomac peut en contenir. Voyons donc l'influence de ces nerfs sur les mouvements et sur l'acte du vomissement: il est certain que la section des nerfs vagues ralentit les mouvements de l'estomac; cependant ces contractions restent encore assez puissantes pour déplacer la masse alimentaire, et lui faire franchir le pylore. Mais cette influence motrice des nerfs vagues ne prouve pas encore leur participation aux mouvements antipéristaltiques; en général les animaux opérés peuvent encore vomir et vomissent même plus facilement que dans l'état sain; ces vomissements ne sont pas, comme on pourrait le croire, le résultat de la paralysie de l'œsophage, paralysie qui, en dilatant le cardia, facilite naturellement l'expulsion des aliments: ce n'est pas davantage une régurgitation des aliments arrêtés dans le conduit; mais c'est bien une action de l'estomac. Il suffit, du reste, de galvaniser le bout central du nerf vague coupé, ou bien encore d'exciter mécaniquement la muqueuse gastrique, surtout près du pylore, pour déterminer un vomissement. Or, si la section des nerfs vagues n'empêche pas cet acte de s'accomplir, il faut qu'il s'opère par les parois extérieures; celles-ci rétrécissent la cavité abdominale, par le diaphragme qui, en se contractant, s'abaisse, diminue la hauteur de l'espace, et soulève l'estomac de manière à le rapprocher du cardia. Si, d'autre part, l'œsophage se rétracte par suite de nausées ou d'une excitation quelconque, les fibres qui rayonnent du cardia sur l'estomac, dilatent l'ouverture supérieure, et les aliments remontent facilement dans le conduit; quand ces fibres sont paralysées, l'émétique ne produit plus rien, malgré l'action des parois abdominales (Schiff). Le concours de l'estomac est donc nécessaire, jusqu'à un certain point, au mécanisme du vomissement; mais la plus grande part revient aux muscles de l'abdomen et du diaphragme. Nous nous expliquons ainsi pourquoi les anémiques, qui ont une énervation des nerfs vagues, et en même temps une tendance à la contraction des parois abdominales, présentent tantôt des myosalgies, tantôt des vomissements.

Il ne nous reste à expliquer que l'origine des douleurs gastriques elles-mêmes, lorsque les nerfs vagues sont épuisés. Toute contraction normale ou antipéristaltique ne peut s'opérer que par une action réflexe, résultant d'une impression qui se transmet à la moelle, et de là aux nerfs moteurs; or, comme la section des nerfs vagues ne supprime pas l'impression, celle-ci ne peut être perçue et transmise que par le grand sympatique, c'est donc là le véritable nerf sensitif de l'estomac; c'est ce nerf qui est si souvent hyperesthésié chez les anémiques, pendant que les nerfs vagues tendent sans cesse à l'épuisement. S'il en est ainsi, on se demandera comment la digestion reste indemne, comment les sécrétions de l'estomac restent normales? La réponse est facile; on a beau couper ces nerfs, cela n'empêche pas la production du suc gastrique, qui continue à rester acide, et peut même digérer complétement l'albumine, par conséquent contenir la pepsine. L'opinion contraire longtemps accréditée tient à une erreur; chez les chiens, la section des nerfs vagues détermine un état morbide qui enraye en partie la digestion, mais permet encore la sécrétion d'un suc alcalin sans pepsine, même quand on a empêché la salive alcaline de pénétrer dans l'estomac (Schiff); l'indigestion alcaline chez l'homme tient peut-être à une altération de ce genre dépendant de l'énervation des nerfs vagues.

D'une autre part, l'excitation du nerf vague ou du sympathique n'augmente pas la sécrétion de ce suc; mais si on injecte du sang frais dans les artères gastriques d'un animal qu'on vient de tuer, un suc acide à pepsine apparaît immédiatement, même quand la muqueuse était neutre; ainsi le sang agit plus en pareil cas que le système nerveux. Mais comme les mouvements de l'organe sont plus rares, plus difficiles, les aliments séjournent plus longtemps dans l'estomac, sans qu'ils se mêlent plus intimement avec le suc gastrique qui est sécrété principalement dans la région pylorique. Aussi chez les chloro-anémiques, les digestions sont lentes, souvent douloureuses, parfois même troublées, mais elles finissent par s'accomplir; cette donnée pathologique et sa parfaite concordance avec l'expérimentation physiologique ne doivent pas être négligées par le médecin, car ce serait porter un grand préjudice au malade, que de confondre la gastralgie, c'est-à-dire les simples troubles nervo-musculaires, avec la dyspepsie chimique, et de prescrire un traitement uniforme.

TROUBLES INTESTINAUX.

Les intestins, plus encore que l'estomac, sont le siége de troubles nerveux qui portent sur la sensibilité ou sur la musculation; dans ces organes c'est l'anesthésie qui prédomine; le rectum est atteint souvent d'une véritable paralysie de la sensibilité. Dans l'état normal la présence des matières produit sur la muqueuse une impression qui se transmet à la moelle et se réfléchit sur les fibres motrices de l'intestin, ainsi que sur les muscles abdominaux; si l'impression première n'est plus perçue, les fibres de l'intestin cessent de se contracter; les matières s'accumulent, la constipation persiste et s'oppose à l'expulsion des gaz.

Interprétation physiologique des tympanites, des coliques, etc. — La constipation devient à son tour la cause de ces tympanites qu'on attribue à tort à une sécrétion gazeuse anormale; la plupart du temps, les distensions gazeuses de l'intestin grêle et du colon tiennent primitivement à une cause mécanique; comme les fibres de l'intestin n'ont plus de stimulation, comme les parois abdominales sont souvent dans cet état de fatigue que nous avons déjà indiqué, la dilatation des gaz, et par conséquent la distension de l'intestin vont souvent au point de provoquer de violentes douleurs et un véritable météorisme. Les coliques sont donc ordinairement un effet indirect de l'obstruction intestinale, et un effet direct de la tension des gaz au-dessus de l'obstacle. Au lieu de considérer ces douleurs comme le résultat d'une névralgie intercostale, et de prescrire aveuglément des narcotiques, l'on aura donc à faire une enquête préalable sur l'existence et le mode d'action de ces causes mécaniques. Mais, dans certaines circonstances, cet obstacle n'existe pas, et cependant il se fait dans l'intestin des accumulations douloureuses de gaz.

Dans l'état physiologique, les gaz de l'intestin grêle sont formés par l'acide carbonique 40, l'hydrogène 14, l'azote 46, pour cent volumes de gaz : le gros intestin contient 74 d'acide carbonique, 23 d'azote, des traces d'hydrogène et d'hydrogène sulfuré. Pendant la digestion, il se développe de l'acide carbonique et de l'hydrogène, lequel se forme surtout aux dépens des aliments végétaux ; il n'y a donc pas d'analogie avec les gaz du sang ; ce n'est donc pas une sécrétion, mais une accumulation de gaz dans le colon, qui passe au-devant de l'estomac ; c'est là ce qui trompe et fait croire à la gastralgie flatulente.

L'intestin est innervé en partie par le nerf vague, mais surtout par le sympathique, c'est-à-dire par les ganglions solaires et mésentériques, par les nerfs grands et petits splanchniques. Le sympathique thoracique et même cervical exerce également une certaine influence sur les mouvements. Si on excite légèrement ces nerfs splanchniques qui jouissent d'ailleurs d'une sensibilité marquée, l'intestin grêle se contracte, mais une excitation forte arrête complétement les mouvements de l'organe : ainsi ces nerfs contiennent des filets moteurs et des nerfs d'arrêt.

La galvanisation du plexus solaire et mésentérique supérieur fait également contracter l'intestin grêle et plus rarement le gros intestin. Si on fait la contre-épreuve en excisant ces ganglions, on voit bien plus augmenter les mouvements du gros intestin, leur contenu devenir plus liquide et s'évacuer plus rapidement. Toutefois ces effets ne s'observent que sur le lapin (Budge) ; les mêmes expériences tentées sur des chiens ne troublèrent pas leurs digestions, ne provoquèrent pas de diarrhée (Eckardt et Adrian). Ainsi l'excitation provient surtout des nerfs vagues et des ganglions sympathiques; les splanchniques sont surtout des modérateurs.

Tous les organes digestifs, innervés par le sympathique, peuvent également être excités par le système spinal, et même par l'encéphale. Après l'arrachement des nerfs pneumo-gastriques, qui excitent l'intestin grêle, l'irritation du centre cérébro-spinal en un point quelconque suffit pour provoquer des mouvements péristaltiques (Valentin et Budge). La section de la moelle au-dessous des racines des nerfs du mésentère détermine chez le lapin des contractions intestinales si actives qu'on les aperçoit. Le gros intestin, surtout le rectum, reçoit des nerfs de la moelle lombaire, et c'est pour ce motif qu'il subit les mêmes modifications que les nerfs périphériques, particulièrement l'anesthésie. C'est par la moelle que les impressions passent de l'encéphale aux nerfs intestinaux, qu'elles excitent de façon à provoquer des contractions répétées.

Au résumé, les mouvements de l'intestin peuvent être provoqués par les ganglions sympathiques et la moelle, exagérés outre mesure par l'extirpation du ganglion sympathique et la section de la moelle, enfin enrayés totalement par une excitation forte des nerfs splanchniques.

Lorsque les liquides contenus dans un réservoir musculaire rencontrent un obstacle à leur écoulement, toute la partie qui est au-dessus de l'obstacle éprouve de temps à autre des contractions péristaltiques très-énergiques; de là une tension des parois, des douleurs qui se manifestent par accès comme les contractions elles-mêmes; dès que l'obstacle est levé, les contractions qu'on peut parfois voir ou sentir ne manquent pas de disparaître; les coliques sont donc des tensions ou des contractions musculaires (Traube).

DES SÉCRÉTIONS, NUTRITIONS ET LÉSIONS DE TISSUS.

Les sécrétions sont peu modifiées chez les anémiques; les urines ont moins de densité et contiennent moins de matières fixes minérales ou organiques; c'est l'excès relatif d'eau qui est cause de cette transsudation plus facile.

La glycogénie est, dit-on, moins active, mais ce fait n'est pas prouvé.

La nutrition générale ne subit pas de modification sensible dans les anémies d'origine hémorrhagique et les chloroses; l'amaigrissement existe rarement, ou transitoirement par des causes incidentes. La maladie est compatible avec un certain degré d'embonpoint qui fait contraste avec la langueur des fonctions et l'aspect des téguments. Souvent la peau est atteinte d'urticaire, la transpiration est rare, l'épiderme est sec, souvent écailleux et parfois la dénutrition porte sur les couches profondes du derme ou sur les papilles pilifères, de manière à entraîner la destruction des cheveux; les os deviennent grêles, les dents se perdent. Il n'est pas rare de voir survenir de véritables lésions de tissus; les nerfs, surtout ceux qui ont été atteints de névralgies, et les muscles paralysés peuvent s'atrophier au bout d'un certain temps. Les tissus des membranes muqueuses peuvent s'ulcérer; les ulcères plats de l'estomac sont fréquents chez les chlorotiques.

Toutes ces lésions de nutrition sont indirectement sous l'influence du système nerveux vaso-moteur; on sait que les parties privées de cette innervation sont plus exposées aux irritations; il suffit de la moindre cause pour léser profondément un organe dont la circulation est troublée ou exagérée; les plaies suppurent plus facilement dans ces points; la dénutrition est imminente.

DIAGNOSTIC.

ANALYSE COMPARATIVE DES DIVERSES ESPÈCES D'ANÉMIES.

(A.) COMPARAISON DES CHLOROSES ET DES ANÉMIES.

Les chloroses résultent, comme nous l'avons dit, des dépenses nécessitées par l'accroissement ou la reproduction de l'individu; de là les chloroses de la puberté, de la grossesse, de la constitution héréditaire, de la croissance. Prenons pour type la chlorose résultant de l'évolution pubère. — Quelles sont ses analogies et ses dissemblances avec les anémies?

Si, comme on l'a prétendu, la chlorose est une maladie

absolument distincte des anémies, il faut déterminer les caractères qui les séparent; or, l'analyse la plus minutieuse, la comparaison la plus rigoureuse de leurs signes réciproques ne révèlent aucune différence radicale; Grisolle a donc raison d'identifier les deux maladies au point de vue séméiotique; mais c'est dans les causes, dans la continuité de leur action, qu'il faut chercher, et qu'on trouvera des distinctions réelles. Monneret a défini la chlorose : une anémie dépendant des fonctions génitales; cette définition, parfaitement exacte en principe, me paraît devoir embrasser toutes les fonctions qui se rattachent au développement individuel, c'est-à-dire l'hérédité, l'accroissement, aussi bien que l'ovulation et la gestation; je dirai donc : la chlorose est une anémie globulaire, *par suite des besoins nutritifs que réclament les fonctions de reproduction et d'accroissement.*

Pendant la période la plus active du développement, la chlorose est fréquente, parce que l'accroissement nécessite une rénovation constante des globules blancs et rouges; les leucocytes subissent en effet une augmentation manifeste; la proportion des globules blancs aux hématies chez l'enfant est de 1-150, tandis que chez l'adulte elle n'est que de 1-300. Aux approches de la puberté, cette augmentation des leucocytes se dessine mieux encore, particulièrement chez la jeune fille; l'ovulation, c'est-à-dire la formation du germe, est une nouvelle cause de leucocytose; en effet, chez la femme menstruée, et plus encore pendant la grossesse, le nombre des leucocytes est toujours plus marqué que chez l'homme adulte; on peut donc dire que toute fonction d'accroissement ou de reproduction est une cause d'augmentation des globules blancs.

Quelle est la cause de ce phénomène? Les fonctions de ce genre constituent une véritable déperdition; elles agissent sur les leucocytes exactement comme les maladies graves, comme les saignées. Il suffit d'une seule saignée pour exagérer considérablement le nombre proportionnel et même le nombre absolu des leucocytes; le même phénomène se montre pendant le décours des fièvres et des phlegmasies. Après ces déperditions, l'organisme tend à se rénover; pendant l'accroissement, il se complète. Or les tissus ne peuvent se renouveler ou se parfaire que par l'intermédiaire des globules blancs, et ceux-ci augmentent en proportion des besoins nutritifs, comme ils augmentent pendant la digestion ou par une bonne alimentation.

Il semble d'après cela que le nombre des globules rouges doive augmenter proportionnellement, puisqu'ils résultent de la transformation des leucocytes; c'est en effet ce qui a lieu chez l'homme adulte à la suite d'une alimentation substantielle; en ce cas, en même temps que les globules blancs augmentent considérablement (Moleschott), les hématies sont au maximum; mais quand il s'agit de pourvoir à une fonction d'accroissement ou de reproduction, les globules blancs ne peuvent plus être utilisés dans un autre but; ils ne servent plus à la formation des hématies; loin de là, les hématies sont moins nombreuses chez l'enfant et chez la femme menstruée que chez l'homme adulte; à cet égard encore les fonctions *progressives* agissent comme les saignées, qui, elles aussi, appauvrissent le sang en globules rouges. Ainsi dans toutes ces conditions, l'excès des globules blancs semble coïncider avec la diminution des globules hématiques; or, s'il y a diminution des hématies, la maladie est imminente, et c'est pourquoi l'enfant, la jeune fille et la femme sont si sujettes à la chlorose, qui est si rare chez l'homme.

De même que les anémies, la chlorose se manifeste par les trois groupes de phénomènes dont nous avons analysé le mécanisme physiologique. La pâleur des téguments, la diminution de la force du cœur, la faible tension artérielle, la mollesse et l'ampleur du pouls, les syncopes, les palpitations, les dyspnées, les bruits de souffle vasculaires dénotent le trouble de la circulation et de la respiration.

Les innervations anormales constituent la deuxième série; elles se traduisent à la périphérie par la diminution des sensations tactiles ou douloureuses, les névralgies, les myosalgies de fatigue, la répartition inégale des forces, parfois la faiblesse musculaire, et d'une manière exceptionnelle et douteuse, la paralysie vraie de la motricité; l'innervation troublée des centres nerveux et des sens se manifeste par des vertiges, des éblouissements, des bourdonnements d'oreilles. Toutes ces modifications que subit l'influx nervomoteur d'une part, le cours du sang d'une autre part, retentissent sur toutes les autres fonctions, particulièrement sur celles des organes d'assimilation, de sécrétion et de nutrition.

Les dépravations du goût, les spasmes œsophagiens, les crampes d'estomac, les gastralgies vraies ou fausses, les constipations par surexcitation des nerfs splanchniques ou faiblesse de la musculature intestinale, les tympanites, en un mot tous les troubles digestifs; d'une autre part les sécrétions exagérées ou modifiées, la diminution des principes minéraux et organiques de l'urine, la nutrition imparfaite de certains tissus, l'abaissement de température, tous ces phénomènes qui indiquent l'irrégularité de l'assimilation et des sécrétions forment une troisième série de signes communs à la chlorose et aux anémies.

Quelles sont donc les différences qui séparent les deux maladies? « L'anémie, dit Becquerel, est une aglobulie pure et simple, tandis que la chlorose est une névrose, dans laquelle la diminution des globules du sang, bien que très-fréquente, n'est pas constante, ou tout au moins ne constitue pas le seul élément, toute la maladie. » Pour répondre à cette objection, en apparence fondamentale, j'invoquerai le témoignage de Becquerel lui-même, qui ne base son opinion que sur trois analyses négatives, et finit par conclure que la chlorose se complique souvent d'anémie, de manière à constituer la chloro-anémie; or, ces exceptions peuvent facilement s'interpréter; les chlorotiques passent souvent par des phases d'amélioration qui correspondent à la cessation des palpitations et du souffle, à la restitution des globules; mais cet état transitoire n'infirme en rien la loi posée par Andral et Gavarret, à savoir : que l'aglobulie est un caractère constant de la chlorose; cette donnée est si universellement vraie, qu'au point de vue chimique on peut affirmer l'identité parfaite des deux maladies.

Voyons s'il existe des caractères différentiels dans la production des symptômes? On dit que la chlorose jouit du privilége exclusif de provoquer le genre de bruits vasculaires appelés bruits continus, ronflants ou musicaux. Il est vrai que c'est dans la chlorose qu'on observe l'aglobulie la plus considérable

(80 parties de globules au lieu de 128) ; or on sait que c'est là une des circonstances les plus favorables au développement du souffle ou chant artériel; mais dès que l'anémie produit la même altération, le même résultat s'ensuit, pourvu que les autres conditions physiques, c'est-à-dire la rapidité d'écoulement du sang par les branches artérielles, soient les mêmes. L'auscultation ne fournit donc aucun signe spécial à la chlorose.

Les phénomènes nerveux ne diffèrent également que par l'intensité; ils sont plus fréquents et plus variés dans la chlorose; on y remarque plus souvent des anesthésies, des hyperesthésies, des alternances d'excitation et de prostration nervo-musculaire, des accidents hystériformes; les vertiges, les troubles des sens, la faiblesse générale semblent appartenir de préférence à l'anémie; mais, en définitive, il n'est aucune de ces manifestations qui soit exclusivement propre à l'un ou à l'autre des deux états morbides. La même réflexion s'applique aux spasmes œsophagiens, aux perversions de l'appétit et de la digestion. Le seul caractère différentiel qui me paraisse digne d'être noté, c'est le mode de nutrition des tissus; chez la chlorotique, la réserve alimentaire constituée par la graisse du tissu adipeux semble être épargnée, et la maladie est compatible avec des apparences d'embonpoint : la dénutrition ne s'exerce en effet que sur les tissus protéiques, les muscles, les épidermes, etc.; elle s'opère aux dépens des tissus organiques plutôt que de la graisse, car les fonctions du développement individuel, qui sont seules en souffrance, n'utilisent que les corps protéiques et azotés ; au contraire, chez l'anémique, l'amaigrissement n'est pas rare, et ce fait s'explique facilement ; l'anémie atteint tous les organes ; la déperdition porte indistinctement sur tous les éléments, tant graisseux qu'albumineux des organes ; aussi la réparation est urgente, et si l'alimentation n'y suffit, la restitution s'opère à l'aide de la résorption organique, c'est-à-dire sur la trame adipeuse aussi bien que sur les autres tissus. Cette différence entre les divers modes de désassimilation se rattache à l'origine même des deux maladies, et justifie pleinement la distinction étiologique que nous avons établie. Dans l'anémie tout l'organisme est frappé ; dans la chlorose, le sang et les tissus ne s'usent que pour satisfaire aux exigences des fonctions de dé-

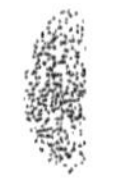

veloppement. Or, parmi ces fonctions, c'est la reproduction, c'est-à-dire l'ovulation et la grossesse qui exercent l'influence la plus incontestable sur la formation des pâles couleurs.

I. Chlorose de l'âge de la puberté.

La chlorose de la puberté se distingue de toutes les autres chloroses par les troubles menstruels qui indiquent à la fois l'origine et la nature de cette chlorose, que personne du moins ne conteste.

L'ovulation est une fonction complexe qui, outre la congestion ovaro-utérine indiquant la maturation de l'ovule, comprend : le flux de sang, la chute de la membrane caduque mensuelle, la sécrétion muqueuse utérine, préliminaire et consécutive. Tous ces divers actes sont ordinairement troublés, exagérés ou diminués, chez les jeunes filles ou femmes chlorotiques. La plupart du temps les menstrues manquent pendant des mois, ou même des années entières, et c'est pourquoi l'aménorrhée a été considérée, bien à tort, comme la cause de la chlorose; mais ce qui prouve que c'est là un phénomène et non une circonstance étiologique, c'est qu'il n'est pas rare de voir la perte mensuelle persister; seulement dans ce cas elle est presque toujours troublée; la congestion est souvent douloureuse, et elle détermine plusieurs jours avant l'époque une excitabilité générale très-prononcée; malgré la persistance de ces prodromes, l'hyperhémie n'aboutit qu' à l'éruption imparfaite des règles, ou à l'élimination d'un sang diffluent, mêlé de mucosités et peu abondant.

Une autre espèce de dysménorrhée, bien plus commune, consiste dans l'expulsion douloureuse et difficile d'une membrane caduque qu'on a considérée longtemps comme une pseudo-membrane, tandis qu'en réalité elle est l'analogue de la caduque puerpérale. Enfin les écoulements leucorrhéiques, qui ne sont que l'exagération de la sécrétion normale mensuelle, constituent un des phénomènes les plus constants de la chlorose, et peuvent, par leur abondance, contribuer encore à l'épuisement des malades; ces déperditions muqueuses, selon la judicieuse remarque de Nonat, ne sont pas un simple flux sécrétoire, indépendant de toute lésion de la muqueuse génitale : elles sont toujours le résultat d'une irritation simple ou catarrhale, ou même d'une inflammation des muqueuses utéro-vaginales.

Ainsi, les chlorotiques sont atteintes d'aménorrhée ou de congestions locales, de dysménorrhées membraneuses, d'irritations sécrétoires; et tous ces états morbides ne sont que l'expression d'une ovulation défectueuse. Or, il suffit de considérer cette variété d'affections, dont l'ensemble représente la pathologie sexuelle chez la femme, pour être en droit de conclure que c'est bien le fonctionnement ou le développement anormal des organes ovaro-utérins, qui use à son profit les matériaux de la nutrition intime, et produit ainsi l'appauvrissement du sang.

Une autre conclusion, non moins légitime, ressort de cette analyse physiologique; c'est que la suppression ou l'absence du flux cataménial ne saurait, à elle seule, être l'origine de l'aglobulie chlorotique. La fluxion mensuelle peut, en effet, se modifier en sens inverse et s'exagérer, sans que la chlorose en subisse la moindre modification. Trousseau a parfaitement décrit cette chlorose ménorrhagique, avec flux menstruel d'autant plus abondant que la maladie fait plus de progrès. Dans cette circonstance, qui est d'ailleurs bien rare, le médecin aura à combattre la perte de sang, qui pourrait devenir une cause d'anémie. Or, il est singulier que c'est le même remède qui réussit à guérir l'aménorrhée des chloroses régulières et la ménorrhagie des chloroses anormales; c'est que dans les deux cas, le fer agit sur la composition du sang; et c'est cette lésion primitive et causale qui cède au traitement.

Théories de la chlorose de l'âge pubère. — Si l'on veut bien admettre, ainsi que nous l'avons démontré, que l'ovulation est la cause la plus efficace de la chlorose, il sera facile de faire la critique expérimentale des opinions contradictoires qui ont été émises sur la nature de la chlorose, et de discerner la vérité. D'après ces théories, la chlorose a pour origine les fonctions ovaro-utérines, l'estomac, le système nerveux ou le sang lui-même.

Les anciens considéraient la maladie comme le résultat des troubles menstruels, ou plutôt de l'aménorrhée; c'est donc l'absence de perte de sang qui produirait un état analogue à l'anémie; cela est au moins étrange. Il n'est pas moins hypothétique d'attribuer au sang menstruel des propriétés toxiques, qui se manifesteraient dans l'économie, lors de la rétention des règles. Abstraction faite de ces suppositions, il reste un fait incontestable, c'est que la chlorose se rattache au développement imparfait des fonctions génésiques ; ce qui n'est pas moins vrai, c'est que l'aménorrhée est la conséquence de l'ovulation incomplète ; ainsi l'ordre chronologique est celui-ci : Trouble des fonctions ovariques; puis, comme effet connexe, la chlorose et l'aménorrhée ; l'opinion des anciens avait été formulée en sens inverse. Ce qui prouve leur erreur, c'est que les règles peuvent paraître, et qu'il est même des chlorotiques affectées de véritable ménorrhagie ; or, en pareil cas, si l'accident a précédé l'invasion de la maladie, il ne s'agit plus que d'une anémie d'origine hémorrhagique, et non d'une chlorose légitime ; si au contraire le flux menstruel apparaît et s'exagère pendant le cours de la chlorose, il ne constitue qu'un épiphénomène, d'une chlorose préexistante. L'ovulation anormale peut se traduire par les deux phénomènes opposés, c'est-à-dire : la ménorrhagie, qui est rare ; l'aménorrhée, qui est pour ainsi dire constante, sans toutefois pouvoir être considérée comme un élément essentiel, ni surtout comme une condition pathogénique de la chlorose. En fait, l'aménorrhée et la ménorrhagie ne sont ni cause ni effet de l'altération du sang ; elles sont l'indice du travail organique qui détermine la chlorose.

La deuxième théorie attribue la chlorose à une modification primitive des fonctions digestives. Beau, intervertissant en quelque sorte la série des phénomènes, place la dyspepsie au point de départ ; c'est elle qui régit, qui produit l'altération du sang, et par conséquent les souffles vasculaires. A cette interprétation, il est facile de répondre par l'exemple des chlorotiques, qui n'ont jamais éprouvé aucun trouble des fonctions de l'estomac ; on peut objecter encore l'efficacité immédiate du fer. Ce médicament imprime à la sensibilité et à la texture de la muqueuse gastrique des modifications qui sont loin d'être favorables aux dyspeptiques ; son action, toujours proportionnée à son absorption, s'exerce sur le sang lui-même ; or, s'il est vrai que le sang ne s'altère que d'une manière consécutive à l'estomac ; si, en d'autres termes, la chlorose n'est qu'une anémie d'origine dyspeptique, il suffira d'atteindre la lésion première de l'estomac, pour enrayer toute la série morbide ; mais l'expérience prouve qu'un pareil traitement est insuffisant.

En présence de ces difficultés, a surgi une troisième opinion, celle des névrosistes, qui considèrent la chlorose comme une affection primitive du système nerveux. C'est un procédé bien simple et trop souvent appliqué à la détermination nosologique des maladies, de les qualifier de névroses dès que les humeurs ou les tissus ne présentent pas de lésions constantes ; mais grâce à la science expérimentale et aux progrès de l'histologie, qui tend chaque jour à pénétrer dans la texture intime des centres nerveux, grâce aux efforts des praticiens pour rallier les états nerveux aux diathèses, l'ancienne prépondérance des névroses s'amoindrit chaque jour. Les états nerveux les plus mal définis trouvent souvent leur explication dans une altération des organes ou du sang ; c'est ce qui a lieu pour la chlorose. Il ne suffit certes pas de quelques analyses défectueuses pour infirmer les résultats obtenus par Lecanu, Andral et Gavarret, Bouillaud, Pope, Scherer, Lehmann, Schmidt, qui tous affirment l'existence de l'aglobulie dans la chlorose. Les données négatives trouvent leur raison d'être dans les améliorations transitoires de la maladie ; mais en supposant même que cette interprétation soit erronée et que la théorie de la névrose chlorotique soit acceptable, il n'en reste pas moins à en apprécier la nature et le siége. Névrose est un mot vide de sens, si on ne spécifie pas le mécanisme de la maladie ; dans le cas actuel, s'agit-il d'une excitation ou d'un affaiblissement des fonctions nerveuses ? Quels sont les nerfs, quelles sont les parties centrales affectées ? Si c'est l'innervation de l'estomac, c'est consacrer la théorie de la dyspepsie ; si on invoque l'influence cérébrale, comment expliquer la rareté des troubles intellectuels, et au contraire la fréquente perturbation des fonctions organiques ; si enfin on a recours au système des nerfs vaso-moteurs, on ne saurait supposer un affaiblissement, car il serait suivi d'une dilatation des vaisseaux, d'une turgescence générale ; il faudrait donc invoquer une excitation de tous les nerfs vaso-moteurs, par conséquent de la moelle épinière et allongée, où ils prennent naissance; or, on sait qu'une pareille excitation n'est possible qu'à la condition d'une lésion matérielle ou d'une circulation incomplète ou d'un sang déglobulé.

Nous voici ramenés à la quatrième théorie, qui assimile la chlorose à l'anémie. Cette doctrine est fondée sur la physiologie, sur la composition du sang, sur l'identité des phénomènes; de sorte qu'en réalité la chlorose ne semble être qu'une anémie spontanée; j'accepte le premier de ces termes, mais le second a soulevé, et à juste titre, les plus graves objections; il n'existe pas d'effet morbide sans une cause déterminée, puisée dans le milieu ambiant, ou dans l'organisme; ici c'est le développement lui-même de l'individu, c'est sa fonction de reproduction qui est le point de départ de tous les accidents; à l'époque de la puberté, la nouvelle fonction qui s'établit, c'est-à-dire le travail de l'ovulation, détermine dans l'économie des modifications profondes, en même temps qu'elle exige une réparation active; dès qu'il y a disproportion entre les recettes nutritives et les forces génésiques, le sang s'appauvrit en globules, la chlorose se manifeste. Les conditions physiologiques du sang de la femme y prédisposent singulièrement. Le sang des jeunes filles et des femmes est naturellement pauvre en globules, qui ne forment que 99 pour 1,000 grammes de sang, tandis que chez l'homme la moyenne est de 132 (Lecanu). Toutes les méthodes d'analyse des globules sont arrivées au même résultat; en comptant les globules desséchés, on constate 127 parties de globules chez la femme, 141 chez l'homme; en pesant les globules humides, on trouve 490 au lieu de 529; par la méthode chromométrique de Welker, on compte 4,750,000 globules au lieu de 5 millions par 50 millimètres cubes de sang mêlé avec l'eau salée. Cette pénurie physiologique des hématies entraîne comme conséquence une diminution de densité (Bouillaud), et une augmentation très-caractéristique de la quantité d'eau (821 au lieu de 791 parties d'eau pour 1,000 grammes de sang; Lecanu); enfin des oxydations moins marquées, car l'acide carbonique diminue (Andral et Gavarret). On peut donc dire que l'ovulation produit un déchet constant des éléments actifs du sang, et constitue une véritable imminence morbide. Il suffit de la moindre cause pour abaisser encore la vitalité du sang et déterminer une aglobulie analogue à celle des anémies de cause externe.

Une seule différence sépare, dit-on, ces deux états; le fer manque dans la constitution des globules chez les chlorotiques, tandis que l'anémie n'est qu'une aglobulie simple; pour guérir la chlorose il n'y aurait donc qu'à combler le déficit en administrant le fer, lequel viendrait ainsi s'ajouter aux hématies; mais cette hypothèse antiphysiologique se réfute par la chimie elle-même; Carl Schmidt a démontré que si le sang des chlorotiques contient moins de fer, il ne s'agit que de la quantité absolue de métal contenue dans la masse du sang; mais si l'on analyse 100 parties de globules, on voit qu'ils contiennent au moins autant de fer que 100 parties globulaires du sang normal. Ainsi, on peut affirmer que la chlorose présente les mêmes lésions chimiques que l'anémie. Si l'altération du sang est au même point et de la même nature dans les deux cas, elle doit entraîner les mêmes troubles fonctionnels : c'est en effet ce qui a lieu. Sous ce rapport encore, toutes les tentatives de diagnostic doivent forcément échouer; il n'y a que les troubles menstruels qui les différencient; ce n'est pas que l'aménorrhée soit le résultat de la chlorose, elle est due à l'action d'une cause antérieure et supérieure qui a le double privilége de troubler la menstruation et d'appauvrir le sang; cette cause constante et univoque, c'est l'usure de l'organisme et des principes du sang par le développement génésique; la chlorose ne diffère donc de l'aglobulie anémique que par son origine qui est toujours dans le développement des fonctions nouvelles.

La chlorose de la puberté n'est pas l'apanage exclusif des jeunes filles; si elle est si rare dans le sexe masculin, c'est que le développement des fonctions génitales est graduel, lent, et n'est pas marqué par un travail physiologique régulier, périodique; il n'en est pas moins vrai que la chlorose peut exister à cet âge et dans le sexe masculin.

2. Chlorose puerpérale. — La deuxième espèce de chlorose ovarique se montre dans l'état de grossesse, et, bien qu'elle ait des manifestations spéciales, elle se place naturellement à côté de la chlorose de la puberté (Monneret).

Le sang de la grossesse, dans les cinq derniers mois, présente des caractères très-complexes; le premier c'est la diminution évidente des globules rouges; ce fait déjà indiqué par Nasse a été mis en lumière par Andral et Gavarret, qui dans 34 saignées constatèrent 26 fois de 95 à 120 parties de globules sur 1,000 parties de sang, et 6 fois de 120 à 125; Becquerel et Rodier arrivèrent à une moyenne de 111; Cazeaux, dont les travaux étaient empreints d'une grande précision, a laissé de la chloro-anémie puerpérale une description qui ne laisse prise à aucun doute; enfin, Regnauld, dans sa remarquable thèse, indique des résultats qui ont contribué plus encore à populariser cette idée si éminemment pratique, que les femmes enceintes n'ont point d'accidents pléthoriques mais des phénomènes de chloro-anémie, qui contre-indiquent absolument l'usage traditionnel des saignées. D'après 25 analyses, cet observateur distingué a constaté que si dans les 4 premiers mois de la grossesse le chiffre des globules ne s'éloigne pas sensiblement de l'état normal, l'abaissement est ordinairement considérable dans la deuxième moitié de la gestation, et à la fin de la grossesse le chiffre oscille entre 90 et 120, moyenne 101: j'ajoute qu'aussitôt après l'accouchement et dès les deux ou trois premiers jours, l'équilibre se rétablit; c'est ce que Andral, Gavarret et Delafond ont constaté sur les femelles des animaux, entre autres chez les brebis et les vaches. Les phénomènes représentent exactement ceux de la chlorose : ce sont des vertiges, des bouffées de chaleur au visage, des pesanteurs de tête, du souffle carotidien.

Mais ce qui distingue cette chlorose, c'est l'augmentation des globules blancs; la leucocytose constitue un caractère constant du sang puerpéral, et cette altération suffit pour différencier cette chlorose de la véritable anémie qui succède souvent à l'accouchement; les fatigues du travail, les déperditions de sang, le sécrétions utérines peuvent produire une aglobulie, mais celle-ci disparaît d'elle-même si les pertes discontinuent; la chlorose, au contraire, dans ses degrés avancés, exige, pour guérir, l'emploi d'une médication spéciale; à plus forte raison si la grossesse se déclare dans le cours d'une chlorose menstruelle; l'une se greffant sur l'autre, il en résulte, si l'on peut ainsi dire, une chlorose à la deuxième puissance, qui peut devenir une cause nouvelle de désalbuminémie ; si en même temps les reins, comme cela a lieu si souvent, présentent des traces de desquamation ou d'inflammation, la chute des épithéliums laissera le sérum du sang filtrer à travers les tubuli ; il en résultera une albuminurie, qui à son tour appauvrit le sang, et ne manque pas de provoquer une nouvelle transsudation du sérum qui s'épanche dans le tissu cellulaire et les séreuses, et constitue ces hydropisies si fréquentes dans la grossesse. Toutes ces filiations morbides doivent être présentes à l'esprit des médecins qui considèrent et conseillent trop souvent la grossesse comme un moyen de guérir la chlorose.

Outre l'aglobulie et la leucocytose, le sang présente un troisième caractère signalé par Regnauld. Le sérum devient moins riche en parties solides ; la diminution porte manifestement sur l'albumine ; de 70, moyenne physiologique, elle s'abaisse à 68 dans les sept premiers mois, et à 66,4 dans les deux derniers mois. Mais en même temps, la caséine, qui, d'après Panum, fait partie intégrante du sang normal, prend des proportions inusitées (Natalis Guillot) ; ainsi, chaque fois que les matières plasmatiques augmentent sous une forme, c'est aux dépens de la sérine ; cette loi est confirmée péremptoirement par les analyses quantitatives de la fibrine, pratiquées par Regnauld.

Une quatrième modification consiste en effet dans l'augmentation de la fibrine (plasmine concrète) ; dans les quatre ou cinq derniers mois elle augmente sensiblement, et à partir du sixième mois elle monte ordinairement à 4 et même à 4,8 pour 1,000 ; or, il est à remarquer qu'il y a toujours concurremment une diminution de l'albumine du sérum ; il semble donc qu'il s'agit d'une simple métamorphose isomérique des diverses substances protéiques.

Notez d'autre part, que l'excès de plasmine concrète coïncide avec l'excès de leucocytes ; cette concordance, signalée par Virchow, se vérifie aussi dans l'inanition ; or, la femme enceinte est destinée à fournir au fœtus des éléments nutritifs, par cela même elle s'épuise et tombe dans un état voisin de l'inanition ; son sang présente, comme chez les animaux soumis à l'abstinence, une prédominance relative de la plasmine et des globules blancs. A ces divers caractères il faut ajouter enfin un état hydrémique, auquel Beau et Cazaux font jouer un rôle par trop important.

Parmi ces altérations humorales, l'excès de fibrine et la diminution des hématies impriment au sang de la gestation le caractère couenneux, que les praticiens ont longtemps considéré comme le signe prémonitoire de l'inflammation. Attribuant à la pléthore les moindres accidents de la grossesse, on a été conduit par cette voie théorique à la nécessité de la saignée, tandis qu'il s'agit surtout d'une aglobulie avec hyperfibrinose; or, ce sont là les lésions du sang dans l'inanition.

3. Chloroses héréditaires et constitutionnelles. — Le développement individuel comprend l'organisation héréditaire et l'accroissement corporel, ce sont là des origines indiscutables de la chlorose. L'hérédité, qui est des plus manifestes dans certaines familles, et n'épargne dans ce cas aucun sexe, ne se trahit cependant jamais au moment de la naissance; la chlorose n'est pas congénitale, mais elle peut se révéler depuis les premiers mois de la vie jusqu'à la deuxième enfance, sans que d'ailleurs son apparition soit soumise à aucune règle fixe; une fois déclarée elle fait, pour ainsi dire, partie intégrante de la constitution et suit l'individu dans toutes les phases de sa vie normale ou pathologique; c'est surtout cette chlorose héréditaire qu'on observe chez l'homme, depuis le plus jeune âge jusqu'au déclin de l'âge adulte. J'ai vu dans une famille dont la grand'mère et la mère présentent le type de la chlorose, naître une fille et deux garçons, qui pâlirent dès les premiers mois de la vie et conservent encore une décoloration très-prononcée, avec bruit de souffle vasculaire et tous les attributs de la constitution chloro-anémique, malgré le maintien de l'embonpoint et des forces. Pour des cas de ce genre, Bouillaud dit à juste raison que la chlorose est une maladie constitutionnelle, et Trousseau, qu'elle est le plus souvent incurable.

4. Chloroses et pseudo-chloroses infantiles. — Si la chlorose n'est pas congénitale, la raison en est bien simple : les beaux travaux de Poggiale ont démontré en effet que le sang de l'enfant et des animaux qui viennent de naître présente une proportion de globules très-considérable; le sang du bout supérieur du cordon, comme le sang placentaire, contient 172 parties d'hématies sur 1,000 grammes; dans le bout inférieur du cordon, les globules diminuent tout en étant plus nombreuses encore que chez l'adulte. Au bout de deux jours, le sang du nouveau-né tend à se rapprocher de la normale, et surtout chez les animaux qui naissent dans un état de débilité; on s'explique ainsi pourquoi la chlorose n'est pas congénitale. Il existe souvent chez les nouveau-nés une pâleur extrême avec flaccidité des chairs, la peau est terne et plissée, la maigreur générale, la température tend sans cesse à s'abaisser; Hervieux a décrit cet état sous le nom d'anémie; c'est bien plutôt une atrophie; en aucun cas on ne saurait dire que c'est la chlorose. L'atrophie congénitale porte en effet sur tous les tissus, particulièrement les muscles; elle se développe principalement chez les enfants nés avant terme, ou dans de mauvaises conditions hygiéniques, ou d'une mère qui pendant la grossesse a éprouvé des vomissements, des hémorrhagies utérines, ou subi des saignées répétées; ces saignées, pratiquées souvent dans le but de réduire le volume de l'enfant dans les grossesses anormales avec implantation vicieuse du placenta, dépassent ordinairement le but, et déterminent l'atrophie du fœtus. Toujours est-il que cet état d'atrophie n'est pas irrémédiable; les lois de l'hygiène bien appliquées, l'allaitement par une nourrice saine, peuvent triompher de tous les accidents, et ramener la vie, si gravement compromise qu'elle soit.

Anémies de dentition et de sevrage. — A une époque plus avancée de l'enfance, on voit survenir fréquemment des phénomènes d'anémie, qui sont un effet indirect de la dentition; les souffrances qui marquent l'éruption des premières dents peuvent déterminer de l'irritabilité et de la fièvre; d'autres fois ce sont des troubles digestifs, c'est-à-dire de la dyspepsie, des indigestions ou de la diarrhée, c'est alors surtout que l'anémie se développe avec les caractères de l'assimilation insuffisante; si dans ces conditions le lait est imparfait ou trop peu abondant, si la nourriture est trop exclusivement lactée, ou au contraire trop substantielle, et composée de viandes fortes et de vin, selon les prescriptions inintelligentes de certains parents, dans ces divers cas les digestions se troublent de plus en plus, et aux effets de l'assimilation incomplète viendront se joindre les effets de l'alimentation vicieuse ; de là une double cause de déperdition qu'on néglige trop souvent par un respect mal entendu de l'aphorisme hippocratique, qui considère la diarrhée pendant la dentition comme un symptôme d'un heureux augure ; pendant qu'on se félicite de la persistance de cet état, la diarrhée s'aggrave et finit par devenir incoercible.

Au résumé, la dentition provoque souvent des anémies d'inanition, qui résultent des troubles digestifs. Il en est de même de celles qui se développent à l'époque du sevrage ; à Paris on sèvre en général les enfants à l'âge de dix à dix-huit mois, et quand même la première dentition est achevée, on lui impute encore tous les accidents ; il importe cependant d'être d'autant plus sur ses gardes, que les suites fâcheuses d'un sevrage prématuré ne se manifestent pas toujours d'une manière immédiate. La mère voit son enfant pris d'une diarrhée modérée, et ne s'inquiète pas, jusqu'à ce que tout à coup surviennent des accidents graves, des vomissements incoercibles avec colliquation connue sous le nom de choléra infantile. Aussi j'ai adopté pour règle de conduite de combattre la diarrhée dès qu'elle apparaît.

Chloroses infantiles vraies. — A l'âge de 4 à 12 ans, surtout lorsque l'enfant, quel qu'en soit le sexe, s'accroît rapidement, la chlorose est fréquente, et se traduit par de la faiblesse, de l'essoufflement, une pâleur générale, et des bruits de souffle vasculaire ; ce dernier signe n'a pas de valeur exclusive, et il ne suffit pas, selon la juste remarque de Roger, pour caractériser ni la chlorose ni l'anémie ; j'ai constaté le souffle artériel dans une foule de circonstances très-diverses, dans la fièvre, la chorée, la coqueluche, etc., sans qu'il y eût aucun signe d'altération du sang. Ce n'est que la réunion des symptômes qui permet d'affirmer une pareille lésion, dont il restera d'ailleurs encore à déterminer l'origine ; avant de prononcer le mot chlorose, il faudra interroger les divers organes, reconnaître l'état des digestions, s'enquérir de l'alimentation, des habitudes vicieuses de l'enfant, enfin des conditions atmosphériques. Toutes les infractions à l'hygiène peuvent amener le développement de l'anémie ; la chlorose ne doit être admise que pour et par le seul fait de l'accroissement corporel disproportionné avec les forces nutritives et réparatrices de l'enfant.

5. Chloroses complexes. — Au fur et à mesure qu'on se rapproche de l'époque pubère, la chlorose augmente de fréquence; l'accroissement du corps et le développement sexuel y contribuent alors pour leur part respective; aussi peut-on affirmer qu'elle commence plus souvent entre 10 et 14 ans qu'à une époque plus avancée. Si elle passe si souvent méconnue, c'est qu'on n'en tient généralement compte que s'il survient une série de phénomènes graves, tels que les palpitations, les troubles nerveux. Chez les jeunes filles qui sont formées, c'est l'irrégularité ou la disparition des menstrues, qui donne ordinairement le signal de la maladie; jusque-là le mal paraît latent.

Chez les femmes adultes, s'il se fait une suppression brusque, la chlorose semble dater de ce jour; on l'attribue à la frayeur, à l'impression du froid, aux causes morales, en un mot à des conditions accidentelles, tandis que la dépression physique et la dénutrition des tissus précèdent souvent, sans frapper l'attention du malade ni du médecin.

Certaines conditions hygiéniques semblent favoriser la production de la chlorose. Romberg la considère comme plus fréquente chez les ouvrières des villes, mais il n'a pas fait la part des anémies. Canstatt, au contraire, croit que la chlorose est plus répandue à la campagne; cela veut dire que, malgré l'aération la plus parfaite, la chlorose peut se montrer, et même chez les femmes qui ont des apparences de force. Toujours est-il qu'elle se montre dans toutes les conditions de la vie, dans toutes les classes de la société, sous l'influence soit de l'ovulation imparfaite, soit de l'hérédité.

La ménopause est pour les femmes une cause très-ordinaire de débilitation; les accidents qui se développent alors sont le fait de l'anémie et non de la chlorose; ils ont une durée généralement très-limitée, subordonnée à celle des pertes qui en sont la cause; à cet âge, en effet, il y a des ménorrhagies abondantes, des hémorrhoïdes, souvent aussi des affections cardiaques; il n'en faut pas davantage pour expliquer ces phénomènes.

(B). COMPARAISON DES ANÉMIES D'ORIGINE HÉMORRHAGIQUE ET DES ANÉMIES D'INANITION.

La pathologie expérimentale nous enseigne des différences fondamentales entre les inanitions et les autres espèces d'anémies ; l'alimentation insuffisante entrave les échanges moléculaires de tous les tissus aussi bien que du sang ; la résorption, qui ne peut plus s'opérer sur les aliments, s'exerce sur la réserve nutritive, c'est-à-dire sur la graisse, puis sur les matières protéiques des tissus et des humeurs : il en résulte que le sang n'est pas plus atteint que les organes ; dans l'aglobulie due aux pertes de sang, c'est l'inverse qui a lieu ; le sang perd ses globules, qui se réparent plus difficilement que les autres éléments du sang ; il en résulte que ce sont les appareils (nervo-musculaires) qui réclament le plus l'intégrité du sang, qui souffrent en premier lieu dans leurs fonctions. L'aglobulie produit surtout des phénomènes nervo-musculaires, soit des régions périphériques, soit des viscères principaux ; l'action du cœur se trouble et se traduit par des palpitations, des syncopes ; la circulation capillaire de l'encéphale se modifie au point de provoquer des vertiges, des éblouissements ; la respiration devient difficile ; mais, au milieu de ces désordres, les formes restent intactes, parce que la réserve de graisse n'est point entamée. Chez le pauvre qui souffre de la misère, chez le riche qui digère mal, l'aglobulie est au contraire proportionnée au dépérissement général, c'est pourquoi le malade maigrit, la peau se ternit, devient flasque, les forces diminuent d'une manière progressive, uniforme, l'épuisement prédomine sur l'irritabilité ; les anesthésies et les hyperesthésies sont plus rares et plus tardives ; la dénutrition, en effet, s'opère graduellement partout à la fois, sur les solides comme sur les liquides.

(C.) COMPARAISON DES ANÉMIES DÉGÉNÉRATIVES ET TOXIQUES AVEC LES AUTRES ESPÈCES D'ANÉMIES.

Les anémies dégénératives et toxiques finissent souvent par un état cachectique, que nous décrirons avec les cachexies en général ; en même temps nous signalerons les différences qui séparent ces anémies des autres espèces.

SECTION II. DIAGNOSTIC DIFFÉRENTIEL DES ANÉMIES.

Après avoir établi les différences et les analogies des quatre classes étiologiques d'anémies, il reste à assigner à ce groupe morbide des limites précises et en même temps des caractères distinctifs qui rendent toute méprise impossible. Or, selon que la maladie, que pour abréger nous désignerons désormais sous le nom de chloro-anémie ou d'anémie, affecte de préférence le cœur ou la respiration, ou l'appareil digestif, elle présentera des points de contact avec les maladies du cœur, du poumon, de l'estomac; si elle prédomine dans le système nerveux, elle est facile à confondre avec l'hystérie; lorsqu'enfin elle envahit tout l'organisme, de façon à compromettre et la composition du sang et la texture des parenchymes, elle se rapproche de ces états graves, qu'on a décrits sous le nom de cachexies.

I. DIAGNOSTIC DES CHLORO-ANÉMIES ET DES AFFECTIONS DU COEUR.

Il arrive souvent que les chloro-anémiques ne se plaignent que de palpitations ou d'une dyspnée spéciale, qui ne s'accuse que par une marche ascensionnelle; les syncopes manquent ordinairement dans ce cas, mais le médecin constate, comme dans les maladies du cœur, des irrégularités des battements, des bruits de souffle cardiaque et vasculaire. Toutefois, l'analyse de ces divers phénomènes marque de profondes dissemblances entre l'altération humorale et les lésions organiques.

Parmi les affections cardiaques qui en imposent le plus pour la chlorose, il faut compter en première ligne les rétrécissements de l'orifice aortique; en deuxième ligne, les hypertrophies et dilatations des cavités; en troisième ligne, les dégénérescences graisseuses et atrophiques du muscle cardiaque.

Lésions des valvules. — Les maladies des orifices se traduisent toutes par des souffles cardiaques; si un souffle isochrone à la systole se manifeste principalement à la partie inférieure du ventricule gauche, c'est l'indice d'une insuffisance de la valvule mitrale. Un souffle *présystolique* ou *diastolique*, c'est-à-dire qui, dans cette même région, coïncide avec le deuxième ton du cœur et remplit tout le silence, doit être considéré comme le signe d'un rétrécissement de l'orifice mitral. Or, dans la chloro-anémie, le souffle ne se répand pas jusqu'à la pointe du cœur et ne couvre le deuxième temps que si l'anémie est assez grave pour compromettre la texture du muscle. Par conséquent, l'altération du sang ne saurait être confondue avec aucune des lésions mitrales.

L'insuffisance aortique en est encore plus distincte par son deuxième ton soufflé, ses dilatations artérielles. Parmi les lésions des orifices, le rétrécissement aortique peut seul induire en erreur; il produit un souffle qui couvre toute la systole, présente son maximum à l'insertion sternale du troisième cartilage et se propage en travers du sternum vers le deuxième espace intercostal du côté droit; ce sont bien là en partie les caractères topiques du souffle chlorotique, et sous ce rapport la confusion est facile. La tonalité cependant diffère; en général le bruit anémique est plus doux que le souffle organique: mais ce caractère n'a pas de certitude absolue; en réalité l'inverse peut avoir lieu.

En effet, dans la chlorose, le trouble de l'innervation cardiaque se traduit souvent par une paralysie des nerfs vagues; les palpitations qui en résultent sont avec relâchement des muscles cardiaques; il ne saurait se manifester, en ce cas, un souffle intense; il faut pour cela que le sang passe d'un tube étroit dans un espace plus large, c'est-à-dire, passe d'une pression forte à une pression plus faible. S'il existe une excitation de la moelle ou du nerf grand sympathique, les muscles qui soutiennent la valvule aortique sont plus tendus et le passage se rétrécit; le sang subit alors le phénomène de la veine fluide; le souffle se produit au premier temps, ce sont donc des rétrécissements passagers, c'est-à-dire des bruits nervo-musculaires qui se distinguent difficilement du souffle organique.

Les bruits artériels sont les seuls phénomènes stéthoscopiques qui permettent de discerner les deux maladies; dans la chloro-anémie, lorsque le bruit est continu ou musical, ou bien avec renforcements qui rappellent le bruit de diable, le diagnostic est assuré; mais ces phénomènes sont exceptionnels et ne se perçoivent que dans les chloroses les plus évidentes, les plus avancées; lorsqu'au contraire le bruit vasculaire est intermittent, il n'a de signification absolue qu'autant qu'il est localisé et borné aux vaisseaux; s'il se propage à l'orifice aortique, la difficulté reparaît, et dans ce cas il faut tenir compte de l'état de la circulation artérielle et capillaire. Dans les maladies du cœur, et pour être plus précis, dans le rétrécissement aortique, qui seul présente des analogies avec la chlorose, le pouls est petit, dur, tandis que le pouls chez les chlorotiques est ample et mou. La circulation capillaire dans la chlorose est diminuée, et la pâleur est caractéristique; dans la lésion organique de l'aorte, la circulation se trouble principalement dans l'encéphale.

Enfin, et c'est le signe pathognomonique, ce rétrécissement organique, qui laisse les circulations locales intactes, s'accompagne toujours d'une hypertrophie du ventricule gauche, dont les fibres musculaires se développent en raison directe de l'obstacle; cette hypertrophie compensatrice se traduit par une augmentation du volume du cœur, que le plessimètre permet d'affirmer avec certitude. Rien de semblable n'a lieu dans la chlorose; en tous les cas, l'hypertrophie ou la dilatation de l'organe n'est que transitoire.

Enfin dans les chloroses les plus marquées, en tant que le sang n'a pas perdu de son albumine, il ne se produit pas d'œdème vrai; le rétrécissement aortique peut gêner la circulation veineuse, particulièrement des membres inférieurs, qui deviennent souvent le siége d'une infiltration plus ou moins marquée; mais cette circonstance ne se présente que si le cœur hypertrophié subit la dilatation.

Hypertrophies. — Les hypertrophies ont des signes négatifs ou positifs qui suffisent presque toujours à la diagnose. L'hypertrophie vraie, c'est-à-dire avec augmentation des fibres musculaires, l'hypersarcose en un mot, reconnaît deux ordres de causes : les unes dépendent des obstacles au cours du sang; les autres sont intrinsèques. Le muscle cardiaque, comme les muscles en général, se développe par suite d'un excès de travail, lequel se manifeste chaque fois que les efforts de contraction du cœur sont destinés à surmonter les résistances locales que présentent les orifices rétrécis ou dilatés, ou bien enfin l'engorgement des viscères; l'excès de tension artérielle résultant de la destruction d'un réseau capillaire, comme par exemple celui des reins atrophiés ou amyloïdes, suffit aussi pour amener l'hypertrophie. Dans toutes ces circonstances, il existe dans la circulation centrale ou périphérique un obstacle matériel facile à reconnaître; c'est pour surmonter cet obstacle que le muscle cardiaque subit une nutrition plus active, une hypersarcose compensatrice. En dehors de ces conditions mécaniques, l'hypertrophie est très-rare; on prétend qu'elle peut résulter d'un excès dynamique, d'un fonctionnement excessif, ainsi comme effet des palpitations, ou bien de la grossesse. Je l'ai constatée pendant la période de croissance; ici, l'excès de travail serait purement fonctionnel, et suffirait pour expliquer le développement du muscle cardiaque. Dans ces cas, il n'existe pas de bruit de souffle évident ni au cœur ni dans les vaisseaux; mais s'il est vrai, comme on l'a dit, que le cœur peut s'hypertrophier ou se dilater dans la chlorose, la difficulté semble insurmontable ; toutefois le fait lui-même n'est pas démontré. En tous les cas, cette hypertrophie est transitoire.

Dilatation du cœur. — La dilatation du cœur occupe surtout les oreillettes; plus rarement le ventricule droit, et plus rarement encore le ventricule gauche; elle reconnaît, comme les hypertrophies, deux séries de causes, les unes intrinsèques, dépendantes des obstacles au cours du sang, les autres inhérentes au tissu musculaire, dégénéré par suite d'une endocardite ou d'une rugosité, ou du marasme général; mais les effets de la dilatation sur le cours du sang sont absolument inverses de ceux de l'hypertrophie; la somme de travail doit nécessairement subir une diminution : 1° les artères sont donc moins remplies et le pouls est petit; 2° la circulation est ralentie; 3° le sang s'imprègne, par conséquent, d'acide carbonique; 4° les veines et les capillaires sont distendus; 5° les palpitaions sont fréquentes; 6° la respiration est brève; 7° la pointe du cœur bat plus en dehors et en bas, généralement avec une grande faiblesse. Dans la chlorose, au contraire, le pouls est large et mou, le cours du sang est normal, les capillaires sont vides; les artères sont le siége de bruits anormaux; les palpitations des chlorotiques ne se manifestent pas toujours à l'occasion des efforts; enfin la dyspnée, qui dépend de la diminution des globules et de l'oxygène, ne rend pas le sang veineux ni la peau cyanotique, comme cela a lieu par suite des dilatations.

Dégénérescence du cœur. — La transformation graisseuse du cœur détermine, comme la chlorose, un affaiblissement de la force contractile et du choc du cœur, une tendance aux syncopes, et une pâleur très-marquée; mais il existe, outre les signes physiques de la dilatation concomitante, des accès d'anxiété et de suffocation tout à fait caractéristiques, de véritables apnées, principalement nocturnes; rien de semblable ne se manifeste dans la chlorose.

II. DIAGNOSTIC DES CHLORO-ANÉMIES ET DES AFFECTIONS RESPIRATOIRES.

Les dyspnées des chlorotiques ont deux types; les respirations sont, ou bien accélérées, superficielles, ou bien anxieuses, profondes, ralenties; ces dyspnées caractéristiques, dont les unes rappellent l'excitation, les autres l'épuisement des nerfs vagues, ont cependant été l'objet de nombreuses méprises; c'est avec la dyspnée mécanique de la tuberculose et d'une autre part, avec la dyspnée asthmatique qu'on les a le plus souvent confondues.

Tuberculose. — Lorsque la chlorose est simple, elle est facile à discerner des tubercules pulmonaires; lorsqu'elle s'accompagne d'hémoptysies supplémentaires, ce diagnostic devient d'autant plus difficile, que la phthisie s'annonce souvent par une véritable anémie.

Les chlorotiques, comme les phthisiques éprouvent de la gêne respiratoire, des douleurs intercostales ou dorsales, parfois une petite toux quinteuse sèche ou avec quelques rares crachats, muqueux, épais; la menstruation fait défaut chez les unes comme chez les autres; enfin la nutrition languit et l'aspect général des malades est profondément altéré; il semble donc que l'analogie soit complète et la méprise jusqu'à un cerpoint justifiable. Toutefois l'analyse physiologique des symptômes communs permet d'éviter cet écueil; et de plus, il existe des signes indubitables, caractéristiques, de chacune des deux maladies.

L'examen comparatif des phénomènes respiratoires en est la preuve la plus convaincante; ainsi, la dyspnée, continue dans la chlorose, se manifeste par accès dans la tuberculose chronique, par suite de l'oblitération muqueuse des bronches.

Si l'oppression est continue, c'est qu'il s'agit d'une phthisie caverneuse avec oblitération des vaisseaux pulmonaires, et dans ce cas les cavernes sont faciles à reconnaître ; ou bien la dyspnée résulte du rétrécissement du champ respiratoire par une éruption miliaire, et celle-ci ne se manifeste jamais sans fièvre.

La toux des chlorotiques présente, comme la dyspnée, des caractères précis. Dans son excellent mémoire sur la toux hystérique, Lasègue dit que les efforts de toux affectent un certain rhythme monotone; la malade tousse à chaque expiration, ou, ce qui est plus fréquent, à mon avis, elle fait trois ou quatre expirations avec toux avant de pouvoir reprendre sa respiration ; c'est précisément là ce qu'on trouve chez les chlorotiques; et ce rhythme, une fois établi, se continue presque invariablement, du moins pendant le jour. Dans la phthisie, même au début, jamais la toux ne présente cette régularité, cette sorte de cadence irrésistible qui résulte d'une excitation permanente des branches sensibles du nerf pneumogastrique.

L'expectoration manque presque toujours dans la toux chloro-hystérique; elle est de règle dans la tuberculose, et se compose de matières muqueuses, compactes, dans lesquelles il est impossible de reconnaître au début de la maladie, quoi qu'on en ait dit, les débris du poumon. Toutes ces différences doivent faire soupçonner la nature de la maladie ; si elles n'étaient pas nettement accusées, l'auscultation et la percussion du thorax lèveraient tous les doutes, car dans la majorité des phthisies commençantes, on trouve de la matité sous les clavicules, la rudesse de l'expiration et le retentissement de la voix.

Les phénomènes de la circulation sont tout aussi différents, la fièvre et l'animation du visage sont caractéristiques de la tuberculose; la pâleur indique la chlorose, qui se traduit surtout par les bruits du souffle vasculaire.

Les dyspepsies vraies sont plus fréquentes chez les phthisiques que chez les chlorotiques, qui sont sujettes surtout aux douleurs épigastriques, à la constipation avec distension gazeuse des instestins.

L'aménorrhée est constante dans la chlorose, et les règles se continuent souvent dans la tuberculose. Enfin, la nutrition est profondément altérée dans ce dernier cas, et l'amaigrissement est rapide, tandis que les chlorotiques conservent un certain degré d'embonpoint. Au résumé, la chlorose simple se disdingue facilement de la tuberculose par les différences que présentent les signes communs, et par les caractères spéciaux des signes propres à chaque maladie.

Lorsque la chlorose se complique d'hémoptysies supplémentaires, des difficultés véritables surgissent; chez une dame atteinte d'aménorrhée chlorotique, des hémoptysies répétées avec toux et dyspnée ont longtemps fait croire à des médecins éminents qu'il s'agissait de tubercules pulmonaires ; les bruits vasculaires, qui étaient très-manifestes, furent mis sur le compte de l'anémie consécutive aux hémorrhagies pulmonaires; mais l'absence de fièvre et de dépérissement, la persistance des crachements de sang, conjointement avec la durée de l'aménorrhée, la sonorité naturelle du poumon, et surtout la conservation du murmure respiratoire normal, devaient défier toute méprise, et cette malade, en effet, guérit complétement.

Il reste à signaler une dernière difficulté ; la chlorose simple ou hémoptoïque peut être confondue avec l'anémie qui précède souvent la tuberculose ; il n'est pas rare de voir des malades pâlir et maigrir en même temps qu'elles présentent une toux sèche et fréquente, sans signes physiques bien accusés; en pareil cas, il faut précisément tenir compte de cette rapidité de l'amaigrissement, et de cette décoloration qui s'opère, sans qu'il y ait de déperditions ni d'inanitions susceptibles d'expliquer l'anémie. Il est un autre phénomène plus caractéristique, c'est l'extrême faiblesse et l'inappétence qui accompagnent ces invasions lentes de la phthisie; bientôt celle-ci, progressant d'une manière fatale, provoque le développement d'une fièvre à redoublements nocturnes, qui ne laissent plus aucun doute dans l'esprit de l'observateur.

Asthme. — L'asthme n'a de commun avec la chlorose que la dyspnée; mais tandis que l'oppression chlorotique est continue ou se manifeste principalement par les mouvements ascensionnels du thorax, l'asthme procède par accès qui sont caractéristiques; c'est un arrêt tétanique du diaphragme avec dilatation, allongement et immobilité du thorax; la chlorotique continue à respirer, et ses mouvements sont souvent plus énergiques, plus manifestes, principalement dans la zône supérieure du thorax.

III. DIAGNOSTIC DES CHLORO-ANÉMIES ET DES DYSPEPSIES.

Les troubles digestifs des chlorotiques se distinguent principalement, 1° par les phénomènes nervo-musculaires, c'est-à-dire par les douleurs épigastriques, les crampes, parfois les vomissements; 2° rarement par les dyspepsies chimiques, et exceptionnellement par des dyspepsies organiques dues aux altérations des glandes à pepsine, ou à des ulcères simples.

Les troubles nervo-musculaires ne se distinguent des gastralgies simples ou des vomissements nerveux, que par l'absence des bruits vasculaires, et par la coloration normale des téguments. Les dyspepsies des chlorotiques sont plus difficiles à discerner des dyspepsies primitives, car celles-ci finissent par amener un état d'inanition, qui présente avec l'anémie des analogies, mais aussi des différences, que nous avons cherché à définir.

Les chloro-anémies et les dyspepsies ont un privilége commun, c'est d'appauvrir le sang; en outre, elles se trahissent toutes deux par les vertiges; même le dyspeptique n'accuse souvent pas d'autre phénomène. Trousseau a parfaitement décrit le vertige à *stomacho læso;* mais il faut se demander si déjà même à cette époque de la dyspepsie, le sang n'a pas subi l'hydratation et l'aglobulie, qui sont la cause des troubles de la circulation cérébrale, et du vertige; s'il en est ainsi, le vertige dyspeptique devra rentrer dans la catégorie des vertiges anémiques, c'est-à-dire des oligaimies cérébrales; si au contraire il n'existe pas de signes d'anémie d'inanition, on devra supposer une action réflexe de l'estomac sur les nerfs vasomoteurs de l'encéphale, c'est-à-dire une oligaimie cérébrale par contraction réflexe des vaisseaux intra-crâniens.

IV. DIAGNOSTIC DU VERTIGE ANÉMIQUE AVEC LES AFFECTIONS CÉRÉBRALES.

Congestion cérébrale. — La fréquence du vertige anémique ne saurait se comparer qu'à la rareté de la congestion cérébrale, en tant du moins que celle-ci est primitive et essentielle; cependant dans la pratique, c'est à peine si le nom de vertige oligaimique est connu, tandis que l'hypérémie semble dominer la pathologie de l'encéphale. C'est surtout à la médecine expérimentale qu'on doit la connaissance de l'oligaimie cérébrale; lorsqu'on pratique la ligature des artères carotides et vertébrales, ou bien quand on injecte dans les vaisseaux des substances inertes, ainsi que l'a pratiqué Valpian, il se produit une série de phénomènes qui sont dus exclusivement à l'oligaimie de l'encéphale; si elle envahit le bulbe, il en résulte des vertiges et des convulsions; c'est le premier de ces phénomènes qui se manifeste dans l'oligaimie cérébrale due à l'appauvrissement du sang chez l'homme; les étourdissements, l'incertitude de la marche, les éblouissements, les bruissements d'oreilles sont l'expression synthétique de cet état des centres nerveux. L'hyperhémie, et surtout l'hyperhémie veineuse, qui est la plus fréquente de toutes, se signale aussi par le vertige, la demi-perte de connaissance, mais, en même temps, par la tendance au coma et à la paralysie. Enfin dans le premier cas, la position horizontale est des plus efficaces; dans la congestion passive, elle exerce d'autant moins d'influence que les stases veineuses des vaisseaux intra-crâniens sont ordinairement sous l'influence d'un obstacle situé aux orifices du cœur, c'est-à-dire d'une déplétion incomplète de la veine cave supérieure.

Pseudo-congestion cérébrale chez les enfants. — Chez les enfants, les convulsions, partielles ou générales, surtout celles qui coïncident avec la dentition, sont presque toujours attribuées aux congestions cérébrales, et traitées comme les symptômes de l'hyperhémie, par les sangsues et les dérivatifs; mais rien n'est plus dangereux qu'une pareille hypothèse; la congestion primitive du cerveau n'existe point dans l'enfance, quand il n'y a pas de lésion inflammatoire ou organique de l'encéphale et de ses enveloppes (meningite, encéphalite, tubercules cérébraux); sur ce point, je partage le sentiment de Rilliet et Barthez. Les convulsions sont presque toujours un phénomène réflexe, résultant d'une affection des divers viscères, ou d'une irritation des téguments : dans quelques circonstances exceptionnelles, que j'ai pu vérifier sur deux enfants de deux à quatre ans, ce sont de véritables attaques d'hystérie, parfaitement distinctes de l'épilepsie, par le type des convulsions, les pleurs, la conservation de l'intelligence et la curabilité de la maladie ; enfin, quand il ne s'agit ni d'une lésion des centres nerveux, ni des convulsions réflexes, ni de l'hystérie ou de l'épilepsie, les convulsions doivent être rapportées à l'anémie générale, et par conséquent à une oligaimie de l'encéphale. Marshall Hall a décrit cet état sous le nom de fausse hydrocéphalie; c'est qu'en effet il présente la plus grande analogie avec les épanchements sous-arachnoïdiens, parfois même avec la première période de la méningite : convulsions générales, dilatation des pupilles, somnolence, ralentissement du pouls, injection du visage; mais l'hydrocéphalie primitive est aussi rare que la congestion.

Quant à la méningite, elle débute par une accélération fébrile du pouls, qui ne se ralentit que plus tard ; en outre il y a une céphalalgie caractéristique avec vomissements ; les convulsions sont rares, et le coma est tardif. En résumé le diagnostic peut être pratiqué avec certitude.

V. DIAGNOSTIC DES ACCIDENTS HYSTÉRIFORMES DE LA CHLORO-ANÉMIE AVEC L'HYSTÉRIE.

Les chlorotiques comme les hystériques éprouvent la même excitabilité cérébrale, les troubles de la sensibilité, c'est-à-dire l'hyperesthésie ou l'anesthésie, les névralgies, le coma, les fatigues douloureuses des muscles, soit périphériques, soit périviscéraux, les spasmes pharyngo-laryngés, les diverses formes de la gastralgie vraie ou fausse, la constipation avec ou sans tympanite, en un mot toute la série des phénomènes nerveux et musculaires se retrouvent dans la chlorose comme dans l'hystérie ; mais ce qui appartient en propre à la chlorotique, c'est le trouble de la circulation et de la respiration ; ainsi les syncopes, les palpitations, les vertiges sont le cortége habituel de la chloro-anémie, et se remarquent rarement, surtout à un degré aussi prononcé dans l'hystérie ; le pouls est large, mou, dans le premier cas, généralement petit et fréquent dans les états névro-pathiques. La décoloration de la peau, l'injection du visage à la moindre émotion, la suppression des fonctions menstruelles, enfin la dénutrition de certains tissus sont les phénomènes caractéristiques de la chlorose ; l'hystérie est compatible avec les apparences de la santé, la coloration des téguments, la régularité des menstrues qui sont douloureuses sans être diminuées. Il se peut sans doute que l'hystérie par suite de la perturbation des fonctions digestives, ou du rétrécissement de l'œsophage, ou de l'anorexie, détermine un certain degré de dépérissement ; mais ces phénomènes ressemblent à ceux de l'inanition, et nous savons déjà qu'ils diffèrent des symptômes de l'aglobulie.

VI. DIAGNOSTIC DES CHLORO-ANÉMIES ET DES CACHEXIES.

Définition des cachexies.

Dans l'état actuel de la science, le mot cachexie ne peut servir qu'à exprimer une altération profonde de la nutrition de l'organisme, par suite de lésions qui compromettent la texture des principaux organes, et la composition histo-chimique du sang.

Envisagée à ce point de vue, la cachexie n'est pas une maladie, mais un état grave, ordinairement complexe, souvent ultime, résultant d'une affection morbide antérieure ; *malus corporis habitus* (κακός, mauvais ; ἕξις, être). L'état cachectique, provenant de conditions pathologiques diversifiées, ne saurait avoir une caractéristique spéciale ; loin d'être toujours identique à lui-même, il reflète les dernières phases de chacune des maladies dont il dérive ; c'est pourquoi on l'a souvent confondu avec les anémies, les diathèses, les diverses espèces de marasmes, de fièvres hectiques.

DES DIVERS TYPES ÉTIOLOGIQUES DES CACHEXIES.

Le type le plus simple de la cachexie, c'est la dénutrition générale résultant d'une lésion primitivement restreinte à un organe. Nous examinerons ensuite les cachexies résultant des maladies générales, des intoxications, des diathèses ; enfin nous indiquerons les cachexies spéciales.

1. Cachexie simple.

Prenons pour exemple l'infarctus sanguin ou la transformation amyloïde de la rate. Cet organe présidant à la formation des globules, si sa texture est compromise, une anémie grave ne tarde pas à se développer; puis, comme la veine splénique est détruite dans ses racines, engorgée sur son trajet ou comprimée à son embouchure dans la veine porte, il en résulte bientôt des hémorrhagies intestinales et de l'ascite. Jusque-là ce sont les phénomènes réguliers de la maladie; mais lorsqu'il vient s'y joindre un œdème considérable des membres inférieurs, une diarrhée incoercible, les déperditions d'albumine par la sérosité épanchée ou par les diarrhées séreuses ne tarderont pas de dépouiller le sang de ses matières plasmatiques. L'aglobulie primitive se compliquera de désalbuminémie ; le malade devient cachectique.

La même série morbide peut se développer à la suite d'une cirrhose du foie.

La dégénérescence graisseuse des reins généralise plus rapidement encore ses effets, car la perte d'albumine par les tubuli urinifères entraîne l'hydrémie et la désalbumination du sang dont le sérum, plus ou moins modifié, vient s'infiltrer dans le tissu connectif et dans les cavités séreuses ; l'hydropisie brightique peut persister ainsi un certain temps, mais finalement l'urée, au lieu de s'éliminer par les reins, s'échappe, soit en nature, soit sous forme de carbonate d'ammoniaque, par l'estomac et les intestins ; il en résulte des vomissements et des diarrhées incoercibles avec ulcérations de la muqueuse digestive ; l'état cachectique est alors manifeste et irrémédiable.

Ainsi les lésions primitivement les plus simples, les mieux circonscrites, finissent par modifier profondément le plasma du sang ; cette altération une fois établie favorise les exsudations séreuses ou inflammatoires ; les organes et les tissus qui laissent passer ces produits morbides souffrent eux-mêmes dans leur texture, dans leur composition ; les solides et les liquides sont donc atteints dès les premières phases de la cachexie.

La dernière période commence quand l'assimilation se fait à l'aide de la réserve que contient le tissu adipeux, c'est-à-dire quand le malade s'amaigrit ; cessant de réparer ses pertes, il se nourrit à ses propres dépens, d'abord de la graisse, puis de son sang, puis des muscles ; la dénutrition se généralise de plus en plus. Le cœur, atrophié ou infiltré de granulations graisseuses, ne donne plus qu'une circulation lente ou faible. L'innervation respiratoire est troublée ou diminuée ; les échanges gazeux sont imparfaits ; l'oxygène, étant en déficit, ne suffit plus pour les combustions intimes ; la nutrition est arrêtée ; l'individu meurt. Ainsi, voici, en résumé, un seul organe qui amène un dépérissement irrémédiable.

Cachexie scorbutique. — A côté de ces types originaires d'une lésion vient se placer l'histoire des cachexies provenant d'une maladie générale comme le scorbut. Le scorbut qui, pendant les XVIIe et XVIIIe siècles, a dominé toute la pathologie, au point que les médecins les plus éminents lui attribuaient le pouvoir occulte de revêtir toutes les formes de maladies, donne souvent lieu à un état cachectique bien défini ; ses caractères ont été retracés par nos médecins militaires, qui n'ont eu malheureusement que trop souvent l'occasion de l'observer pendant la guerre de Crimée ; les effets de cette cachexie, marqués par une faiblesse extrême avec infiltration des membres, poursuivaient encore nos soldats longtemps après la guérison des hémorrhagies, et imprimaient aux maladies intercurrentes une gravité extrême.

II. Cachexies toxiques. (A) Cachexie saturnine.

Les poisons produisent des effets variables. Prenons comme exemple, le plomb : Grisolle a prouvé que les ouvriers qui manient la céruse ou le minium ne tardent pas à offrir des troubles plus ou moins graves du côté de la nutrition ; ils pâlissent et maigrissent ; leurs chairs deviennent flasques ; leur peau, surtout celle de la face, prend une teinte d'un jaune pâle tout à fait caractéristique, qui n'a aucun rapport avec la couleur jaune de l'ictère, ni avec celle de la chlorose ; tous les tissus se décolorent. La peau est frappée d'analgésie ; le sang perd de ses globules (Andral) ; les forces diminuent avec les progrès de l'aglobulie, et la langueur des fonctions digestives vient ajouter encore à la faiblesse générale. Il suffit parfois d'une à trois semaines pour développer ces graves accidents, dont l'origine se reconnaît par le dépôt de particules de plomb sur les gencives et la peau. Arrivée à ce degré l'anémie persiste rarement sans se compliquer de coliques spéciales, de phénomènes convulsifs ou paralytiques qui indiquent la pénétration du poison dans les centres nerveux. C'est la réunion de ces diverses lésions des organes internes qui constitue la cachexie saturnine.

(B) **Cachexies métalliques diverses.** — L'usage longtemps prolongé de l'arsenic, de l'iode et du brome détermine également des accidents d'une nature particulière décrits sous le nom de cachexie arsenicale, d'iodisme, de bromisme ; mais ils ne présentent aucune analogie avec l'anémie.

(C) **Cachexie pellagreuse.** — Parmi les intoxications, il faut ranger celles qui sont dues à une alimentation par le maïs altéré ; il en résulte une maladie appelée pellagre, qu'il faut bien distinguer de la cachexie pellagroïde, qui n'est qu'une forme spéciale d'inanition jointe aux autres conditions de la misère.

(D) **Cachexie syphilitique.** — La cachexie syphilitique ne saurait survenir sans altération appréciable des tissus ; l'amaigrissement, la débilité, la fièvre hectique ne se manifestent jamais, ainsi que le fait remarquer Grisolle, qu'à la suite de lésions graves des solides, notamment des ulcères phagédéniques (Helot) et des caries qui épuisent les malades par des suppurations abondantes. A ces altérations se joignent presque toujours des lésions viscérales, telles que les indurations et les atrophies du foie, les dégénérescences amyloïdes du foie, de la rate, des reins, des gommes du poumon (Mac-Carthy, Ricord), les pneumonies chroniques (Lagneau). Ces graves lésions, en supposant même que le système nerveux reste intact, suffisent pour déterminer une profonde émaciation avec flétrissure de la peau, tendance aux infiltrations sanguines et séreuses. Un tel résultat peut se manifester, même indépendamment du traitement mercuriel, et cela chez les individus primitivement sains; si le vice scrofuleux vient s'y joindre, la cachexie est pour ainsi dire inévitable (Ricord, Robert).

Chez le fœtus, la syphilis produit ordinairement les pemphigus si bien décrits par Dubois et surtout par Depaul, qui le premier a signalé la coïncidence du pemphigus avec les abcès du poumon et du thymus chez des nouveau-nés qui présentaient souvent les apparences de la meilleure constitution; toutes ces circonstances ont été vérifiées par plusieurs observateurs, entre autres par Ollivier et Ranvier.

La syphilis des nouveau-nés se montre presque toujours avant la fin du troisième mois (Roger); la maladie se traduit par une coloration terne de la peau, la flaccidité des téguments et leur desquamation, l'aspect ridé du visage, le coryza, diverses éruptions syphilitiques, et surtout les plaques muqueuses, plus rarement la syphilis osseuse ou viscérale, à l'exception des altérations du foie (Guillot, Berg, Sprung, Leudet) et des lésions du rein. Dans ces conditions, la cachexie est la règle générale; elle est l'exception chez le fœtus.

(E) **Cachexie mercurielle comparée avec la cachexie syphilitique.** —Parfaitement étudiées au point de vue expérimental par Overbek, et au point de vue pathologique par Küsmaul, ces deux cachexies agissent : 1° sur le sang, 2° sur les divers organes d'une manière assez uniforme, 3° sur la peau, les muqueuses, les glandes et les autres organes d'élimination; 4° sur les systèmes musculaire et osseux; 5° sur le système nerveux.

1° Du sang mercurialisé et du sang syphilitique. — Nous savons déjà que la syphilis donne lieu, souvent dès le début, à une véritable aglobulie (Ricord, Grassi), qui a son origine dans l'engorgement des glandes lymphatiques, et se poursuit sans que l'albumine subisse d'altération appréciable.

Le mercure agit tout différemment; dès qu'il pénètre dans le sang, il se combine directement avec l'albumine du plasma et la protéine des globules; c'est là la seule cause de l'anémie mercurielle. Loin, en effet, de tendre à la diffluence, comme on le croyait généralement, le sang mercurialisé prend plutôt de la consistance, et la plasmine conserve sa coagulabilité; de sorte qu'en résumé l'anémie mercurielle ne consiste que dans une combinaison hydrargyro-protéique qui, pour se développer, n'a nullement besoin de l'intervention des glandes ; celles-ci restent toujours intactes, et quand on observe un engorgement péri-maxillaire, c'est un simple effet local de la stomatite mercurielle ; les globules blancs se maintiennent aussi à l'état normal.

2° *Lésions mercurielles et syphilitiques en général.* — La syphilis détermine des hyperplasies, des gommes, des indurations ; c'est donc une néoplasie des organes atteints ; si bien que les tissus cicatriciels peuvent amener des vices de conformation. Le syphilome, comme l'appelle Wagner, est une nouvelle formation. Il n'y a, au contraire, aucune altération mercurielle avec exsudat plastique ; l'hydrargyrose est une fonte ou un ramollissement des tissus.

3° *Organes éliminateurs : Peau.* — Le mercure, appliqué sur la peau sous forme de frictions, détermine diverses éruptions graves, désignées sous le nom d'hydrargyries ; pris à l'intérieur, il produit aussi, mais difficilement, des éruptions cutanées qui consistent en général dans des érythèmes, et plus rarement des eczémas ; toutefois, chez les miroitiers, Küssmaul a vu une hydrargyrie chronique.

La syphilis, au contraire, atteint les téguments, soit dès le début de l'affection, sous forme de roséole, soit plus tard sous forme de psoriasis, de lichen, de pustules. Toutes ces éruptions sont remarquables par leur chronicité, leur coloration foncée, par une localisation spéciale (psoriasis palmaria), par la rareté du prurit.

Muqueuse buccale. — Le mercure affecte les muqueuses, et surtout la muqueuse buccale, plus encore que la peau ; la stomatite mercurielle est un des premiers phénomènes de l'empoisonnement mercuriel ; le poison s'élimine par les glandes salivaires et par la bouche, qui devient le siége d'une inflammation grave. La syphilis atteint plutôt l'arrière-gorge ; les plaques muqueuses des amygdales en sont la preuve. Plus tard elle provoque des ulcérations de la membrane nasale et bucco-pharyngée et des gommes sub-linguales.

Muqueuse digestive. — La muqueuse stomacale est rarement atteinte soit par l'un, soit par l'autre poison ; mais on a trouvé, quoique très-rarement, des ulcérations mercurielles dans l'intestin grêle ; la syphilis ulcère parfois le rectum dans une étendue de 11 à 12 centimètres (Gosselin, Leudet).

Reins et urines. — Les urines éliminent le mercure; aussi les reins sont souvent lésés ; l'albuminurie simple est provoquée par le passage du mercure ; la syphilis n'agit pas spécialement sur les reins, mais si elle détermine des suppurations graves, elle entraîne finalement une dégénérescence amyloïde du rein.

Muqueuse respiratoire : poumon. — Les muqueuses nasales laryngée et peut-être bronchique s'ulcèrent. Les poumons présentent fréquemment des abcès chez les enfants qui naissent avec le pemphigus syphilitique (Depaul). Chez l'adulte les gommes ne sont pas rares.

4° *Système osseux et musculaire.*—Par l'infection syphilitique, les os deviennent le siége de douleurs spéciales appelées ostéocopes, de périostite, d'exostoses, de caries, de nécroses. Le mercure ne produit rien de semblable. On trouve bien des altérations du maxillaire inférieur à la suite de la stomatite mercurielle, mais lorsque l'infection toxique a lieu sans que la muqueuse buccale se prenne, le mercure ne peut atteindre les os ni s'y démontrer chimiquement, ni agir sur leur texture. Ce résultat est acquis par les expérimentations aussi bien que par les investigations cliniques et chimiques.

Les muscles, en se syphilisant, sont souvent envahis par les gommes (Bouisson) ; quant aux rétractions musculaires, décrites par Ricord et Notta, on ne sait si elles sont le résultat d'une lésion locale, d'une infiltration plastique ou d'une affection des centres nerveux : toujours est-il que les muscles restent indemnes dans l'hydrargyrie.

5° *Système nerveux.* — Le mercure détermine avant tout le tremblement, parfois l'anesthésie, la surdité, l'amblyopie, et plus tard des états complexes avec mouvements choréiformes, avec paralysie incomplète, telle qu'on l'observe chez les mineurs d'Almaden (Roussel).

La syphilis, agissant sur le crâne ou le rachis, détermine des compressions de la moelle et de l'encéphale; les centres nerveux peuvent être atteints directement par des tumeurs gommeuses, des indurations syphilitiques; il en résulte des phénomènes cérébraux, des vertiges, de la céphalalgie, des convulsions épileptiques, des paralysies comme par toute autre tumeur. Mais existe-t-il des névroses syphilitiques, indépendantes de toute lésion? La plupart des faits invoqués à cet égard ne résisteraient pas à une discussion rigoureuse (Grisolle).

(F) **Cachexie palustre.** — L'anémie palustre que nous avons décrite se transforme en cachexie, lorsqu'aux altérations mélanémiques viennent se joindre les dégénérescences chroniques de la rate et des reins, les infiltrations, etc.

III. Cachexies diathésiques, scrofuleuse, tuberculeuse, cancéreuse, arthritique, etc.

Pour faire connaître les caractères de ces cachexies, il suffit de reproduire le tableau de la dernière période de la scrofule osseuse ou ganglionnaire, de la phthisie, du cancer, de la goutte, du rhumatisme; quand l'anémie diathésique est très-manifeste, quand les organes sont dégénérés par les produits scrofulo-tuberculeux, ou détruits par le cancer, quand la goutte ou le rhumatisme a envahi les reins, le cœur, les artères, l'état cachectique ne manque pas de se produire.

IV. Cachexies spéciales.

(*a*) **Leucocytémie.** — Il existe, pendant la période du développement individuel, pendant la menstruation et surtout pendant la grossesse, une augmentation des globules blancs; c'est une sorte de leucocytose physiologique. Sous l'influence, et pendant la convalescence de certaines maladies graves, ainsi, du rhumatisme articulaire, de l'érysipèle, des affections virulentes, de la pneumonie, le nombre des globules blancs s'élève d'une manière plus notable encore; toutefois, ce n'est là qu'une leucocytose transitoire; mais outre ces divers états, qui ne se trahissent par aucun phénomène, il faut reconnaître une véritable leucocytémie, caractérisée : 1° par une augmentation considérable et permanente des globules blancs, avec diminution des globules rouges ; 2° une hyperplasie des ganglions lymphatiques ; 3° une altération analogue de la rate, dont les produits de décomposition s'accumulent dans le sang ; 4° des hémorrhagies, consécutives à cette lésion de la rate et à la destruction des globules rouges.

On l'a vue se développer par les causes les plus diverses, chez les individus sains, comme chez ceux qui sont atteints d'une maladie antérieure, par exemple la syphilis constitutionnelle (Mosler). En général la leucocytémie débute par l'engorgement hypertrophique des glandes lymphatiques ou lymphoïdes (rate) ; il en résulte une suractivité de ces glandes, un excès de globules blancs, qui ne subissent pas la métamorphose en globules rouges ; ceux-ci diminuent ou même se détruisent, le sang devient diffluent, et des flux hémorrhagiques se produisent avec une extrême facilité.

Lorsque l'hyperplasie primitive des glandes lymphatiques vient à manquer, il semble que cette série pathologique ne doive plus être possible ; mais dans ces derniers temps, Friedreich, Leudet, puis Botcher et Bilroth, ont observé des faits bien singuliers, qui expliquent cette anomalie ; c'est l'apparition de nouvelles glandes lymphatiques, qui se forment de toutes pièces, dans les plèvres, le foie, les reins, les intestins ; il y a pour ainsi dire une prolifération du tissu adénoïde, représentant les éléments lymphatiques augmentés de nombre et de volume ; or, c'est bien là la condition *sine quâ non* du développement de la leucocytémie ; si en effet la rate ou les glandes lymphatiques sont altérées, sans qu'il y ait hyperplasie, les globules blancs n'augmentent en aucune façon ; aussi voit-on des fiévreux qui présentent des engorgements spléniques énormes sans aucune trace de leucocytémie ; ces engorgements sont des infarctus sanguins ou des lésions plus graves du tissu splénique. D'une autre part, Trousseau a parfaitement étudié les adénies généralisées avec l'intégrité parfaite du sang. Hérard et Cornil ont même signalé dans ces cas des néo-tissus adénoïdes.

La leucocytémie suppose toujours la formation de nouveaux tissus glandulaires, ou de nouveaux éléments dans les glandes normales : chez l'adulte elle est *presque* toujours d'origine splénique ; chez l'enfant, au contraire, elle est d'origine ganglionnaire (31 fois sur 35, Golintzinski), ce qui se comprend facilement, si l'on songe à l'abondance des globules pendant le développement de l'enfant.

D'après les données que je viens de formuler, on peut dire que la leucocytémie est une cachexie spéciale qui se caractérise presque exclusivement par l'hypergénèse des organes hémato-poïétiques; elle diffère des autres cachexies par cette circonstance, et surtout par l'uniformité des lésions humorales et texturales, tandis que les autres cachexies affectent indistinctement tous les tissus, tous les organes.

Elle diffère plus encore des anémies et des chloroses; dans l'une comme dans l'autre maladie il existe, il est vrai, une altération du sang, mais qui est totalement différente; tandis que l'anémie se caractérise par un abaissement constant du nombre des hématies, les leucocytes ne subissant aucune variation; la leucocytémie, au contraire, se traduit constamment par un excès considérable de globules blancs, les hématies n'éprouvant que des variations peu marquées; en outre le sang provenant des veines, quelles qu'elles soient, présente une modification spéciale; il contient une quantité notable d'acides urique, lactique, formique, de la xanthine, et d'autres produits analogues, qui se retrouvent normalement dans le sang de la veine splénique, et paraissent être le résultat de la destruction des globules rouges dans la rate; or ces altérations du sang ne se voient jamais dans les anémies, même les anémies palustres, qui, cependant, ne se produisent jamais sans qu'il y ait engorgement splénique. Ainsi la composition du sang est absolument distincte dans les anémies et la leucocytémie.

D'une autre part, les ganglions lymphatiques restent intacts dans la plupart des anémies, excepté dans la scrofule, et encore dans ce cas la lésion est de nature tuberculeuse. La rate reste alors ordinairement normale, et il ne se produit pas d'hémorrhagies. Au résumé, dans les anémies, c'est l'aglobulie qui domine et qui produit tous les désordres fonctionnels; dans la leucocytémie, c'est l'hyperplasie des organes lymphatiques qui est la source de tous les phénomènes morbides.

(*b*) **Maladie bronzée.** — La maladie bronzée n'est pas moins distincte des anémies que la leucocytémie; elle a trois caractères essentiels : 1° une faiblesse générale des plus prononcées; 2° une coloration noirâtre de la peau; 3° une altération des capsules surrénales.

Addison considère le *bronzed skin* comme le résultat d'une affection primitive des capsules surrénales. L'expérimentation fut dirigée dans le sens de cette théorie; Brown-Séquard voyant à la suite de l'extirpation la mort arriver beaucoup plus rapidement qu'après la néphrotomie, conclut que ces organes sont destinés à détruire le pigment du sang, et indispensables à la vie; mais c'est là une erreur grave redressée par MM. Philippeaux et Vulpian; les animaux privés de capsules surrénales peuvent continuer à vivre, si l'opération n'a pas provoqué la formation d'une péritonite, d'une hépatite; ordinairement il survient une série de phénomènes nerveux, parfois convulsifs, et finalement une prostration mortelle, due à la structure éminemment nerveuse des capsules; elles contiennent, en effet, un telle quantité de filets du grand sympathique et de cellules nerveuses, qu'en faisant abstraction des éléments lymphoïdes et vasculaires qui sont très-manifestes, on pourrait les croire exclusivement composées de tissus nerveux.

La théorie d'Addison et de Brown-Séquard ne résiste pas plus à la pathologie qu'à l'expérimentation. Bühl, sur 34 cas relatifs à la maladie en question, a vu 24 fois une lésion des capsules sans coloration anomale de la peau, 10 fois ce fut l'inverse. Wilkes, afin de sauver la doctrine, dit que la lésion pour être efficace, c'est-à-dire pour produire la mélanodermie, doit être scrofulo-tuberculeuse, et Jaccoud trouva en effet 47 tuberculoses et 8 cancers sur 75 maladies d'Addison. Dira-t-on, d'après cela, que le cancer ou le tubercule soient seuls capables de produire la coloration morbide? évidemment non, si l'on songe à l'extrême fréquence de ces diathèses, et par opposition à la rareté de cette coloration anomale. Les capsules surrénales en tant que glandes vasculaires jouent un rôle spécial dans la formation du sang; mais la multiplicité de ces glandes dans l'économie leur permet de se suppléer, et c'est ce qui explique pourquoi la coloration bronzée peut se montrer à la suite des altérations de toutes ces glandes lymphoïdes: avant d'exclure l'influence physiologique de l'organe et de tout attribuer à la diathèse, il aurait donc fallu examiner l'état des autres appareils ganglionnaires, qui suppléent les capsules surrénales. A l'aide de cette investigation qui n'a jamais été pratiquée, on pourra formuler la théorie rationnelle de cet état morbide, qui a sa source dans les glandes vasculaires. En attendant, on peut affirmer que c'est une cachexie dont la localisation probable est dans les organes hématopoïétiques, et dont la nature est le plus souvent tuberculeuse ou cancéreuse.

Les phénomènes nerveux et surtout la prostration énorme qui accompagnent cette cachexie semblent s'expliquer par la texture nerveuse des capsules. Schmidt de Rotterdam et Astley de Londres ont même indiqué des lésions des nerfs. Mais ces faits, qui sont restés isolés ne peuvent servir de base à une doctrine, et le plus sage serait de conclure à un état nerveux, à une irritation des nerfs capsulaires ; mais cette irritation ne peut être qu'un résultat de la lésion de l'organe lui-même, et si les capsules sont intactes, il ne reste plus qu'à admettre hypothétiquement avec Mattéi une névrose de ces mêmes nerfs, ou bien avec Martineau une névrose des nerfs qui président à l'assimilation. Or, quels sont les nerfs chargés de l'assimilation et surtout de la formation de la nature pigmentaire du sang? cette série d'hypothèses nous ramène à l'action des glandes vasculaires sur le sang; c'est la seule manière d'interpréter cette cachexie.

(*c*) **Cachexie exophthalmique. Maladie de Basedow.** — Bien que désignée sous le nom de cachexie exophthalmique, elle ne rentre nullement dans la catégorie des cachexies. Elle se compose de trois phénomènes : 1° des palpitations avec fréquence des pulsations ; c'est là le phénomène primitif, prédominant et j'ajoute, indispensable. Ces palpitations s'accompagnent ordinairement d'une dilatation des branches artérielles provenant de la crosse de l'aorte, et ces artères, particulièrement les carotides, sont le siége d'un bruit de souffle ; 2° un goître plus ou moins manifeste, c'est-à-dire la tuméfaction de la glande thyroïde avec ou sans hyperplasie des éléments constituants ; 3° une exophthalmie ou proéminence des globes oculaires.

Cette triple lésion, sur laquelle on a tant discuté dans ces derniers temps, a été considérée par Bouillaud comme une anémie, par Trousseau comme une névrose ; mais le sang n'est pas toujours altéré, et, le serait-il constamment, l'anémie n'expliquerait en aucune façon le goître et la saillie des yeux. On est donc conduit à considérer la maladie comme une névrose ; mais quel en est le siége et la nature ? s'agit-il d'une irritation ou d'une paralysie ? Si, avec Trousseau, on localise la névrose dans le grand sympathique, on n'explique pas les palpitations ; le goître résulterait de la paralysie du filet sympathique cervical, de là le relâchement des tuniques vasculaires, des artères cervicales et thyroïdiennes ; de là aussi l'afflux de sang vers la glande thyroïde. Mais s'il s'agit d'une paralysie, il est à supposer qu'elle s'étend aussi au filet sympathique du ganglion ophthalmique. Or, en ce cas, on observe précisément l'inverse de l'exophthalmie ; la fente de l'œil est rétrécie, le globe oculaire, n'étant plus retenu par le muscle tenseur des paupières, se rétracte dans l'orbite sous l'influence de ses muscles propres. Les phénomènes de l'exophthalmie supposent donc toujours une vive irritation du sympathique, et, au contraire, la dilatation des artères du cou se rapporte nécessairement à une paralysie de ce nerf. Or, comme ces deux états contradictoires sont inconciliables, la névrose ne saurait être localisée dans le nerf sympathique. Voici ce qui me paraît le plus rationnel.

Les palpitations constituent le seul signe inévitable de la maladie de Basedow ; ce sont elles qui ouvrent, continuent et terminent la série morbide ; or ce phénomène est tout à fait assimilable à l'accélération énorme des pulsations qui résulte de la section des nerfs pneumo-gastriques. Ce sont des palpitations qu'on peut appeler paralytiques. Sous l'influence de cette paralysie, l'impulsion du cœur, tout en augmentant de fréquence, perd cependant de sa force effective ; de là une tension moindre des artères thyroïdiennes qui se dilatent ; ces artères, d'après les nouvelles recherches de Liebermeister, sont les véritables régulateurs de la circulation encéphalique ; si, par le fait de leur dilatation, elles laissent passer dans l'unité de temps une plus grande quantité de sang, le centre oculo-pupillaire se trouve excité ; la pupille se resserre, la fente palpébrale s'élargit, l'œil devient saillant ; c'est précisément ce qu'on observe dans la maladie de Basedow. Ainsi cette maladie a son point de départ dans une paralysie des nerfs pueumo-gastriques (palpitations); ses effets sont la dilatation mécanique des artères du cou, et d'une autre part, l'excitation du centre cilio-spinal, lequel préside aux mouvements de l'œil et des paupières.

FIN.

BIBLIOGRAPHIE

PAR ORDRE ALPHABÉTIQUE.

ANDRAL et GAVARRET. — Essai d'hématologie. 1845. — De la quantité d'acide carbonique exhalé. — Annales de chimie et de phys., 3e série.

BARTH et ROGER. — Traité d'auscultation. Paris, 1860.

BARTHEZ et RILLIET. — Traité des maladies des enfants. Paris, 1853.

BEALE (L.). — Observations of the structure of the elementary parts. (Cells.) (Remarques sur la structure des cellules). — In Brit. and for. rewiew. 1863. — On the germinal matter of the blood. — (Du blastème du sang et de la fibrine). In Quarterly journal of microscopical sciences. 1864, t. 14.

BEAU. — Traité expérimental et clinique d'auscultation. Paris, 1856.

BÉCLARD. — Du sang de la veine-porte et de la veine splénique. Archives de méd. 1848. — De la contraction musculaire dans ses rapports avec la température animale. — 3 mémoires. Archives de médecine. 1861. — Traité de physiologie. Paris, 1865.

BÉHIER et HARDY. — Traité de pathologie interne. 1853.

BERNARD (Cl.). — Leçons sur les propriétés physiologiques des liquides de l'organisme. Paris, 1859. — Leçons sur les propriétés des tissus vivants. 1865.

BEZOLD (de). — Uber die Innervation des Herzens. Leipzick, 1863. (Sur l'innervation du cœur.)

BIDDER et SCHMIDT. — Die Verdauungssäfte, etc. (Les sucs digestifs et les métamorphoses de la matière.) Leipzig, 1852.

BILLROTH. — Beiträge zur vergleichenden Histol. der Milz. — In Müller's Arch. 1857. (Contribution à l'histologie comparée de la rate.)

BISCHOFF et VOÏT. — Die Gesetze der Ernährung, etc. (Les lois de la nutrition chez les carnivores.) Leipzig et Heidelberg, 1860.

BOETCHER. — Uber Blutkrystalle. (Cristaux du sang.) Dorpat, 1862. — Uber die Bildung rother Blutkörperchen. Virchow's Archiv. 24. (De la formation des globules rouges.)

BOUCHARDAT. — De l'alimentation insuffisante. Thèse de concours. 1847. — Annuaire de thérapeutique, de 1856 à 1865.

BOUILLAUD. — Traité des maladies du cœur. Paris, 1835. — Bulletin de l'Académie de médecine. 1863. — Nosographie philosophique. 1846.

BOUSSINGAULT. — Annal. de chimie et de physique, 2e et 3e série.

BRIQUET. — Traité de l'Hystérie. Paris, 1859.

BROWN-SEQUARD. — Recherches expérimentales sur les propriétés du sang rouge et du sang noir. Journal de la physiologie, t. 1.— Recherches sur la physiol. des capsules surrénales. Gaz. hebd. 1856, et Journal de physiol. t. 1.

BRÜCKE. — Uber die Ursachen der Gerinnung des Blutes. (Des causes de la coagulation du sang.) Virchow's Archiv, t. 12.

BUDGE. — Physiologische Untersuchungen über die Functionen des Plexus Coeliacus. In Nova acta Acad. Leop. Carol., t. 27.

CHAUVEAU. — Des bruits de souffle vasculaire. Gaz. méd., 1858, et Journal de la physiol. 1860.

CHOSSAT. — Recherches expér. sur l'inanition. Paris, 1828.

CLAUSIUS. — Annal. de chimie et de physique. (Analyse.)

COHN. — Klinik der embolischen Krankheiten. (Clinique des affections produites par les embolies.) Berlin, 1860.

COINDET. — De l'acclimatement sur les altitudes du Mexique. Gaz. hebd. 1864. — Lettres adressées à Michel Lévy.

COLIN. — De la glycogénie animale. — Comptes rendus. 1859.

DELORE. — Origine du principe colorant des suppurations bleues. Gaz. méd. 1863, n°s 42 et 43.

DENIS (DE COMMERCY). — Mém. sur le sang. Comptes rendus. 1858. — Recherches sur le sang. Toul et Paris, 1861.

DUMAS. — Traité de chimie, t. 8. Paris, 1846.

ÉBERHARD. — Beiträge zur Morphol. der Milz. (Recherches sur la structure de la rate.) Dissert. Erlangen. 1855.

ERB. — Die Entwicklung der Bluthkörperchen. (Du développement des globules rouges.) Central blat. 1865.

FERNET. — Du rôle des principaux éléments du sang dans l'absorption des gaz. Annal. des sciences nat., t. 8. 1857.

FIGUIER. — Sur une nouv. méth. d'analyse du sang. Ann. de chimie et de phys., t. 11. 1844.

FORDOS. — Recherch. sur les mat. col. des suppurations bleues. C. rendus. 1863.

FREY. — (1.) Uber die Lymphbahnen, etc. (Des voies lymphatiques de la plaque de Peyer.) Virchow's Archiv., t. 26. — (2.) Ubersdie Lymphrüsen. Leipzik, 1861. — (3.) Uber die Lymphbanen der Tonsillen. (Lymphatiques des amygdales.) Vierteljahrsschrift der nat. Ges. Zurich, t. 7.

FRIEDREICH. — Leucocytémie. Virchow's Arch., t. 12. 1856.

FUNKE. — Lehrbuch der Physiol. Leipzik, 1863.

GALLOIS. — Mémoire sur l'inosurie. C. rend. 1863.

GAVARRET. — De la chaleur produite par les êtres vivants. Paris, 1855. — Leçons orales sur la transmutation des forces.

GOLINTZINSKI. — Journal der Kinderkrankheiten. Vienne, 1859.

GORUP-BEZANEZ. — Lehrbuch der physiol. Chemie. Braunschweig. 1862.

GRAY. — On the structure of the spleen. In Brit. and for rewiew. 1855.

GRISOLLE. — Traité de pathol. interne. 1863.

GUBLER. — (1.) Mat. colorante bleue des urines. 1862. — (2.) De l'augmentation des globules blancs, etc. Un. méd. 1859. — (3.) Des épistaxis utérines. Gaz. méd. 1863.

Guillot et Leblanc. — Recherches sur la caséine. Comptes rendus, t. 31. 1850.

Heidenhain — (1.) Mekanische Leistung, Wärmeentwiklung bei der Muskelthätigkeit. (Du travail mécanique, et du développement de la chaleur pendant l'action musculaire.) Leipzig, 1864. — (2.) Disquisit. de sanguinis quantitate. Halis, 1857.

Helmholz. — Die Kraftbewährung. (De la conservation des forces.) 1852.

Henle. — Die Bindegewebe, etc. (Du tissu connectif.) — In Zeitschrift für ral. Med. 1859 à 1865.

Hérard et Cornil. — Tissu adénoïde. Union méd. 1865.

Hervieux. — Anémie des enf. nouveau-nés. Bulletin de la Soc. des hôpit., t. 2.

Heynsius. — Des bruits vasculaires. Journal de la physiol. 1860.

Hirn. — Exposé de la théorie méc. de la chaleur. C. rendus. 1862. — Conférences. — Société des sciences nat. de Colmar. 1863.

Hirt. — De copia relat. corpus sang. dissert. Leipz. 1855.

His. — (1.) Epithel. der Lymphge fässe. Zeitschrit für Wis. Zool., t. 13. (2.) Bau der Lymphdrüsen. Leipzick, 1862.

Felix-Hoppe-Seyler. — Blutanalyse. Virchow's Arch., t. 12. — Uber die Zersetzungsproducte, etc. (De la décomposition de l'hémoglobine.) Centralblatt, 1865. — Uber die optische Eigenschaften der Blutfarbst. (Propriétés optiq. et chimiq. de l'hémoglobine.) Centralblatt, 1864. — Uber den Einflus des Zükers auf die Ernährung. (Influence du sucre sur la nutrition.) Virch. Arch., t. 10. — Uber seros. Transsud. Virch. Arch., t. 9. — Lehrb. der chem. Anal. (Manuel d'analyse chimique.) Berlin, 1865.

Huxley. — On the ultima structure of the Malp. Bod of the spleen. (Structure intime de la rate.) Quarte journ. of Micr. Sciences. 1845.

Jaccoud. — (1.) De l'humorisme moderne. Thèse de concours. 1863. — (2.) Sur la mal. bronzée. Gaz. hebd. 1864.

Joule. — Philos. mag., t. 32. 1847... Analyse in Annales de chimie.

Jourdanet. — De l'air raréfié. Paris, 1863, et Gaz. hebd. 1863.

Klebs. — Centralblatt, n° 54. 1863.

Kölliker. — Uber die Blutkorperchen, etc. (Du développ. des globules. In Zeitschrift für rat. Méd., t. 4. 1846. — Éléments d'histol., trad. par Béclard et Marc Sée. Paris, 1856.

Kuborn. — Essai sur les mal. des mineurs. Paris, 1863.

Kuhne. — Untersuch. über die Protoplasma. (Recherches sur le protoplasma.) Leipsick, 1864.

Kuhne et Strauch. — Uber das Vorkommen, etc. (De l'ammoniaque dans le sang.) Centralblatt. 1864.

Kussmaul et Tenner. — Infl. de la circul. sur l'encéphale. Journ. de physiol., t. 1.

Kussmaul. — Du mercurialisme. Anal. in Schmidt's Jahrb. 1863.

Krause. — Uber den Schweis. (Des sueurs.) cité par Funke.

LASSÈGUE. — Toux hystérique. Bul. de la Soc. des hôpit., t. 2.

LAVOISIER.—Expér. sur la resp. des animaux. Mém. de l'Ac. des sciences. 1777.

LEBLANC.—Du vol. d'air à assurer aux troupes, etc. Ann. de chimie, 3e série.

LECANU. — Études cliniques sur le sang humain. Paris, 1837, et Acad. des sciences. 1852.

LECOQ. — Réflexions sur la glycosurie. Gaz. hebd. 1863.

LEHMAN. Lehrbuch der physiol. Chemie. Leipsick, 1853.

LEHMAN (Louis) et SPEK. — Welchen Einfluss übt, etc. (Quelle est l'influence du mouvement et de la fatigue sur les oxydations.) Archiv. für viss. Zool., t. 4.

LEUDET. — Dégénérescence adénoïde. Soc. biol. 1858.

LEVY (Michel). — Traité d'hygiène. Paris, 1845.

LIEBIG. — Chimie organique. Paris, 1842.

LIEBREICH (O.). Chemische Untersuch, etc. (Composition chimique de la substance cérébrale.) Annal. der chemic, t. 134.

LONGET. — Traité de physiologie. Paris, 1860.

LUDWIG. — Lehrbuch der Physiol. Munich, 1859.

MARESKA. — Ac. de Belgique. 1850.

MAREY. — De la circulation du sang. Paris, 1863.

MARTINEAU. — Maladie bronzée. Thèses de Paris, 1861.

MAYER DE HEILBRONN. — Die organische Bewegungen, etc. (Des mouvements organiques dans leurs rapports avec les oxydations.) Heilbronn, 1845. — Bemerkungen über die mekanische, etc. (Remarques sur l'équivalent mécanique de la chaleur.) Heilbronn. 1851.

MEISSNER. — Uber die Darstellung, etc. (Du sucre de la chair musculaire.) Nachrichten von der. Univ. Göttingen, 1861 et 1862.

MEYER (Lothar). — Diegase des Blutes Zeitsch. für rat Med. 1859.

MILNE EDWARDS. — Leçons sur la physiol. et l'anat. comparées. Paris, 1857 à 1865.

MOLESCHOTT.—Untersuch. zur Naturlehre des Menschen. Francfort, 1860 et 1861.

MONNERET. — (1.) Traité de path. génér. 1861. — (2.) Sur les bruits vasculaires. Revue méd. chir. 1849. — (3) Traité élément. de path. interne 1866. — (4.) Sur les formes de la fibrine dans l'inflammation et l'hémorrhagie. Acad. sciences. 1852.

MONNERET et FLEURY. — Compend. de méd. Paris, 1846.

MULLER (Wilhelm). Beiträge zur Theorie de Respiration. Ann. der Chemie, t. 108.

NASSE. — Uber das Blut, etc. (Du sang des anim. domestiques.) Journal für praktische Chemie, t. 28. 1843.

NONAT. — Traité de la chlorose. Paris, 1864.

OLLIVIER. — Recherches sur l'albuminurie saturnine. Thèses de 1862.

OVERBECK. — Mercure et syphilis. Berlin. 1861.

PANUM. — Die Blutmenge neugeborner Hunde. (De la quantité du sang des chiens nouveau-nés.) Virchow's Arch., t. 29.—Experimentelle Untersuch. über die Transfusion. Virch. Arch., t. 28.

PAYEN. — Des substances alimentaires. Paris, 1864.

PELOUZE. — Comptes rendus. 1865.

PETTENKOFFER ET C. VOÏT. — Untersuch. über die respiration. Ann. der chemie, 1862.

PFLUGER. — Uber die kohleusaure der blute. (De l'acide carbonique du sang.) 1864.

PHILIPPEAUX. — De l'extirpation des capsules surrénales. Comptes rendus, t. 1. 1862.

PIORRY. — (1.) Archiv. de méd. 1828. — (2.) Recherches sur les pertes de sang. In proc. oper. 1831. (3.) Traité des altérations du sang. Paris, 1840.

POGGIALE. — (1.) Recherches chimiques sur le sang. Comptes rendus, t. 25. 1847. — (2.) Recherches sur les équivalents nutritifs des aliments. Gaz. méd. 1856.

POISEULLE et LEFORT. — De l'existence du glycose dans l'organisme animal. Comptes rendus. 1860.

POISEULLE. — Sur la pression du sang. Comptes rendus. 1860.

POLLI. — Di un fatto alla incoagulabilita. Gaz. dà Milano. 1844.

PREYER. — Uber die bindung, etc. (De l'absorption et de l'élimination de l'acide carb. du poumon et des tissus. Wiener Sitzunsgberichte. 1863.

RANKE. — Tetanus. Munich. 1865.

REGNAULT et REISET — Rech. sur la respir. des anim. Ann. de chimie, 1849

REGNAULD — (1.) Des modifications de quelques fluides pendant la gestation. Thèses de Paris. 1847. — (2.) Recherches sur les amalgames métalliques. Comptes rendus. 1862.

REGNAULD et DEVILLIERS. — Albuminurie de la grossesse. Archiv. de méd. 1847.

REKLINGHAUSEN. — Des lymphatiques et de leurs rapports avec le tissu cellulaire. Virch. arch., t. 28.

REMAK. — Uber die embryologische grundlage, etc. (De l'embryologie appliquée à l'étude de la théorie cellulaire.) Virch. arc., t. 2.

RICHARDSON. — Causes de la coagulation du sang. Journ. de la physiologie, t. 1. 1858.

RICORD et GRASSI. — Du sang chez les syphilitiques.

RINDSLEISCH. — In wie fern, etc. (Comment les globules passent-ils des muqueuses dans les vaisseaux.) Virch. arc., t. 22.

ROBIN. — (1.) Sur quelques points de la physiologie des globules rouges. Journ. de la physiol., t. 1, p. 283. — (2.) Note pour distinguer l'hématosine de l'hématoïdine. Gaz. méd. 1859. — (3.) Programme d'histologie. Paris, 1864.

ROBIN et VERDEIL. — Traité de chimie anat. et physiol. Paris, 1853.

ROGER. — Semeïotique de l'enfance. Paris, 1863.

ROLLET j. — (1.) Uber die successive, etc. (Des changements que l'électricité produit sur les globules.) Sitzungsberichte der Wienner akad. 1864, (2.) Versuche û beobach, etc. (Recherches sur le sang, *idem*. 1864.

ROSENTHAL. — Uber die respirations beweg. (Des mouvements respiratoires. Berlin, 1864.

Rosenthal. (E.) Uber albuminurie bei inanition. Wochenblatt der Gesellschaft der. Aerz le in Vien. 1864.

Rouget. — Des substances amyloïdes. Journal de la physiologie. 1859.

Sacharin (G.) — Zur blutlehre. (Études sur le sang.) Virch arch., t. 18 et 21.

Saint-Pierre et Estor. — Des combustions dans les tissus. Comptes rendus. 1864.

Sanderson. — On the suppos. relation, etc. (Sur la prétendue relation de la rate avec l'origine des globules rouges.) Report of the 20e meeting. Londres, 1851.

Scharling. — Annal. de chimie et de phys., 3e série, t. 8.

Scherer. — Uber hypoxanthin, xanthin, etc. Annal. der chemie und pharm., t. 12.

Schiff. — Lehrbuch. der physiol. (Traité de physiologie des nerfs et des muscles.) Lahr. 1859. — Neue untersuch, über den einfius, etc. (Influence du nerf vague sur les fonctions de l'estomac.) Schwein. Monatschrift. 1860.

Schmidt (A.). — (1.) Uber den Faserstoff, etc. (De la fibrine et des causes de la coagulation.) Virch. arch. 1861. (2.) Kleinere physiol. Untersuch. *Idem*, t. 29.

Schmidt (Carl). — Characteristik. der cholera. Leipsick. 1850.

Schmidt (F. Théod.). — Du tissu glandulaire de la muqueuse buccale. — Zeitsch. für wissenschaftliche zoologie, t. 13.

Schoffer. — Uber die kohlensaure, etc. (De l'acide carbonique du sang.) Sitzungsbericht der Wiener Akad. t. 41.

Schönbein. — Uber das Verhalten, etc (Rapports du sang avec l'oxygène). Journal für praktische chemie, t. 89. — Chemische Mittheiluxgen. — Berichte der Münchner Akad, 1864.

Schönfeld. — Dissert. physiologica de functione lienis. Gron, 1854.

Max Schultze. — Archives d'anat. et de physiol. de Reichert et Dubois-Reymond. Leipsick, 1861. — Arch. d'anat. micros. Bonx, 1865.

Schweiger Seydel. — Recherches sur la rate. Virch. Arch. t. 2.

Sczelkow. — Beitrage sür pneumatologie des blutes. — Verch. Arch. 1864. — Zeitschrift. für rat. med. t. 17.

Setschenow. — Pneumatologie des blutes. — Zeitsch. sür rat. med. t. 10.

Smith (Ed.). — Recherches expériment. sur la respiration dans ses rapports avec l'alimentation. Journ. de la physiol., t. 3.

Spek. — Voir Louis Lehman.

Tardieu. — Dict. d'hygiène, Paris 1860.

Teichmann. — Des cristaux du sang. — Zeitsch. für rat. med. t. 3 et 8.

Thiry. (1). — Uber die ammoniakgehalt, etc. (De l'ammoniaque du sang et de l'expiration. — Zeitsch. für rat. med. t. 17. — (2). De l'influence des gaz du sang sur l'action du cœur, idem t. 21.

Traube. — Uber Kolik. Centralblatt, 1863.

Traube (Maurice). — Uber die Beziehung des respir. etc. — Rapports de la respir. avec l'exercice. Virch. Arch. 23.

Trousseau et Pidoux. — Traité de thérapeutique. Paris, 1860.

Trousseau. — Clinique méd. Paris, 1863.

TUCHEN. — Du sucre normal des urines, Virch. Arch. 1862.

VALENTIN. — (1.) Lehrbuch. der Physiol. 1847. — (2.) Physiologische pathologie. Heidelberg, 1865. — (3.) Versuch über die Blutmenge (De la quantité de sang contenu dans le corps animal). Repertorium, sür anot. und Physiol. 1857.

VERDET. — Leçons de chimie et de physique. Paris, 1863.

VERNOIS. — Études physiques et chimiques pour servir à l'histoire des bruits des artères. — Thèses de Paris, 1837.

VIERORDT. (1). — Der Blutkörperchen volum (Du volume des globules). — Arch. für physiol. Heilk, 1854. — (2.) Blutanalyse, *idem*, 1855. — (3.) Physiol. des athmen (physiol. de la respiration). Carlsruhe, 1845.

VIRCHOW. — (1.) Gesammte Abhand, 1856. — (2.) Pathol. cellul. trad. par Picard. Paris, 1860.

VOGEL. — Virchows path. und. Thérapie, 1857.

VOIT — (1). Untersuch, über den Einsluss, etc. (De l'influence du sel, du café et de l'exercice sur les oxydations). Munich, 1860. — (2.) Uber den Stikstofskreislauf, etc. (De l'azote dans l'organisme). Ann. der chemie. V. supplément. — (3.) Journal de biologie de Munich, 1865 et 1866.

VULPIAN. — Sur les réactions propres à la subst. médul. des capsules surrénales. Gaz. méd. 1858.

VULPIAN ET PHILIPPEAUX. — Note sur la régénération des nerfs séparés des centres nerveux. Gaz. méd. 1859.

WAGNER (L.). — Uber die addisonsche krankeit dissert. Giessen, 1858.

WEBER (Th.). — Physiol. experim. etc. — Recherches physiques et physiologiques sur la production des bruits vasculaires. Virch. Arch. t. 14, 1855.

WELKER. — Grösse, zahl der Blutkörperchen. — Uber Blutkörperchen zahlung (Numération des globules). Arch. des vereinsam. Gesellsch. Göttinge, 1854.

WILKS. — Anemia lymphatica. The lancet, 1862.

WITTICH. — Mittheilungen, etc. in Sch. Jahrb, 1860, t. 108.

WURTZ. — Traité de chimie médicale. Paris, 1865.

ZABELIN. — Uber den Nachweis, etc. (De l'ammoniaque dans le sang). Annal. der chemie, t. 130.

TABLE ANALYTIQUE

DES MATIÈRES.

PARIS. — J. CLAYE, IMPRIMEUR, RUE SAINT-BENOIT 7

www.ingramcontent.com/pod-product-compliance
Ingram Content Group UK Ltd.
Pitfield, Milton Keynes, MK11 3LW, UK
UKHW020601230726
13926UKWH00005B/2136